低碳水

适合国人体质的慢病营养策略

WHAT YOUR DOCTOR MAY NOT TELL YOU

夏 萌 ◎ 著

北京科学技术出版社

读者须知：

医学是随着科学技术的进步与临床经验的积累而不断发展的。本书中的所有建议均是作者结合多年实践经验审慎提出的，虽然如此，图书依然不可替代医疗咨询。因本书相关内容造成的直接或间接不良影响，出版社和作者概不负责。衷心祝愿每一位读者拥有健康的身体，远离慢病。

图书在版编目（CIP）数据

低碳水 / 夏萌著. -- 北京 ： 北京科学技术出版社，2025（2025 重印）. -- ISBN 978-7-5714-4501-0

Ⅰ. R155.1

中国国家版本馆CIP数据核字第2025B2K496号

策划编辑：马心湖　魏林霞
责任编辑：田　恬
责任校对：贾　荣
图文制作：旅教文化
责任印制：李　茗
出 版 人：曾庆宇
出版发行：北京科学技术出版社
社　　址：北京西直门南大街 16 号
邮政编码：100035
电　　话：0086-10-66135495（总编室）　0086-10-66113227（发行部）
网　　址：www.bkydw.cn
印　　刷：天津联城印刷有限公司
开　　本：710 mm×1000 mm　1/16
字　　数：308 千字
印　　张：20
版　　次：2025 年 5 月第 1 版
印　　次：2025 年 11 月第 9 次印刷
ISBN 978-7-5714-4501-0

定　　价：89.00元

推荐序 1

我有幸提前获得夏萌主任的新作，一口气读完，获益良多。

这是一本难得的好书，是针对慢性病的革命性饮食治疗策略。这本书详细解释了能缓解或逆转慢性病的低碳水饮食方案。近 20 年来，慢性代谢性疾病成为我国国民的主要健康问题，找到解决慢性病的方案一直是整个社会关心的话题。我们知道慢性病的成因复杂，涉及生活方式的方方面面，而低碳水饮食无疑是解决问题的关键。夏萌主任从人类饮食的变迁开始，详尽介绍了低碳水饮食的由来，阐明了长期不良生活方式导致胰岛素抵抗、线粒体代谢障碍，最终发展为慢性病的过程，解释了低碳水饮食逆转慢性病的原理，采取低碳水饮食的方法，以及低碳水饮食对常见慢性病（如向心性肥胖、糖尿病、代谢综合征、脑部疾病、肿瘤）的治疗作用。相信这本书不仅能为慢性病的防治提供新的视角，还能为推动低碳医学理念的普及提供成功的范本。

我非常喜欢这本书的写作风格，最佩服的是夏萌主任能用简单的语言阐明复杂的医学理论。一如夏萌主任一贯的叙事风格，这本书思路清晰、结构简洁、推理严谨，理论融会贯通，故事穿插其间，以平实易懂的语言娓娓道来采取低碳水饮食能缓解，甚至逆转慢性病的深刻道理。这一切皆源于夏萌主任数十年来积累的临床医学经验、研习的营养学理论，源于她对临床医学与营养学的深刻思考。

我相信，无论是希望用低碳水饮食改善慢性病的普通读者，还是寻求前沿治疗方法的医疗行业专业人士，都能从这本书中获益匪浅。如果您和您的家人正面临慢性病的威胁，那么我强烈推荐您读读这本书，并在专业人士的指导下采取低碳水饮食，相信你们的健康状况会因为这本书而出现奇迹。

深圳市宝安区中心医院低碳医学门诊专家

周　华

推荐序 2

今天收到夏萌教授的这本新书后，我一口气读完，看到书里全新的理念和实用的方法，惊喜不断。我熟悉夏萌教授是因为她的故事：一位就职于全国神经科最好的医院之一——北京天坛医院的神经内科医生，由于自己生病而学习营养学，后来成为全国最擅长治疗心血管疾病的医院之一——北京安贞医院的营养科主任；她在临床科室不断地用营养治疗帮助患者，解决疑难杂症。由夏萌教授深厚的临床功底、丰富的临床营养知识、多年的临床治疗经验凝结出的这本科普图书，一定会给大家带来别样的惊喜！

在这本书中，夏萌教授先用通俗、亲切的文字，让大家了解了自己摄入的碳水化合物、脂肪和蛋白质在身体内的代谢，以及细胞的"发电机"——线粒体是如何工作的。这本书清晰的脉络可以让大家了解身体内时时刻刻发生的事情，让大家知其然，又知其所以然，正所谓"吃对了营养，我们的身体才能更好地运转"。

接下来，夏萌教授翔实地介绍了低碳水饮食在慢性疾病管理中的应用及原理，尤其是在代谢综合征、向心性肥胖、糖尿病患者，脑部疾病患者，甚至肿瘤患者中，低碳水饮食已经得到越来越多的关注和应用。低碳水饮食能调节血糖水平、改善胰岛素敏感性、减少慢性炎症，从而达到控制和管理多种慢性疾病的效果。

低碳水饮食管理慢性疾病的关键在于以下八点。①减小餐后血糖水平波动：摄入碳水化合物是血糖水平上升的主要原因，减少其摄入量可以有效稳定血糖水平，避免餐后血糖水平飙升。②改善胰岛素敏感性：长期摄入过量碳水化合物会增加胰岛素的分泌量，导致胰岛素抵抗；低碳水饮食能够减少身体对胰岛素的需求，提升胰岛素敏感性。③减重：低碳水饮食有助于减轻体重，特别是减少内脏脂肪，这对 2 型糖尿病患者尤为重要，因为脂肪堆积会加重胰岛素抵抗。④减小食欲：低碳水饮食通过降低胰岛素水平、减小血糖水平波动，从而帮助人减轻饥饿感、减少食物的食用量。⑤促进脂肪燃烧：当碳水化合物摄入量较少时，身体会转而将脂肪作为主要能量来源，这有助于加速脂肪的燃烧。⑥改善代谢健康：低碳水饮食能够有效消耗体内的糖分和脂肪，有助于改善代谢，改善脂肪肝、低密度脂蛋白胆固醇高等问题。⑦减少糖和精制碳水化合物的摄入量：吃富含这些成分的食物会增加体内的炎症反应，低碳水饮食通过减少这些成分的摄入量，有助于降低体内的炎症水平。⑧增强脑部能量代谢：低碳水饮食能够通过增加酮体的生成，为大脑提供另一种能量来源，改善大脑功能。低碳水饮食有可能通过减少氧化应激和炎症，来减缓阿尔茨海默病等神经退行性疾病的进程。更多有趣的科学机制请大家看这本书。

夏萌教授在这本书中讲述了她指导不同的患者应用低碳水饮食的案例：她不断帮助患者改善健康状态，逆转胰岛素抵抗，改善糖尿病，解决早期阿尔茨海默病、帕金森病，等等。一个个鲜活的案例，以及案例中应用的方案，给患者带来了福祉，给临床医生和健康行业从业者带来了新的解决问题的方法。

当今医疗界提倡的"营养是一线治疗"这一观点，不仅反映了营养对预防和治疗疾病的重要性，也体现了现代医学向整体健康管理转型的趋势。营养干预，尤其是改善饮食结构、调整营养摄入，可以从根本上调节代谢，以及免疫系统、内分泌系统等，进而管理甚至逆转许多慢性疾病的发展。如果你是一位临床医生或健康行业从业者，希望有更多的方法减轻患者的病痛，或者你是一位正在遭受慢病困扰的患者，希望寻求解决方案，那么，请拿起这本书，相信你会找到你需要的方法！

中国健康管理协会功能医学分会副会长

王树岩

推荐序3

"低碳水饮食"指的是低碳水化合物饮食。大约15年前,我在中国的各种会议及活动中谈到低碳水饮食及生酮饮食时,几乎没有任何人听说过"生酮饮食"这个词。然而,经过多年的不懈努力,尤其是2019年创立的"中国低碳医学联盟"(我有幸成为联合创始人)的推动,"低碳水饮食"及"生酮饮食"如今已成为社交媒体上的热门词,触达了至少数以百万计的中国人。这类饮食模式改善甚至治愈了许多人的疾病。低碳水饮食的理念逐渐普及,而我们也见证了这类饮食模式在改善健康方面的显著效果。

现在,低碳水饮食不仅是一个健康趋势,还是增进健康、延年益寿的基础。我坚信遵循低碳水饮食是迈向健康生活的第一步。它不仅能帮助人们管理体重、稳定血糖,还在慢性病预防和整体健康提升方面有着深远的意义。在这样的背景下,我非常高兴地受邀为夏萌医生的这本新书撰写序言,并强烈推荐这本书给广大读者。

低碳医学的广泛意义

低碳医学的核心理念不仅仅是低碳水饮食。低碳医学代表了一种更全面、更深入的健康管理模式,从健康饮食入手,倡导减少精制碳水化合物的摄入量,尽量避免吃深加工食品,远离毒素和污染物。在此基础上,低碳医学延伸至正分子医学、功能医学和抗衰老医学等领域,涵盖了毒素清除、营养补充(尤其是维生素和微量元素）、荷尔蒙平衡，以及干细胞和其他细胞疗法等方面。

低碳医学为健康干预提供了多维度的手段。它不仅仅通过饮食来调节身体状态，还综合考虑了营养、环境、荷尔蒙等多种因素，通过减少体内毒素积累、补充必要的营养素、调节体内荷尔蒙水平，实现整体健康的提升。这种多层次的干预方式正是低碳医学的独特魅力所在。

为何选择低碳水饮食？

低碳水饮食作为健康生活的基础，不仅是改善代谢健康的关键，还是防止多种慢性病的有效手段。在我看来，低碳水饮食是一个"必选项"，是健康生活的"起步之选"，而不是一种可有可无的选择。通过遵循这种饮食模式，我们可以减少体内的炎症反应，稳定血糖和胰岛素的水平，进而改善心血管健康，降低患糖尿病和代谢综合征的风险。

面临的挑战与未来的方向

低碳水饮食和低碳医学尽管在中国逐渐普及，但在推广过程中仍面临诸多挑战。传统的饮食观念和政策多以高碳水、低脂肪为导向，许多公众健康指导仍然倾向于推崇多摄入碳水化合物。同时，食品工业对高糖、深加工食品的大力推广，也使得低碳水饮食的普及之路充满曲折。此外，部分人群对低碳水饮食的误解和对健康饮食的认识不足，进一步阻碍了低碳水饮食的普及。

展望未来，低碳水饮食和低碳医学的发展需要更多科学研究的支持，尤其是在慢性病预防和代谢改善方面，低碳水饮食的长期效果需要进一步的验证。与此同时，公众科普教育不可或缺，我们需要帮助人们正确理解低碳水饮食的健康益处，消除对低碳水饮食的误解。

低碳医学的未来充满无限可能。与不断发展的人工智能技术和精准化健康管理结合后，低碳医学将为患者提供更个性化、更精准的健康管理方案。连续性血糖监测、基因检测等新兴科技也将为低碳水饮食在不同人群中的应用提供强大的支持。

　　我相信，低碳水饮食不仅是一种健康管理方式，还是一种生活方式的变革。选择遵循低碳水饮食，便是选择迈向更加健康、更加长寿的未来。这本书将为读者提供系统的低碳水饮食指导，我希望此书能推动低碳医学在中国的进一步普及，为更多人带来健康的福祉。

中国低碳医学联盟联合创始人

成　长

前　言

很多人会把"低碳水饮食"叫成"低碳饮食"。我觉得这个说法挺有意思，改善自己身体的内环境其实就是自我环保。治病既要治标，更要治本，从源头上解决问题，改良滋生疾病的土壤环境才能彻底斩草除根，这也是低碳水饮食所要达到的目的之一。

低碳水饮食指在饮食结构中严格限制碳水化合物的摄入量，增加脂肪的摄入量，适量摄入蛋白质。低碳水饮食是由欧美国家开始推动的，随后在我国传播，主要用来预防和治疗越来越常见的代谢综合征。

古希腊哲学家、数学家、物理学家阿基米德曾说过："给我一个支点，我就能撬动地球。"我认为，在做慢病（即慢性非传染性疾病）管理的实际过程中，低碳水饮食可以改变代谢综合征的走向，减少医药费，提高患者的生存质量。在饮食中颠覆性地调整糖脂比（指在饮食中，碳水化合物和脂肪分别占总摄入营养素的比例），是营养管理的要点，也是"撬动地球"的那个支点。

我是个西医医生，因为自己生病而走上了食疗道路，收获了健康，也走出了一条用日常饮食进行慢病防治的道路。我用营养治疗的方法给患者看病，经手的患者有十多万人，积累了很多食疗方面的经验。我认为其中有一个特别重要的经验，那就是要了解碳水化合物和脂肪在人体中的代谢途径和功能特点，非常清晰地知道"糖"和"脂"的内涵，在分析病例和开营养处方的时候善于应用"糖脂比"这个概念，灵活搭配所有含"糖"和"脂"的食物。

每一次给患者开营养处方的时候，我都绞尽脑汁，这比我用西医的方法看病难多了。以前我在神经内科出门诊，基本上 10 分钟看一位患者，现在我用健康管理加精准营养治疗的方法看病，看一位患者要用 30 分钟。在健康管理中，对患者的睡眠、运动、心态、用药等情况我都会加以关注和指导；西医给患者开处方开药很快，但患者营养问题更普遍、更关键、更复杂，进行营养诊断需要的时间更长、考虑的事情更多。营养是修复人体的基本原料，摄入的种类、数量、方法都要因人而异。由于人与人不同、疾病种类不同、同一患者在疾病不同阶段的状况不同，营养处方需要随时变动。

在设计营养方案时，把握一个人在一段时期内每天需要摄入的总能量比较容易，蛋白质的理解和获取也不是特别困难，最难的是拿捏碳水化合物与脂肪的比例：给多少碳水化合物？给多少脂肪？给哪种碳水化合物？给哪种脂肪？怎样落实到日常饮食中？怎么掌控一个人此时此刻摄入的能量中的糖脂比？

在本书中，我会讲解低碳水饮食的由来，详细讲解碳水化合物、脂类、蛋白质的功能，讲一讲脂肪的相关误区和碳水化合物的选择，通过举例子告诉大家怎样确定饮食中的糖脂比，如何将低碳水饮食落实到每日饮食中。

本书适合哪些人看呢？

1. 希望用日常饮食预防和治疗慢病的营养学爱好者。

2. 已经有一定的营养学知识基础的人。

3. 做健康管理或抗衰老医学工作的专业工作者。

本书我用了 3 年时间来写，是实际操作的经验总结，这些经验来自我 20 多年来用健康医学的角度治疗的 10 多万患者。我把这些经验分享给大家，大家在营养调理遇到困难的时候，可以翻一翻本书，参考一下这些对真实病例的总结。

祝大家吃对碳水化合物、吃好脂肪，养好身体，享受人生。

夏 萌

2024 年 6 月 10 日星期一

目　录

第二部分　低碳水饮食的营养策略

第三部分　慢性疾病的营养处方

绪　论

健康医学的"道、法、术"

我原本是位神经内科医生，毕业于北京第二医学院医学系（现首都医科大学基础医学院），1983年开始在北京天坛医院神经内科工作，1997年调到北京安贞医院神经内科，2004年开始接触营养学，2010年创建北京安贞医院临床营养科，完成了从西医医生到临床营养医生的跨越。

通过自己的亲身实践，我深刻体会到营养治疗是治疗慢病（"慢性非传染性疾病"的简称）非常有效的方法。

从2005年开始，我一边按照神经内科医生的标准工作流程给患者看病，一边把营养治疗的理念落实到患者身上，药物治疗和非药物治疗同时进行。我一方面感觉到标本兼治的效果非常好，另一方面感觉到自己的知识还有些匮乏。于是，这些年我学习了自然疗法、临床营养学、抗衰老医学、功能医学、中医学、运动医学、心理学等知识，并且把医学院校所用的基础医学教材翻来覆去地看，把所学到的知识融会贯通在对患者的治疗当中。20多年来，我用健康医学的综合疗法治疗了10多万名患者，患者们的病情开始反转，他们不断告诉我各种好消息，化验单中的异常结果越来越少，患者们的自我感觉越来越好，症状也在逐渐消失。

20多年的亲身实践，让我明白了传统医学、现代医学与我现在所从事的健康医学在"道、法、术"上都有很大的不同。

传统医学的"道"讲的是天人合一：人要遵循自然规律，与外界环境达到和谐状态。所谓"法",即防病、治病的基本原则,讲究的是阴阳平衡、辨证施治。"术"便是大家可以看到的中药、针灸、拔罐,等等。然而,仅仅依靠传统医学方法在急救危重患者和防止瘟疫大流行时还是显得力量不足。

300多年来,随着科技水平的提升,现代医学飞速发展,解决了抢救危重症患者的问题,并且通过预防接种的方法,消灭了或控制住了很多威胁人类生命健康的传染病。现代医学的"道"是救死扶伤、减轻痛苦。现代医学的"法"是对抗疗法:血压高了降血压、血糖高了降血糖、出血了止血、长肿瘤了切掉肿瘤或用化疗药物对抗肿瘤的生长。现代医学采用的技术手段就是大家在各个大医院里看到的药物治疗、手术、放疗、化疗,等等,简称"药片、刀片"。

数十年来,慢病成了人类保持健康的"拦路虎"。尽管现代医学铆足了劲儿,传统医学也全力以赴,各种慢病的发展都没能减缓。人们在衣食无忧后,更希望生命质量高、"健康长寿、无疾而终"不再仅仅是美好愿望,而是这一代人就能实现的目标。于是,近些年出现了一种新型的医学体系,叫作"健康医学"。

健康医学的"道"与现代医学的"救死扶伤、减轻痛苦"有非常多的不同,健康医学的"道"是少生病、不生病、不生大病、减少医药费、延年益寿,健康地活到生命的终点。健康医学的"法"是健康促进、健康管理、健康保险。注意,健康促进和健康管理不一样:健康促进针对的是大众,是针对一个国家、一个团体中的人改善健康状况的方法,具有共性和整体性;健康管理是针对有健康问题的个体,由专业人员指导并给出的一整套管理措施。健康医学的"术"非常综合,在治标的同时重视从源头上解决问题。患慢病的主要原因是长期保持错误的生活方式和饮食习惯,健康医学就是要控制这个疾病源头,既要治标又要治本。健康医学采用的技术手段多样,比如超前检测、营养治疗、运动指导、心理咨询、中医、西医,等等。也就是说,我后来学会的营养治疗是健康医学的关键技术手段之一。

有一次,我遇到了一位老同事,这几年他一直在进行健康管理,听说我在研究营养治疗,他就直接问我尿酸高该吃什么。原来,他得了高尿酸血症,痛风发作了好几次。我问了他许多问题，包括他的病史、目前的化验结果、用药、运动、喝酒、吸烟等情况，还仔细地调查了他的饮食习惯。之后，我给了他一个整体的健康管理方案和一段时间的营养处方。他很不解，说："夏大夫，你使用的是健康管理的咨询方式，可你现在是临床营养科医生，你到底是在做健康管理呢？还是在做营养咨询呢？"

我用了一个他熟悉的话术回答他："咱们西医看病，不管外科、内科、皮肤科、妇产科、儿科，都有一套标准的诊疗流程。患者看病的时候，医生的第一句话总是问'哪里不舒服？'，同时观察患者体征，然后让患者做相关检查。问诊和检查结果出来之后医生得出诊断，然后才能给患者具体的处理意见——是吃药还是做手术，是回家观察一段时间还是做进一步检查。在健康医学体系中，健康管理的流程第一步是采集患者的健康信息；第二步是评估；第三步是给出干预方案，干预手段中有一个重要的治疗方法，那就是营养治疗。"我的这位老同事一直认为健康体检就等于健康管理，所以不太明白我说的话，但是对我给他的营养处方很感兴趣，马上开始执行了。

回溯我的真实经历——我曾经是营养学"小白"

我很幸运，1983年大学一毕业就进入北京天坛医院开始了神经内科医生的职业生涯，跟着德高望重的老前辈学习神经内科专业知识，每天在门诊、急诊、病房转来转去，工作忙碌而充实。由于家住北城，天坛医院在南城，所以我每天"南征北战"，马不停蹄。13年后我已经体力不支，最后一咬牙一跺脚，在1997年调到了离家近的安贞医院，依然做我喜欢的神经内科工作。

我刚调到安贞医院不久，有一天在门诊见到一位脑卒中患者，他带来了一张纸条，是他儿子写的，大致意思是他儿子是天坛医院神经外科的医生，他和老伴住在安贞医院附近，他儿子最近出国了，听说我调到了安贞医院，就在出国前写了这张纸条，拜托我多关照一下他和老伴。患者夫妇都是60多岁的知识分子，每个月会按时来到我的门诊。男方患过脑血栓，走起路来一瘸一拐，讲话有些不清楚。女方很瘦，瘦瘦的胳膊牵着胖胖的老公。由于是老同事所托，所以我格外关注他们二位，一边开药、开检查单，一边耐心地回答他们提出的问题。

2年后，这位老同事的父亲病情加重，我赶紧帮他收入院。老先生出院后我就再没有见到他，因为他已经不能下地走路。又过了2年，他的老伴来找我，她的左侧锁骨下动脉近端闭塞，超声检查表明有明显的动脉粥样硬化斑块，斑块比较大，已经造成左上肢缺血，需要做局部搭桥手术。她找我是想问问做这个手术有没有危险，除了做手术还有没有别的治疗方法。这位60多岁瘦瘦的女士，血压从来不高，血糖也不高，一直在吃降脂药。除了安慰她，我也无能为力。

这是20多年前的事情，但我记忆犹新，那种无奈、挫败、内疚让我久久不能忘怀。当时我怎么都想不通这两位老人的病情为何持续加重：他们二位的饮食非常清淡，喜欢喝小米粥、吃杂粮饭和炒青菜，炒菜的时候他们只放一点肉"提提味儿"，每人一天吃1个煮鸡蛋，从来不吃肥肉，不吃动物内脏，不吃油炸食品，也不吃甜食，他们还天天运动——为什么还会得心脑血管疾病？后来，我学了营养学知识以后才知道他们两位的问题是摄入营养的方式"太偏激"，没有摄入或没有足量摄入生命所必需的营养素。

神经内科的常见病种有脑卒中、动脉粥样硬化、高血压、高血糖、阿尔茨海默病、癫痫等，安贞医院是以治疗心血管疾病为特色的医院，冠心病患者络绎不绝。以前我看到患者很胖、血脂很高的时候，心里总在想："这位患者这么胖，血脂这么高，一定吃了太多油，他应该少吃脂肪才对。"于是，我开始教育患者，要少吃饱和脂肪酸，少吃红肉，少吃高胆固醇的食物。然而，我万万没有想到的是，患者的回答往往颠覆了我原来的认知。

我还原一下以前我在神经内科门诊出诊时经常出现的对话。

我："你有向心性肥胖，肚子这么大，一定要减肥。"

患者笑笑："是呀，我老想减肥，总也减不下去。我现在晚上都不敢吃饭，但还是减不下去。"

我开始教育他:"你要少吃油,少吃红肉,别吃肥肉,别吃油炸食品。"

患者:"我从来不吃肥肉,已经好多年没有吃油炸食品了,鱼类一周能吃1~2次,我们家做清蒸鱼。"

我有点疑惑,但还是在原有的思路上滑行,看了一眼他的化验单:"你的血脂很高啊,你平时吃鸡蛋是不是很多?"

患者一副很无辜的样子:"我一天最多吃1个煮鸡蛋,去年我们单位体检,我发现自己的血脂很高,所以最近这1年我都只吃蛋清,不吃蛋黄,没想到这次化验结果显示血脂更高了。"

我想了想,他的饮食中是不是还有别的胆固醇来源:"是不是经常吃动物内脏?"

患者:"不,我好几年都没有吃过动物内脏了。"

我已经快崩溃了,心里想是不是患者的生活方式上还有其他问题:"你吸烟、喝酒吗?"

患者:"已经戒了10年了。只有过年、过节的时候喝一点点酒,意思意思。"

"你爱运动吗?"

患者:"我每天都散步1小时。虽然走不到一万步,六千步还是有的。"

我百思不得其解。

颠覆!患者的话把我固有的观念颠覆得一塌糊涂!

我那时候总想不明白,为什么患者很少摄入脂肪而腹部脂肪很多?为什么他很少吃鸡蛋、动物内脏,血液中胆固醇仍会增高?患者做到了饮食"低脂肪、低盐、低糖",多运动,为什么还出了这么多问题?为什么我接受的营养教育和我看到的真实情况不一样呢?

从2005年开始,我在看病的时候,一边像往常一样开检查单、诊断、开药,一边了解患者的饮食真相。我不再居高临下地教育患者,而是踏踏实实地分析其真实情况,仔细询问患者们平时的饮食习惯。

积累的调查报告越来越多,得到的调查结果总是一次次地颠覆我原来的营养理念，让我不得不怀疑原来那些理念是错误的。

我调查了一年又一年，一千人、一万人、两万人……到现在为止，已经超过了十万人。总结下来，来神经内科就诊的患者基本上在饮食习惯方面有以下特点。

1. 碳水化合物吃多了，特别是粥喝多了。喝粥是非常普遍的现象，中国人有种信念——"喝粥养胃"，对天南地北的人来说，喝粥是日常习惯，就连内蒙古居民也在喝粥。按理说内蒙古的习俗不是喝粥而是喝奶茶，然而现在许许多多内蒙古居民不喝奶茶而是喝粥、吃面条。对广西、广东、海南等热带地区的居民喝粥、吃米线，我还是可以理解的，可是我最近发现，有些新疆居民居然也采用了"清淡、低脂肪"饮食。新疆大多数时间都是冰天雪地，当地的居民需要摄入很多能量来抵御寒冷。此时，到底是喝粥对还是吃烤羊腿对呢？一方水土养一方人，祖祖辈辈的经验必须得到重视。

2. 蛋白质类食物吃得不够。蛋白质类食物主要是动物性食物，包括动物的肉、卵和奶。我问患者每天吃多少瘦肉，大多数患者的回答是："平时炒菜的时候会放几片。"约一半患者能做到一天吃 1 个鸡蛋，另一半做不到。关于吃鱼的频率，南方人高一些，很多北方人平均一周吃 1 次已经算不错了。很多人早上习惯喝粥，没有把喝牛奶当成日常应该有的习惯。

3. 在油脂方面：大多数慢病患者很少吃坚果，基本上不吃动物内脏，摄入了很多 ω-6 脂肪酸（一种多不饱和脂肪酸），但很少摄入 ω-3 脂肪酸。现在大家在外面吃饭的机会比较多，尤其是上班族一般在单位的食堂吃饭或点外卖。这种情况下，植物油的食用量比较大，而且外面用的大多数是玉米油、菜籽油、大豆油等，这类油脂里 ω-6 脂肪酸的含量很高。

4. 蔬菜的食用量区别很大。年长的人往往吃很多蔬菜，年轻人更喜欢甜食和快节奏的饮食，吃足量蔬菜的年轻人不多。

5. 水果的食用量大多不足，有的人甚至一口水果都不吃。

6. 对糖类的认知太局限。这是非常普遍的现象。在老百姓的心目中，糖类就代表有甜味的食物，很多人不认为面条、米饭也是糖类。

7.爱吃甜食、加工食品。年轻人喜欢甜食，喜欢"短平快"、口感好的加工食品。甜品屋、快餐店里面坐着许许多多拿着冰激凌、蛋糕、汉堡包的年轻人，有些人还将饮料当水喝。一些老年人也喜欢甜食，只不过多数老年人会控制甜食的食用量，也有很多老年人误认为无糖食品就是健康食品。

总结一下，大多数人有以下营养问题。

- 碳水化合物，尤其是淀粉类食物吃得太多。
- 优质蛋白的摄入量往往不足。
- 动物油的食用量不足，过量食用富含ω-6脂肪酸的植物油。
- 蔬菜的食用量两极分化，有的人吃很多蔬菜，有的人则吃得很少。
- 吃足量水果的人不多。
- 加工食品成了健康最大的敌人。

改变饮食结构，治好自己的肾病

在学习营养学之前，我和绝大多数医务人员一样，坚信患脑卒中、高血压、糖尿病、高脂血症、肥胖症、冠心病等慢病是因为大鱼大肉吃多了，饱和脂肪酸摄入多了，或者胆固醇摄入多了，是"高脂肪、高蛋白、高盐、高糖"惹的祸。患者如果问我："夏大夫，我有脑梗死，在饮食上应该注意什么？"我会马上回答："饮食要清淡，别吃得太油腻，要'低脂肪、低糖、低盐'，不要吃甜食，还要注意多运动。"

患者和家属默默地点点头。

我们做医生的当然要以身作则，我平时一直坚守着"低脂肪、低盐、低糖"的饮食原则：躲着肥肉，不吃油炸食物，多吃粗粮、蔬菜；每天早上喝一碗玉米粥或燕麦粥，吃1个煮鸡蛋，有时候会喝1袋牛奶；中午在单位食堂吃，吃一份蔬菜、约50 g肉，主食是100 g米饭；晚上在家吃，多数情况下吃面条，再加上一份菜、一份瘦肉。孩子长身体就多吃点肉，我就多吃点菜，老公吃的种类和我差不多。水果比较甜，所以我尽管很喜欢吃水果，但是每次吃的时候，总在心底提醒自己："要少吃一点。"我从来不喝甜味的饮料，蛋糕、饼干也尽量少吃，对高胆固醇食物当然也能躲就躲。那时候，我一直不明白的是，为什么自己有腹部肥胖？为什么总觉得疲劳？为什么化验检查结果中的甘油三酯和胆固醇都很高？"是不是鸡蛋吃多了？"我心里不禁犯嘀咕，于是改成隔一天吃1个鸡蛋。可是我自己的身体状态仍然在持续变差：不仅血脂高，血压也开始高起来，更严重的问题是，2000年底，我发现自己得了肾炎。

我以前在天坛医院神经内科工作时，门诊、查房、教学、科研的活都要干，工作8小时马不停蹄，再加上我上下班的路途很远，来回要3小时，时间长了，我感到体力不支，觉得某一天或许我就爬不起来了。在倒下之前，我忽然意识到："要把健康留下，其他都是浮云。"于是，1997年，我忍痛离开了我热爱的天坛医院神经内科，调到了离家比较近的安贞医院，仍然在神经内科工作。没想到好景不长，到安贞医院神经内科工作3年后，我发现自己得了肾炎。2000年的时候，体检还没有普遍开展，我不知道自己到底是什么时候开始生病的，直到医生下诊断的那一天才发现自己得病了。

在一次感冒后，我出现血尿了。检验科的化验结果是"红细胞满视野"。我到北京的几家大医院的肾内科看病，做了肾穿，病理结果显示"肾小球系膜增生，35个肾小球有7个是硬化"，尿常规检查结果是"尿蛋白（+++），尿潜血（+++）"，好在血肌酐、尿酸正常。这样的化验结果保持了4年。在这4年内，我只要感冒就会出现血尿，所以我很怕感冒，做许多事都缩手缩脚，但依然感冒不断。

肾内科的医生告诉我："诊断明确，目前肾功能尚可，现在没有更好的治疗方法，只能观察，从统计学的资料来看，10年内不会有大事。"那意思是10年之后会有大事。什么大事呢？对肾脏疾病患者来讲，就是出现氮质血症、肾功能衰竭，甚至需要做肾透析治疗。

怎么办呢？我彻底傻了，大脑一片空白。

当时的我对营养学几乎一窍不通，没有想过把自己的饮食习惯与各种身体不适及异常的化验结果挂钩。

2004 年，《北京晚报》上登了一个豆腐块大小版面的消息——北京唯一一个民办营养学学习班招生，地点就在安贞医院对面。我的一位老同学想学营养学，动员我一起去上课。我比较轻敌，心想："营养学肯定好学。我是北京三甲医院的神经内科医生，上大学的时候学过生物学、生理学、生物化学，里面讲了许多与蛋白质、脂肪、碳水化合物、维生素等有关的知识。再说，我在临床上经常给患者下鼻饲，往鼻饲管里输营养液。如果患者消化道出血，无法通过鼻饲液进行营养支持，我就会给患者的静脉中注入蛋白质、脂肪乳、葡萄糖等静脉高营养。"

可坐在教室里上营养课的时候，我发现自己基本上听不懂。我和这位老同学是这个班里面仅有的两位医生，我们俩特别怕别人知道自己是医生，就闷着头学，不敢发言。此时我们才发现医务人员的营养学知识可能并不比老百姓多多少。

你是不是觉得不至于？医生怎么会不懂营养学？我保证我说的是真实情况。2012 年之后，我经常到全国各地的很多医院讲营养课，每一次来上课的学员都是医生、护士，在营养学知识方面，这些医务人员知道的与我当年刚上营养课学的差不多。

2004 年，我上的营养学学习班是中国第一批开展营养教育的机构开办的。那时我们在课上学习了食品营养学、公共营养学、临床营养学。

食品营养学讲的是食物中的营养素，这是营养学的基础知识，主要讲营养素的种类和功能。公共营养学讲的是健康人应该怎样吃。

"患者该怎样吃"属于临床营养学的范畴，我学习了与疾病有关的营养学知识，仔细看了当时的教科书，发现真正讲某种疾病的营养治疗的内容只有寥寥几行。我把有关肾病营养的章节翻来覆去看了好几遍，连标点符号都没放过，想从字里行间找到肾病的营养治疗方法，但是没有找到。我在安贞医院的医学网站上查与肾病营养有关的文献，也找不到。

那段日子里，我把所有的业余时间都用来看营养学方面的书，我要抢时间把肾病治好，肾病医生说我只有10年的时间，现在已经过去了4年。

能找到的营养学书都看了，能查到的文献也都看了，最后，我把上大学时的基础医学书拿出来看。看着看着，我发现很多答案就埋藏在基础医学的课本中。我终于能够把食物、营养素、人体、疾病的关系捋清楚了。我将这些内容衔接在一起，给自己设计了食疗方案。

经过3个月的努力，我的尿蛋白异常消失了，尿潜血后来也无影无踪。到今年（2025年）已经25年了，我一直肾功能正常，尿常规正常。

这件事让我感受到了营养治疗的魅力，我对人体与生俱来的自愈能力佩服得五体投地。

2007年，也就是在我得肾病的第7年，我接到了一个电话，是我曾经住院医院的肾病病房护士打来的。她对我进行随访，问我现在怎么样了。

我说："我已经好了，尿蛋白、尿潜血消失，肾功能一直正常。"

护士问："怎么好的？吃什么药了？"

我实话实说："没有吃药，是通过摄取营养治好的。"

护士说："你是说吃保健品就能把肾病吃好？"

我说："我主要靠改变日常饮食结构，保健品只吃了一点点。我觉得饮食结构非常重要。"我很想分享自己的喜悦。

没想到电话那头的护士突然大声地说："不可能！"然后，咔嗒一声，电话挂掉了。

我愣了一下，然后笑笑。我知道，大多数医务人员的知识体系中没有营养治疗一类的知识。西医总是认为，得病了，只有服用药物和做手术可以让病情好转，其他疗法都是不符合循证医学的、非主流的疗法，上不了台面，不值一提。

我曾经也只认可服用药物和做手术，觉得医务工作者无所不能，能救死扶伤、能拯救生命，我们就是健康使者。然而，那几年自己的看病经历，让我能站在患者的角度思考问题：患者不仅仅希望医务人员能把患者从死亡线上拉回来，更希望医务人员能帮助长期患病的人恢复健康，可以像健康人一样尽情地享受生活、正常工作。然而，如何帮助患者走向健康？目前的医疗体系中，知识体系和支持措施还远远不足。

"高碳水、低脂肪"饮食行不通

我在调查患者的过程中发现，大多数慢病患者的饮食模式都是"高碳水、低脂肪"[①]。学习营养学后，我知道了脂肪、胆固醇的重要性，还知道了摄入过多的碳水化合物不仅会造成肥胖、血糖高、脂肪肝，还会损伤血管内皮细胞，引发心脑血管疾病。在门诊，我一边开药，一边嘱咐患者，除了戒烟限酒、适量运动，还要少吃精米、精面，增加水果和蔬菜的食用量。我要求患者必须吃足够多的肉、蛋、奶，可对"肥肉能不能吃？脂肪类食物吃多少合适？吃哪种植物油合适？是摄入饱和脂肪酸、单不饱和脂肪酸，还是多不饱和脂肪酸？"，当时我心里没底。为了搞明白这些问题，我查了大量的国内外文献，对脂肪方面的资料尤其着迷。

患者的反馈给了我特别好的答案。我觉得我很幸运，神经内科门诊让我接触到了大量慢病患者，再加上我出专家门诊，患者可以一直预约我的门诊，这样我就积累了大量的临床经验，可以通过多年的观察来判断饮食调理的效果。我的患者们依从性很好，基本上都能认真执行我设计的个体化营养方案，我会定期让他们复查，做化验和颈动脉超声等检查。我开两个处方：一个是神经内科的西医处方，一个是营养处方。患者们非常相信我，每次按时复诊，告诉我自己的感受和变化。

2007年，我查到了用生酮饮食治疗癫痫的资料，于是我开始让癫痫患者采用低碳水饮食，效果非常好。后来，我对其他患者也用了饮食上"降低碳水化合物摄入量、增加优质脂肪摄入量"的方法，几年下来，我看到这些患者面色

---

① 本书中，"高碳水""低碳水"分别指"碳水化合物含量高""碳水化合物含量低"，而"高脂肪""低脂肪"分别指"脂肪含量高""脂肪含量低"。——编者注

好转，精神饱满，肚子小了，化验单上那上上下下的箭头一个一个在消失。此外，一些患者的脑卒中可以多年不复发，动脉粥样硬化斑块逐渐减少，轻度阿尔茨海默病患者病情好转了，帕金森病患者可以多年不增加药量。

对医生来讲，患者是最好的老师。我特别感谢患者们，他们用实践结果告诉我吃错了食物会生病，同时也告诉我增加优质脂肪的摄入量是对的，真正的祸根是食用过多的精米、精面和加工食品。

我一边学习，一边实践，感受到了大自然的魅力——原来按照自然规律行事才是大道。自然规律就在生活中，关键看我们如何去发现和利用。我们应该了解自身的实际情况，在增进自身健康时不要照本宣科、人云亦云。

在本书中，我主要讲碳水化合物和脂肪的应用：讲解两者各自的功能，在慢病管理的过程中如何选择种类和确定比例。这些经验是我从多年临床实践中总结出来的。另外，书里列举了很多真实案例，这样更方便大家理解营养是如何在人体中起作用的。

第一部分

为什么要遵循低碳水
饮食？

第一章
慢病管理催生低碳水饮食

20世纪50—70年代，高收入国家的工业化发展进入快车道，生产出大量含有工业添加剂的食物和空能量食品①，与饮食有关的慢病成了主流疾病，肥胖症、2型糖尿病和癌症在高收入国家成了阻碍人们健康长寿的主要疾病。为了阻止慢病发展，美国等国家的疾病控制中心及营养方面的研究机构开始了激烈讨论：患慢病到底是因为脂肪吃多了还是碳水化合物吃多了？谁是造成慢病的罪魁祸首？研究人员最后得出的结论是：对脂肪的摄入量进行限制，动物油是最应该被限制的对象。美国政府于1980年发布的膳食指南影响了数十亿人的饮食，该膳食指南建议人们减少饱和脂肪和胆固醇的摄入量。食品生产商立即行动起来，用人造黄油和植物油取代了动物油，用麦片取代了鸡蛋、培根，用各种精细面食取代了蔬菜、水果。各种高能量、低营养、高工业添加剂的加工食品疯狂地冒了出来，同时动物性食物中的饱和脂肪和胆固醇被各种骂名淹没。

数十年来，人们一直提倡低脂肪饮食，可实际呈现出来的结果是人们不但没有变得更健康，反而肥胖率、糖尿病发病率、心脑血管疾病死亡率节节高升。直到2015年，美国政府发布的膳食指南才为胆固醇和动物油翻案，人们才意识到糖类，尤其是添加糖，已经泛滥成灾。很多研究开始将各种代谢疾病、脑部疾病的罪魁祸首指向含有过多糖类及大量工业添加剂的产品。

人类进入工业时代只有几百年。数十年来，分子杂交技术／转基因技术、

---

① 空能量食品是近些年出现的新概念，指营养素含量很低，却能提供较高能量的食品。某些加工食品和快餐属于这种低营养的空能量食品。食用空能量食品不仅会使人缺乏必需营养素，还可能使人摄入过量脂肪、糖分、盐分或化学防腐剂，有很大的食品安全隐患，很可能导致人出现肥胖、高血压、心脏病等问题。——编者注

有机合成农药的大量使用，使谷类产量大大提高。近十年来，加工食品越来越受欢迎，非天然的添加糖到处可见。这样大刀阔斧地改变人类饮食结构，用人造的食品代替天然的食物，引起不同的慢病快速流行。

英国医学家克里威（T.L.Cleave）提出了著名的"克里威20年法则"：人们如果一直将精制碳水化合物作为主食，约20年后，糖尿病、心脑血管疾病就会如期而至。我们国家处于慢病高速发展期，是糖尿病患病率和肥胖率很高的国家，这些年来精米、精面被不受控制地大量食用，各种各样的加工食品充斥各地的超市，推动了慢病高发，特别是脑部疾病越来越常见。

在我们国家，营养不良的问题也非常普遍。孩子们吃大米、白面和蔬菜，但生长发育所需要的优质蛋白常常摄入不足。一些老人总是坚持饮食清淡，骨骼肌质量及其力量下降成了普遍现象。其实数十年来很多科学家用真实数据提出过"'高碳水、低脂肪'的饮食方式是错误的"，但是这样的论点很少被大家听到，因为提倡"低脂肪、高碳水"的声音太洪亮了，低碳水饮食的声音显得十分微弱。

"糖、脂大战"折腾了数十年，"高碳水、低脂肪"饮食占上风30多年，但是实际效果越来越令人不满意。从实验室试验数据到真实情况，从小型的动物实验到大型的流行病学调查，科学家们对慢病如何才能停止争论不休，各个国家都很着急，最后随着人类学家的参与，整场讨论才出现了转机。

人类的饮食变革

人类学家认为，我们必须重新审视人类自身的生物属性。基因变化的过程非常漫长，而人类生活方式的快速改变完全偏离了人类基因的发展轨道——这是慢病流行最主要的原因。我们必须知道哪些行为不符合人类基因的需求。

从吃植物为主走向吃动物为主

约 1200 万年前，地壳运动使非洲东部的大地上形成一条大裂谷。大裂谷把非洲分为东方和西方两个独立的动物系统：裂谷以西森林茂密，温度适宜，空气湿润，出现了大片草原；而裂谷以东降水量少，林地稀疏。

400 多万年前，有些生活在非洲东部地区的猿类进化成南方古猿，主要食物是一些种子、植物茎秆、块茎。它们偶尔会集体行动，抵御一些大型动物的袭击。南方古猿的脑容量是 450 ~ 530 mL。

约 200 万年前，非洲东部的南方古猿的其中一支进化成能人。能人不仅会制作石器，还会猎取中等大小的动物。能人的食物主要是野生植物、少量动物性食物。由于增加了动物性食物，脑容量开始增大到约 680 mL。

第四纪冰期指距今300万 ~ 200万年至2万 ~ 1万年前的时期；在考古学上，这段时期叫作旧石器时代。在这段时期，由于天气寒冷，植物减少，能人学会了用火，打猎能力增强，从能人逐渐进化成直立人。由于用火，直立人打猎和食肉的能力都明显提高，体格健壮，奔跑速度快。直立人日常饮食中动物性食物明显增多，把打来的动物煮熟或烤熟了吃，摄入的蛋白质和脂类更容易消化吸收，大脑获得了更多营养，脑容量明显增大到约 1 000 mL。

约 20 万年前，还是在非洲东部，那里出现了智人，智人用聪明的大脑打败了其他人种，成为地球上唯一的人种。直到今天，地球上的人都属于一个物种，那就是智人，不管是黑种人、白种人、黄种人，还是棕色人种，都属于智人。智人从非洲向北走，来到地中海。大海里的鱼、虾、贝成了智人常吃的食物，这类食物的加入进一步促进了智人大脑的发育。

约 4 万 ~ 1 万年前的古人类属于晚期智人。在晚期智人阶段，古人类的食物来源以狩猎或捕捞来的动物性食物为主，也包括采摘来的季节性植物。智人的足迹逐渐扩展到整个地球。这个时期古人类的脑容量已经与现代人的差不多了，约 1 300 mL。

伟大的恩格斯在总结人类进化与食物之间的关系时说："根据所发现的史前时期的人的遗物来判断，根据最早历史时期的人和现在最不开化的野蛮人的生活方式来判断，最古老的工具是些什么东西呢？是打猎的工具和捕鱼的工具，而前者同时又是武器。但是打猎和捕鱼的前提，是从只吃植物转变到同时也吃肉，而这又是转变到人的重要的一步。"[①] 所以，吃动物性食物推动了人类变聪明的进程，使人类成了地球的霸主。

从"吃植物"演变成"既吃植物也吃肉"是人类饮食的第一次革命，这个过程有以下特点。

1. 人类从所有动物中脱颖而出，成为地球的霸主——人类所吃的动物性食物含有丰富的脂肪、蛋白质，促进了大脑的迅速发育（脑容量增大了近3倍）。

2. 人类的肠道变短，肠道微生态系统重新建立。

3. 人类可捕食的动物性食物种类越来越丰富，越来越多的动物成为智人的盘中餐。

从采集狩猎走向农耕文明

近1万年以来的人类称为现代人，属于晚期智人。

由于打猎的能力越来越娴熟，常常出现一时吃不完猎物的情况，于是人类就把一些老实听话的动物留了下来，没想到这些猎物在圈养中还可以繁殖后代——这简直太好了！不用去打猎也有肉吃。人类带着动物寻找水草丰沛的地方，头顶蓝天白云，脚踏青山绿水，过着悠闲自在的牧民生活：牛、羊等动物有草吃，走到哪里吃到哪里；人类因为打猎、养动物而有肉吃，用饲养的动物与其他人类交换生活用品——换个狼皮、虎皮穿在身上。畜牧业的雏形出现了。

随着畜牧业逐渐繁盛，天然的草料显然不足，如果气候寒冷或干旱，草木凋零，大片的牛、羊、马、骆驼等食草动物会饿死。怎么办呢？在日常生活中，

---

① 《马克思恩格斯选集》第3卷，人民出版社，2012年版，第994页。

人类发现，某些植物的种子可以留下，在春天开辟出一片地方种下种子，夏天时就会长出一大片青草。就这样，农业萌芽了。

本来种下种子是为了在未来有草给饲养的动物吃，可时间长了，我们的祖先发现有些"草"很好吃，于是就把这些好吃的植物留给自己吃，把不好吃也没有毒的植物留给动物吃。约5000年前，地球各个地区的人类几乎不约而同地开始种植农作物（比如小麦、杂豆类粗粮），植物性食物增多，动物性食物减少，不再为驯养牛、羊、马等动物四处迁徙，不再居无定所，农耕文明开始迅速发展。

然而从营养素的获取来讲，农耕文明的开始实际上是营养素摄入量变少的开始。人类不再需要食用来自野外的食物，每天吃的食物是种植的植物或饲养的动物；粮食、蔬菜、水果等的种植、收获、储存都变得越来越容易，动物性食物开始减少；人们不需要在自然界追逐猎物和主动采集各种食物。人类的体质逐渐衰退，体型开始缩小，营养不良性疾病开始增多。

从"既吃植物也吃肉"变成了"吃植物为主"，是人类饮食上的第二次革命。这个过程有以下特点。

1. 人类不再到处迁徙，可以过定居生活。这让人类有时间进一步学习、总结经验、发展语言，促进了人类文明的发展。

2. 人口数量增加。

3. 由于定居，众多人聚集在一起，瘟疫时常流行。

4. 植物性食物成了人类主要的能量来源，动物性食物减少，人类体型变小、体质下降、免疫力降低，容易患感染性疾病。

农耕文明造就中国饮食

20世纪末叶，生物学家和人类学家研究发现，地球上现存的人类（晚期智人）的线粒体源自约14万年前的一名女性，这就是著名的"线粒体夏娃学说"，而这名女性可以说是现存人类的共同母系祖先。线粒体里的脱氧核糖核酸只能通过母亲传给女儿，人们通过研究特定一组基因的变异，就可以清楚地测算出地球上现代智人出现的时间和来源。

据考证，智人从地中海一带来到亚洲东部是从两个方向来的：一组智人从北方来，它们经西伯利亚平原进入西伯利亚高原和蒙古高原，再进入东北平原；另一组智人从南方来，它们经印度半岛、中南半岛进入长江中下游平原。这两路人构成了中华民族的血统基础。人们现在已经可以通过基因检测来得知自己的祖先到底是北方过来的还是南方过来的。

中国是"以农业立国"的国家，从新石器时代起，一直到夏、商、周三代，统治者都高度重视农业的发展——中国传统文化属于典型的农耕文化。

农耕可以稳定产出食物，人们下地干活挥汗如雨、筋疲力尽，可以通过喝粥、吃面条、吃馄饨补充大量水分和快速为身体供能。而在欧洲，那里的农耕条件不如东亚，人们的饮食中动物性食物比例较大。因为东亚人以吃素为主，欧洲人以吃肉为主，所以东亚人的身高通常比欧洲人矮。追溯到 1 万年前，欧洲人的祖先和亚洲人的祖先都是通过狩猎获取食物，都是以吃肉为主。

中国农耕文明有几千年的历史，咱们的饮食模式与欧美的有天壤之别。美国人的营养建议是指导美国人的，中国人应该根据自己的体质、饮食习惯，提出增进中国人健康的营养大法。

加工食品危害人类健康

工业革命起源于英国（18 世纪 60 年代），促使城市转变为"生产的场所"，而食品加工产业也在酝酿、发展，到了 20 世纪后期迅速朝着快餐化迈进。

数十年来，科技手段应用于食物生产、储存、加工的过程中，像是脱缰的野马，快速地改变着人们的饮食结构。自动化代替了人工劳动，冰箱、食品工业添加剂和特殊的食品加工方法，解决了食物储存方面的困难，人们足不出户就可以获得食物，新鲜食物的食用量减少；化肥、催熟剂等缩短了植物性、动物性食物的成熟期，几乎所有食物中的营养素含量都在"贬值"。另外，食品安全成了威胁健康的重要因素，一些食品公司为了获得高利润，肆意夸大自己产品的特性。一些在人类历史进程中从来没出现过的化学产物——各种防腐剂、增稠剂、调色剂、甜味剂等不断被添加到人们的饮食中，引起过敏、炎症、肿瘤等健康问题。近些年来，人们提倡"低脂肪、低盐、低糖"饮食，食品公司闻风而动，超市里出现了低脂牛奶、低脂饼干、低糖饮料、无糖食品……仔细看看里面的成分，你会心惊胆战。

很多人想不明白：大量生产精细的、好吃的、保存时间长的粮食不好吗？

从温饱角度讲，有充足的粮食是人类生存的基本条件，也是社会安定的基础。当温饱已经不成问题的时候，当慢病汹涌而至的时候，人们必须清醒地意识到，现在的饮食方式已经偏离了人类基因发展的轨迹。近1万年来，人类的饮食从动物性食物转向植物性食物，又从天然食物往加工食品转变。现代科技过分渗入食品制造业，这是很可怕的现实，最近居然还出现了人工制造的肉。

在中国，由于农业社会持续时间长，人们一直采用以植物性食物为主的饮食结构，造成身体缺乏蛋白质、脂类、脂溶性维生素，所以以前人们个子不高、免疫力差、身体瘦弱。而如今，数十年来工业及科技快速发展，使得人们饮食结构中的营养素与自身基因需要的营养素差距更大。营养问题引起的慢病井喷式出现，影响了国人的健康，许多年轻人早早就患上糖尿病、高血压，20多岁得肿瘤，40多岁冠状动脉就安上了支架。

随着工业化食品的出现，人们的饮食质量进一步下降，这个过程有以下特点。

1.食物变得易储存和运输。

2.食物的营养价值大幅度下降。

3.食品公司力求满足人们对食物口感的需求。

4.精制碳水化合物的摄入量增多。

5.加工食品泛滥成灾，工业添加剂几乎无孔不入。

6.人们开始出现糖不耐受症状，涉及近视、蛀牙、肥胖及心血管病问题。

7.市场上出现大量的植物油产品。

"多因多果"的慢病

"慢病"的全称是慢性非传染性疾病，包括冠心病、高血压、糖尿病、良性肿瘤、抑郁症、气管炎、哮喘、慢性肾病等，特点是疾病纠缠多年，患者常年吃药，症状很难消失，结局是出现心脑血管疾病、肿瘤、精神疾病、骨关节常年疼痛等——这类疾病和症状有的发病率高，有的致死率高，有的残疾率高，患者的医疗费用也高，只有一个低，那就是患者的生活质量低。

慢病的病因是现代的生活方式与人类基因不协调，生活方式错误是几乎所有慢病的病因，"一因多果，多果多因"：吃太多的精米、精面，造成血糖高、肥胖、血脂高，这叫作"一因多果"；吸烟、饮酒、饮食错误，再加上熬夜，造成血糖高、血压高、癌症等一系列问题，这是"多因多果"。所以，要控制慢病，就要先控制上游因素——生活方式。

人体细胞有自我修复能力，这种自愈能力与生俱来，保持这种能力的关键在于从每天吃的食物中获取修复细胞的材料——营养素。

慢性疾病的本质

慢病的本质是细胞损伤和细胞修复的博弈。因此，防治慢病最关键的是要减少细胞损伤，增加修复细胞的材料。

1. 减少细胞损伤

环境因素（各种辐射、环境毒素）、嗜烟嗜酒、生活不规律、饮食不合理、运动过少 / 过多、就寝太晚、心理压力过大等都会造成细胞损伤。

2. 促进细胞修复

细胞修复的原料都来自食物中的营养素，包括蛋白质、脂类、维生素、矿物质元素等。西医所用的对抗疗法虽然能减轻身体上的疼痛，但无法为身体补充营养素。因此，面对慢病的汹涌而至，只用对抗疗法是不够的。

讲一个故事。

有一次我在一家医院讲课，讲课过程中有互动环节。有个护士举手，说她自己有甲状腺多发结节，有的医生建议她做手术，有的医生建议她观察一段时间再说，她很希望用营养治疗让自己健康起来。

我先调查了一下她的饮食习惯，以及工作、生活、睡眠、运动状态。调查结果是就寝太晚、操心太多，饮食上很少吃海产品，吃的动物性食物也不多。

然后我带大家复习了一遍下丘脑－垂体－甲状腺轴的负反馈机制（图1-1）。

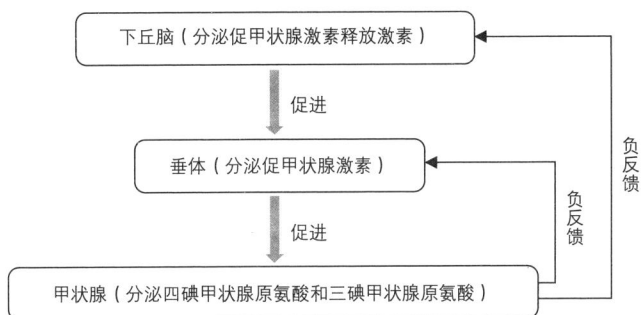

图 1-1　下丘脑 – 垂体 – 甲状腺轴的负反馈机制

接下来，我对这位护士说："因为你的甲状腺没有获得充足的原料生产四碘甲状腺原氨酸和三碘甲状腺原氨酸，所以下丘脑、垂体得不到满足，下丘脑－垂体－甲状腺轴一直处于正向刺激状态，甲状腺获得上级领导的督促，于是甲状腺细胞增生。无奈，原料还是不足，你一直不吃海产品，蛋白质也摄入不足——此时甲状腺结节出现了。如果这种来自上级的刺激持续存在，并且甲状腺一直没有获得充足、优质的原料，甲状腺结节就会慢慢地由量变到质变，形成甲状腺肿瘤——此时外科医生会跟你说可以做手术了。做完手术后，你需要长期吃甲状腺素片，你每个月都要去内分泌科报到——这就是你的结局。"

这位护士点点头："是的。我害怕得肿瘤，也不愿意一辈子吃药，还要经常查甲状腺功能，很麻烦。"

我说："现在的西医是等问题变得更严重的时候才下手，用的是刀片和药片。你现在问我的目的是希望结节不要再发展，希望找到解药，避开手术和长期吃药，对吧？"

护士使劲点点头。其他在场的医务人员都把眼睛睁得大大的，期待我说出"解药"。

我告诉大家："在生理层面上调理健康，在病理层面上治疗疾病。什么意思呢？下丘脑－垂体－甲状腺轴的负反馈机制发生在生理层面。下丘脑为什么分泌促甲状腺激素释放激素？因为压力大和睡眠少。甲状腺为什么工作效率低？因为饮食习惯太偏颇，很少摄入碘和蛋白质。甲状腺分泌的激素是球蛋白和碘的结合体，两种材料都不足，肯定影响甲状腺生产四碘甲状腺原氨酸、三碘甲状腺原氨酸。所以，你要按照人的生理需求去生活，从大自然中摄取身体需要的营养素，把动物性食物和海带、紫菜、裙带菜都吃上，这就是'解药'。"

我继续说："很多人都担心吃含碘的食物多了会加重甲状腺结节，发展成甲亢，于是干脆吃无碘盐。"

这位护士马上插了一句："是的，我这1年就在吃无碘盐。"

我问她："你这样限碘，病好了吗？"

护士说："没有，而且最近结节有点增大。目前甲状腺功能还在正常范围，垂体分泌的促甲状腺激素的确有点多。"

我问大家："你们吃过日本料理吗？日本料理基本上都有海产品，即便是小小的寿司，外面包着的也是紫菜。吃三文鱼、喝海带汤、吃裙带菜在日本是常态，那么为什么日本的甲状腺结节患者和甲状腺肿瘤患者都不多？如果吃碘多了就会患甲亢，那日本人岂不都是甲亢患者？"

就听底下听众嘀嘀咕咕："那倒也是。"

我说："人体非常智能，当你碘吃多了，肠道就少吸收碘，当你碘吃少了，肠道就提高碘的吸收率，人体吸收多少碘是根据生理需求来调节的。你要做的就是把原料从嘴里吃进去。"

最后我说："我们作为西医，常常使用对抗疗法来救死扶伤、减轻患者痛苦，可我们都知道这种方法是病理层面的无奈之举。其实，我们更希望通过符合大自然规律的健康饮食，在生理层面上调理健康，这样才不用在病理层面上治疗疾病。"

慢病的三级预防措施：管住上游、盯住中游、预防下游

怎么预防慢病呢？我现在用的方法是管好上游、盯住中游、预防下游。"下游"是疾病，比如脑卒中、急性心肌梗死、肿瘤、阿尔茨海默病等；"中游"是可以被标记、量化的危险因素，比如血压、血糖、肥胖等指标；"上游"是生活方式。

怎么管住上游呢？

生活方式说起来很复杂，其实简单归纳一下，一共包含 5 项：烟酒及其他不良嗜好算一项，睡眠是一项，运动是一项，心态是一项，饮食习惯是一项。我经常掰着手指头跟患者捋这 5 项。我先问烟酒、睡眠、运动、心态情况，最后问饮食习惯，因为中国人吃的食物杂，调查起来比较麻烦。后来，我研究出了一种调查饮食习惯的方法，叫"半定量频率法"——调查半年来的饮食习惯。这种方法对研究慢病与饮食的关系特别有用，在本书的最后，我附上了这种方法所用的饮食习惯调查表。

大量的上游因素调查显示，几乎所有慢病患者都有饮食问题。患者不一定有烟酒问题，他可能每天都出去运动。从心态来说，大多数人的心态都在正常范畴之内。那么，管住上游的重点在哪里？就在饮食习惯上。

上游的饮食模式发生变化以后，中游的症状和指标就会变化，这样的变化是内环境变化的真实体现。很多时候人们看到的血压、血糖、血脂等指标并没有体现内环境的真实情况，每一次看到患者化验单上的这些指标很正常时，我总要问他们："吃没吃降糖药、降压药、降脂药？"因为化验数值正常很可能是吃这些药的结果，当然也可能是他们管理好自己的生活方式的结果。

在给慢病患者调理饮食的过程当中，我发现了一个特别关键的问题——患

者摄入的碳水化合物过多、脂肪过少。糖脂比一对调，治疗效果往往特别明显。我经常跟患者说："人体运转很像开车。你的生活方式偏离了正常轨道，现在你快翻车了，就要赶紧调整方向，而方向盘在你手上。我相当于导航，你先跟着我开一段时间——饮食上减少细粮，增加脂肪。1~2个月后你再化验一下，看看血糖、血脂等各项指标的化验结果。"我会给患者制订适合他最近1~3个月的个体化营养方案。患者认真执行1~3个月之后，一般会有特别好的效果。

低碳水饮食冲出迷雾

低碳水饮食的概念

广义的低碳水饮食指在摄入总能量不改变的条件下，限制碳水化合物的摄入量、增加脂肪的摄入量、保证摄入适量蛋白质的饮食模式。由于在大多数国家，居民每天碳水化合物的能量占比至少为45%，所以"低碳水"指在每天摄入的总能量中碳水化合物的能量占比低于45%。

有一次，我给某减肥中心的营养师做培训，出了一道题："什么是低碳水饮食？"约80%的人回答："减少碳水化合物的摄入量。"这样的回答不全面。还有人答道："低碳水饮食就是生酮饮食。"这肯定不对。正确答案是：

1. 每天摄入的总能量与消耗的能量基本保持一致；

2. 摄入适量蛋白质——蛋白质的摄入量必须得到保证，因为蛋白质是生命的基础；

3. 适当减少碳水化合物的摄入量（碳水化合物的能量占比低于45%）的同时，提高脂肪的摄入量；

4. 维生素、矿物质元素、膳食纤维不能少，保证生理需求得到满足。

我看过一个视频，内容是一位记者在非洲采访原始部落的人吃饭。一些人生吃刚刚打死的动物，由于肉类不多了，部落首领让大家采集一些野菜、野果来吃，野菜、野果看起来不好咀嚼，他们就用刀把这些植物切碎，架起一口大锅，用干柴把锅烧热，往锅里倒入水、野菜、野果，煮出一大锅黏黏糊糊、不黄不绿的菜汤。部落里的人喝着菜汤吃着生肉，吃得不亦乐乎，所有人肌肉丰满、气色红润。

很多人看完这个视频后议论纷纷，有的人觉得要吐了，认为食物不卫生，色香味不好，难以下咽。

从营养学的角度讲，部落人的吃法是对的。部落人的饮食其实是1万年前人类祖先的饮食模式的真实写照，那时他们以打猎为生，很少吃谷类。幸亏地球上还有这样的部落，我们才能了解人类祖先的饮食是怎样的，才知道现代饮食与原始饮食的差距有多么大。

为什么近些年来低碳水饮食受到追捧？为什么采取低碳水饮食可以减肥、降低血糖、阻止许多代谢性疾病进一步发展？总的来说，低碳水饮食的底层逻辑实际上是让人们的饮食结构与人类进化程度相匹配，达到人与自然的和谐，从源头上阻止代谢紊乱的发生。具体来说，低碳水饮食是通过以下方式增进健康的。

1. 减小血糖波动。高碳水饮食可引起血糖增高，胰岛素随之大量释放。此时如果患有胰岛素抵抗，那么胰岛素水平的下降速度就会减慢。由于血糖在恢复正常后体内的胰岛素浓度依然很高，所以很容易引发低血糖。低血糖的人会赶紧找食物来缓解低血糖症状，再次摄入很多碳水化合物。反之，如果吃的食物碳水化合物含量低、脂肪含量高，那么食物在胃里停留的时间会更长，产生明显的饱腹感，同时不会引起"血糖过山车"效应，不容易出现低血糖症状。

2. 减慢脂肪合成。胰岛素是脂肪合成的促进剂，胰岛素水平低会减慢脂肪的合成。

3. 加快脂肪分解。采取低碳水饮食后，肝脏里的糖原储备会逐渐消耗，并激活"糖异生"这条代谢途径，消耗人体中多余的脂肪。

4. 产生酮体。人体在摄入极少碳水化合物的状态下会分解脂肪，产生酮体。酮体可以给大脑、心脏、肾脏等重要器官供能。

5.改善人体内环境。采取低碳水饮食一段时间之后，代谢综合征的各种生物指标会得到改善，比如血糖波动减小、血压趋于正常、降低甘油三酯，非酒精性脂肪肝和多囊卵巢综合征也会明显好转。

6.低碳水饮食可以改善脑功能，减少精神疾患，例如认知障碍、焦虑抑郁症、顽固性失眠等。

低碳水饮食逆转代谢性疾病

国际上有多种饮食疗法，基本上都是针对某种疾病，比如：美国人设计的得舒饮食是美国人用来预防及控制高血压的饮食模式；无麸质饮食用来控制乳糜泻、过敏、肠漏等疾病；特定碳水化合物饮食在无麸质饮食的基础上细分碳水化合物类食物，用来治疗肠道疾病引发的难治性疾病。还有很多特定的减肥饮食模式，发明者给它们起了一些好听的名字。

低碳水饮食针对高碳水饮食引发的一系列疾病，特别是针对主要与胰岛素抵抗有关的慢性代谢性疾病：糖尿病、肥胖症、心脑血管疾病、精神疾病（认知障碍、焦虑抑郁症、顽固性失眠）、肿瘤、多囊卵巢综合征、高血压、高脂血症等。治疗的大方向是改变碳水化合物代谢过度、脂肪代谢紊乱、慢性炎症长期存在的情况。

国外提倡低碳水饮食比较早，已经总结了几种低碳水饮食模式，地中海饮食、阿特金斯饮食、生酮饮食、原始饮食都属于低碳水饮食，只是在三大营养素的能量占比和针对的营养问题上有些差异罢了。美国等经济发达的国家关注肥胖症、糖尿病、心脑血管疾病等问题比较早，一直在寻找治病的出路。尽管人们在很长一段时间内把慢病的矛头指向了饱和脂肪酸和胆固醇，但是与此同时还有另一种声音，那就是提倡低碳水饮食。有些人在实践中看到了"降低碳水化合物摄入量、增加脂肪摄入量"给健康带来了意想不到的益处。

我在本书中会介绍自己如何帮助慢病患者适当减少碳水化合物摄入量、增加脂肪摄入量，精准拿捏糖脂比，达到防病、治病的效果。我讲的是自己的经验，不一定符合某些书的观点。我的知识源于上万例慢病患者的临床实践。我属于实践派，在实践中体会三大能量来源——碳水化合物、脂肪、蛋白质的代谢。调整好三大产能营养素的摄入比例之后，患者的病情发生了明显的转变：腰围减小了，体能增强了，疾病不再继续发展，脑卒中、心肌梗死十几年不再复发。我讲的故事都是自己亲身实践的、经历的事情，分享的都是自己的经验。

我在北京的三甲医院工作，在神经内科干了30年，前20年的治疗思路是单纯的西医疗法，从45岁开始在西医疗法的基础上增加营养治疗思路。这些年的跨界思维让我自己和患者都非常受益。我观察了10万多位慢病患者，获得了真实的一手资料。或许有人说我的实验数据不足。是的，饮食管理很难像实验室研究那样拿到严谨的数据，但是，我的治疗思路得到了患者的认可。患者给我发来康复的信息让我很开心，也让我变得越来越自信，我相信营养治疗是通往"防治慢病"的康庄大道。

低碳水饮食似乎无所不能，什么病都能治，实际上不是这样的——低碳水饮食主要针对与碳水化合物摄入过多引发的胰岛素抵抗有关的多种慢病。

大量的临床研究发现，采取低碳水饮食可以减肥，降低血压，减少阿尔茨海默病发病率，治疗癫痫，治疗糖尿病、肥胖型多囊卵巢综合征等代谢性疾病，在治疗胰岛素抵抗时尤其可以起到十分关键的作用。目前，采取低碳水饮食对治疗部分肿瘤、难治性疾病（比如各种过敏、自身免疫性疾病、强直性脊柱炎、孤独症、失眠、焦虑抑郁症、帕金森病）有较明确的临床治疗效果。

低碳水饮食实际上是临床营养学的一种营养治疗方法，通过适量摄入蛋白质、减少碳水化合物摄入量、增加脂肪摄入量，从而减轻胰岛细胞疲劳和胰岛素抵抗，达到减轻高碳水饮食引发的代谢综合征（比如向心性肥胖、糖尿病、高血压、高脂血症、冠心病、脑部疾病、肿瘤、多囊卵巢综合征）的目的。

《中国居民膳食指南》的变化

膳食指南是在大众营养层面指导饮食的，一个国家的膳食指南包含未来一段时间对这个国家居民健康饮食的大致建议。我国很大一部分人生活在农村地区，因此我国的膳食指南在整体上一定要强调摄入碳水化合物的重要性，同时鼓励大家多吃一些蛋白质类食物，并且要食物多样化，从而获取丰富的营养素。

《中国居民膳食指南》是指导中国大众健康饮食方向的纲领性文件，新中国成立以来一共发布了五版膳食指南，分别为1989年版、1997年版、2007年版、2016年版和2022年版，由中国营养学会编写、修订。每一次发布前都要花大量的人力、物力调查全国的饮食变化，发现营养方面的问题，找到解决问题的办法，提出对未来一段时间膳食的指导意见。该指南以前约每10年发布一次，由于近些年慢病成为主要健康问题，经济发展速度快，饮食方面的问题日趋严重，这次仅仅隔了5年，在2022年就发布了新的膳食指南。

从1997年版起，《中国居民膳食指南》使用中国居民平衡膳食宝塔来表达饮食结构，最下面的一层食用量最大，最上面的一层食用量最少。到目前为止，最下面的一层基本是粮食类食物。

1997年以前，中国居民普遍处于温饱状态，粗茶淡饭，有不少人还处于半饥饿状态，大量的农民、工人都是靠体力劳动来养活自己和全家，因此《中国居民膳食指南（1997）》提倡要先保证粮食供应（每人每天吃300～500 g粮食），同时要保证食物多样。主食以谷类为主；多吃蔬菜、水果和根茎类粗粮；常吃奶类、杂豆类粗粮及其制品，经常吃适量鱼、禽、蛋、瘦肉，保证蛋白质的供应。

1997—2007年，人们的生活条件有所好转，吃工业食品的人越来越多，面包等精制食品的食用量开始增加，运动量却越来越少，各种各样的软饮料充斥市场……调查结果显示，人们的饮食中缺乏蛋白质类食物，缺乏维生素A、铁元素和钙元素仍然非常普遍。因此2007年版的膳食指南在1997年版的基础上修改了一些内容，比如谷类的每日食用量从300～500 g改成了每日食用全谷物、根茎类粗粮及杂豆类粗粮250～400 g。牛奶从每日饮用100 g上升到了300 g。

2008—2016年，人们的生活变得更加方便、快捷，糖尿病、高血压等慢病成为非常严重的社会问题，这主要与食品加工业的发展速度过快有关。大家在享受各种美味的、快捷的食物时，往往忽略了营养多样化和食物搭配。所以，2016年版的膳食指南除了修改2007年版的中国居民膳食宝塔，还增加了中国居民平衡营养餐盘，提醒人们重视饮食结构。在膳食宝塔中，全谷物仍然在最底层，每日食用量还是250～400 g，但是做了细分：全谷物及杂豆类粗粮50～150 g，根茎类粗粮50～200 g。蛋白质类食物的食用量有所增加，并且特别强调不要不吃蛋黄。

2017—2022年，肥胖率与日俱增。2022年版的膳食指南仍然坚持饮食以谷类为主，但是食用量有所减少，变成了200～300 g；全谷物和杂豆类的食用量有所增多，为50～150 g；根茎类粗粮的食用量为50～100 g；细粮的食用量明显很少。奶类的食用量增加了，坚持了20年的每天吃奶类食物300 g改成了300～500 g，其他动物性食物的食用量没有变。

2022年版的膳食建议的第一条从2016年版的"食物多样，谷类为主"改成了"食物多样，合理搭配"；考虑到现代化生活的快节奏，这次增加了要"规律进餐，足量饮水"；由于现在越来越多的人不是自己做饭，而是在外就餐或点外卖，出现了非常多的健康问题，所以这次的膳食建议提出人们要会烹饪，会选择食物，选择食品时会看食品标签。

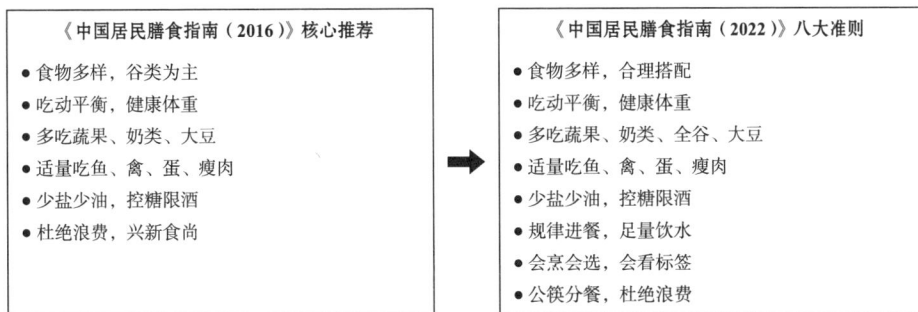

《中国居民膳食指南（2016）》核心推荐	《中国居民膳食指南（2022）》八大准则
● 食物多样，谷类为主	● 食物多样，合理搭配
● 吃动平衡，健康体重	● 吃动平衡，健康体重
● 多吃蔬果、奶类、大豆	● 多吃蔬果、奶类、全谷、大豆
● 适量吃鱼、禽、蛋、瘦肉	● 适量吃鱼、禽、蛋、瘦肉
● 少盐少油，控糖限酒	● 少盐少油，控糖限酒
● 杜绝浪费，兴新食尚	● 规律进餐，足量饮水
	● 会烹会选，会看标签
	● 公筷分餐，杜绝浪费

图1-2 《中国居民膳食指南（2016）》与《中国居民膳食指南（2022）》的膳食建议

总的来讲，我国的膳食指南提出的是针对我国老百姓的健康饮食方向，这五个版本的总趋势是逐渐减少粮食类食物的食用量，食物的种类也在不断细分，粗粮比例在增加，动物蛋白的比例在逐步上升。然而，膳食指南主要针对的是健康人群和亚健康人群，不可能顾及所有人。中国农业、工业的体力劳动者的数量在逐年减少，脑力劳动成了赚钱的主要方法，所以，减少碳水化合物摄入量，增加蛋白质、脂肪摄入量是对的。不过，膳食指南中的建议总体上依然非常温和，否则过度肥胖、糖尿病、高血压等慢病也不会像潮涌一样发展速度这么快。

各个国家的膳食指南是根据本国的公众健康问题提出的一段时间内的饮食指导，美国以前发布的膳食宝塔体现的是高碳水饮食的营养结构。然而在2015年，美国的膳食指南有了明显的改变：取消了每日脂肪摄入量的上限，解除了对胆固醇的限制。2020年版的膳食指南在2015年版的基础上，更加强调天然食物的摄入，提倡多吃全谷物，少摄入添加糖、反式脂肪酸，避免钠摄入过多。

从美国和我国的膳食指南来看，变化是必然的，因为大家的生活方式在改变。现在的生活条件与50年前的相差甚远，运动减少、用脑增多、食物来源丰富、加工食品琳琅满目成了普遍现象，因此碳水化合物的摄入量必然应该减少，蛋白质和脂肪的摄入量肯定应该增加。《中国居民膳食指南（2022）》中建议多吃全谷物，意在引导大家减少碳水化合物的摄入比例，增加膳食纤维和矿物质元素的摄入量，这样的饮食调整实际上改变了糖脂比。然而，粮食类还是放在了第一层，原因是我国有很多体力劳动者。

机体代谢与食物营养素

我现在问大家一个问题：什么是营养学？

大多数人都会回答"就是讲吃什么有营养"。其实，这句话不太准确。营养学是一门研究机体代谢与食物营养素关系的学科。其中有三个关键词：机体代谢、食物营养素、关系。

我的研究是针对有健康问题的人进行的，重在调整饮食结构，促进身体康复。

安贞医院是以治疗心血管疾病为特色的医院，很多成年患者的心脏瓣膜病被医生们诊断为退行性病变所致，我在调查这些患者的时候，发现他们基本上都吃得很素，喜欢吃主食和蔬菜，动物性食物吃得很少，而且这些人往往运动量较大。由于长期缺乏蛋白质、脂类，人体不得不从体内抽取一些结构性营养素去为肌肉服务，最后，连心脏的结构蛋白都受到了影响。所以，每一次看到瘦瘦的心脏瓣膜病患者，我常常感觉到这个瘦弱的躯体中营养空空。有一次，我出门诊，有位很瘦的患者来咨询。我看了一眼心脏超声检查结果，再看了一眼患者，之后问了一长串的话："你是不是总觉得疲劳？是不是有消化不良？是不是有时候反胃？是不是经常咳嗽？是不是睡眠不好？是不是很怕冷？"患者连连点头，惊讶地说："夏大夫，您真神了，您怎么知道的？我还没有说呢。这些毛病已经好多年了。"

人体的代谢离不开激素和酶（激素和酶的主要成分是蛋白质），维生素、矿物质元素也参与代谢。人体长期缺乏蛋白质、脂类、维生素、矿物质元素等营养素，肌肉、内脏功能和细胞代谢一定会受到影响，只不过从量变到质变的发展过程比较漫长，从有不明显的表现到重要器官出现问题，很像温水煮青蛙，不知不觉中身体状态越来越差。

所以，吃饭不是仅仅"吃饱、吃好"这么简单，一定是人体需要什么营养就去摄取什么营养——你是你身体的采购员，产能营养素、结构性营养素、代谢营养素、肠道营养素，一样都不能少，而且要充足。

讲一个故事。

有一次，我和一位朋友到福建的一个著名景点旅游。一位资深导游带着我们一边走一边聊。这位导游40岁，女性，口齿伶俐，她知道我是临床医生也是营养医生的时候，马上开始咨询自己的健康问题。她有几个健康问题：第一个问题是低密度脂蛋白高，她不敢吃鸡蛋，怕吃鸡蛋多了胆固醇高；第二个问题是睡眠质量不好，很容易疲惫；第三个问题是有脂肪肝，她不明白自己不怎么吃肥肉为什么还有脂肪肝。她每天早上喝粥，中午吃米饭，晚上吃米线，一天吃约 50 g 瘦肉、250 g 蔬菜，很少吃水果；她一周吃 3 个鸡蛋，基本不喝牛奶。我听了听，发现她健康出问题的原因很明显是摄入的营养素与身体消耗的营养素不对等。我告诉她："动物性食物一定要吃，饮食要荤素搭配才好。另外，即使米饭、粥、米线可以提供能量，但是人体必须摄入蛋白质、磷脂、胆固醇、维生素和矿物质元素——它们都是生命必需的营养素。"

当我提出她应该多吃一些动物性食物的时候，她很不解，说现在人们都说要少吃动物、多吃植物、少吃脂肪、多吃蔬菜和粗粮。我给她出了一道题："如果我们三个人滞留在山沟里，没带食物，周围没有超市，没有农作物，那么我们吃什么？"

她转头看看四周，说："春天的时候这里有春笋。现在是夏天，竹林很茂盛，但是竹子不能吃，太硬……吃野草？万一中毒怎么办？"

"对呀，要不怎么有神农尝百草这个故事，神农不是一个人，而是很多人，并且是很多代人，通过不断地分辨哪些草可以吃，哪些不能吃，最后积累了大量经验。"

她犯了难，表示平时没有想过这些问题。

我继续引导："旁边的河沟里会不会有鱼？"

她高兴地接上："对，可以抓鱼。"

我再说："如果某些飞禽把卵生在这里，你可不可以找到它们的卵来吃？"

"那当然了，"她突然开窍了，"野鸡或野兔也可以抓来吃。"

我因势利导："其实，人类以前就是这样生存的，以吃动物为主，如果有应季的、可以吃的植物肯定会努力采集。人类在吃植物的过程中学会了避免中毒的方法。人类以吃细粮为主的时间很短，其实就数十年。人体摄入了太多碳水化合物，又代谢不了，碳水化合物堆积在体内，就会引起糖尿病、高甘油三酯血症、脂肪肝等问题。蛋白质是推动人体代谢的基本营养物质，摄入不足会影响体内酶的活性，因为大多数酶的主要成分都是蛋白质。"

我们俩一路上聊得很火热，导游带我看风景，告诉我当地的人文，我告诉她如何用营养滋养自己的生命。

我们俩聊得很热闹，一旁的朋友不说话，到最后他做了总结发言，让我吃惊不小。他是一家医院的院长，说："你以前和大家讲慢病的营养管理，我都听了，你讲的理论听起来都是对的，听众的反应也都很好，但是我心里还是有些不服，还是对你的观点将信将疑，因为数十年来我们被灌输的都是'少吃肉、蛋、奶，应该饮食清淡'。但是，刚才你们俩聊天，我发现夏老师你是对的，我们真的是动物性食物吃得太少了，细粮吃得太多了，而且近些年来，我们吃了很多存放时间长的食品——我们不应该用美国以前的营养指南来指导中国人的饮食，更不能用正常人的饮食标准指导有疾病的人的饮食。"

　　真高兴，有这样一位实事求是的院长。我给他竖起了大拇指。

　　很多人总是怕吃多了，的确，吃多了是会出问题，但是，吃少了出的问题更大。

第二章
三大营养素

如何做到量出为入？这真的要花点功夫，要认真学习一下三大营养素到底包括哪些，都有什么功能，它们之间如何配合作战。在第二章，我就讲解一下这些内容。

碳水化合物

我最近经常听一些人讲"我断碳水了"，仔细一问才知道他们所说的"碳水"实际上就是细粮而已。当我告诉糖尿病患者少吃细粮但可以吃些水果的时候，大多数患者都很不解："细粮不甜，水果甜，所以水果不能吃。"本书讲的是低碳水饮食，因此无论如何都要讲清楚什么是碳水化合物、什么是糖类、什么是甜食。

翻开 10 年前的营养学教科书，大家会发现碳水化合物分两个部分，一部分是糖类，另一部分是膳食纤维。为什么这两类营养素都被称为碳水化合物呢？原因是它们的分子式中都含有碳、氢、氧三种元素，其中氢元素和氧元素的比例为 $2:1$，与水分子（H_2O）中氢元素和氧元素比例一致，加上前面的碳原子，是不是"碳"和"水"的结合？比如葡萄糖的分子式是 $C_6H_{12}O_6$，意思是 1 个葡萄糖分子由 6 个碳原子、12 个氢原子、6 个氧原子构成。淀粉是 n 个葡萄糖分子通过糖苷键连接而成的，分子式是 $[C_6(H_2O)_5]_n$，按照比例"压缩"一下，依然表现为碳原子与水分子的结合，因此葡萄糖、淀粉都叫作碳水化合物。膳食纤维分子结构中碳元素、氢元素、氧元素的比例也是如此,但是大家近些年说的碳水化合物不包含膳食纤维。

为什么呢?

原因在于大家不仅仅要看营养素的分子式,更要看营养素在身体中发挥的作用。在临床实践中,医生非常关注摄入某种食物会不会影响血糖。虽然膳食纤维与糖类的分子式相似,但是可溶性膳食纤维只能被肠道菌群分解,成为菌群的能量来源,非可溶性膳食纤维会作为大便的一部分排出体外。也就是说,膳食纤维并不会像葡萄糖那样被吸收转化为血糖。

别小看膳食纤维"穿肠过",这个过程对人体代谢极其有用,可以促进肠蠕动、防止便秘,对降低餐后血糖有很大帮助。近些年,随着科学技术的进步,营养学有了突飞猛进的发展,特别是对肠道微生态的认知让人们打开了新世界的大门,人们发现肠道菌群对整体健康起到了举足轻重的作用。人们越了解膳食纤维,对膳食纤维就越喜爱,益生元、益生菌的概念也逐渐被大众熟知。

由于膳食纤维对人体起的作用与糖类不同,并且很独特,所以营养学家干脆把膳食纤维视为一类独立的重要营养素(图 2-1),称之为第七营养素。这样,碳水化合物里就少了一个重要的成员,只剩下糖类了。我们在本书后续中提到的碳水化合物,其实说的就是糖类。

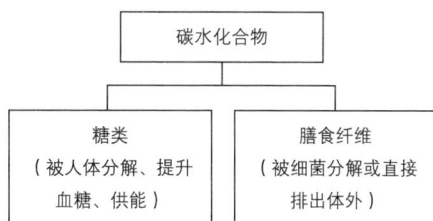

图 2-1 碳水化合物包含糖类和膳食纤维

按理说,剩下的糖类应该就叫"糖类",但是,"糖"这个字太敏感、太扎眼,商家肯定要避开这个不受欢迎的字眼,所以商品标签上的营养成分表总是把"糖类"写成"碳水化合物"。

以某品牌麦片的营养成分表为例（表 2-1）。

表 2-1　某品牌麦片的营养成分表

营养成分表		
项目	每 100 g	营养素参考值
能量	1650 kJ	20%
蛋白质	18 g	30%
脂肪	8.7 g	14%
碳水化合物	54.7 g	18%
膳食纤维	11.5 g	46%
钠	152 mg	8%
钙	125 mg	16%
铁	2.52 mg	17%
锌	1.7 mg	11%

这个营养成分表显示，100 g 的麦片中碳水化合物占了 54.7 g——实际上应该说 100 g 麦片中糖类占 54.7 g。但是这样写，你会买吗？

碳水化合物的存在形式

咱们要先把碳水化合物的种类搞清楚，否则在选择食物的时候会一头雾水。根据单糖分子数的多少，碳水化合物分为单糖、双糖、寡糖和多糖。

单　糖

"单糖"的字面意思是这种糖类不能再分解，可以直接被身体吸收进入血液。单糖包括葡萄糖、果糖和半乳糖。在自然界中，葡萄糖和果糖可以单独存在，半乳糖是结合状态。

葡萄糖

葡萄糖可以直接被细胞利用，是细胞的直接能量来源。除了在医院输液，一般情况下，很少有人直接吃葡萄糖或喝葡萄糖水。那血液中的葡萄糖是从哪里来的呢？多数情况下，血液中的葡萄糖来自你摄入的淀粉：淀粉在口腔和肠道里被淀粉酶分解，最终产物就是葡萄糖。

在低碳水饮食中，经常提到升糖指数（glycemic index，GI）这个概念，升糖指数指"50 g 含有碳水化合物的食物升高血糖效应与等量葡萄糖升高血糖效应的比值，它反映了某种食物与葡萄糖相比升高血糖的能力"。50 g 葡萄糖升高血糖效应的值是所有食物 GI 值的参照物：50 g 葡萄糖对血糖的影响大小是100%，50 g 其他食物对血糖的影响大小就要与之相比，某种食物的 GI 值越接近葡萄糖的 GI 值，这种食物的升糖能力就越强。

我在本书的附录 1 中介绍了部分食物的 GI 值。大家如果想让低碳水饮食有效果，就一定要了解常见食物的 GI 值。

果　糖

果糖以游离状态大量存在于水果和蜂蜜中，还能与葡萄糖结合生成蔗糖。

近些年工业果糖泛滥成灾，许多疾病与果糖无意中摄入过多有关，人们总被提醒要控制单糖的摄入量，要严格限制含果糖食物的食用量。大家搞不清楚"单糖""果糖""添加糖""蔗糖"等与甜味有关的名词，于是一股脑地拒绝吃所有甜的食物，陷入了一种极端状态。

半乳糖

半乳糖在食物中一般不单独存在，而以结合的形式存在，主要来自奶类中的乳糖。

双　糖

双糖是两个单糖组成的糖类，有麦芽糖、蔗糖和乳糖。

麦芽糖

麦芽糖的甜度只有蔗糖的约 1/3。一个麦芽糖分子里有两个葡萄糖分子，会很快被小肠里的麦芽糖酶分解。因此，麦芽糖提升血糖的能力极强，其升高血糖效应甚至比直接口服葡萄糖更明显。

在自然界中，麦芽糖主要存在于发芽的谷粒，特别是麦芽中。很多加工食品（比如饼干、黑芝麻酥、无糖食品、酱油）常含有麦芽糖。在很多旅游景点，你都能看到沿街的商铺在卖麦芽糖，老远就能闻到诱人的麦芽香味。

蔗 糖

蔗糖主要来自甘蔗，所以被称为蔗糖。其实，很多食物都含有蔗糖，甜菜、甘蔗和一些水果的蔗糖含量极高。熬煮、提炼后的蔗糖根据纯度由高到低又分为：冰糖、白砂糖、绵白糖和赤砂糖（也被称为红糖或黑糖）。因此，不管你吃的是白砂糖还是红糖，都是蔗糖，只是纯度不同而已。

一个蔗糖分子里有一个葡萄糖分子和一个果糖分子。葡萄糖分子和果糖分子通过糖苷键牢固地结合在一起，蔗糖酶可以把两者分开。

乳 糖

乳糖主要存在于乳制品中。乳糖进入肠道后被乳糖酶分解成葡萄糖和半乳糖，葡萄糖和半乳糖进入小肠黏膜中的门静脉，然后到达肝脏。一部分半乳糖进入血液再进入神经系统，成为半乳糖脑苷脂和神经节苷脂的一部分，多余的半乳糖可以被肝脏转化为葡萄糖。如果小肠黏膜上缺乏乳糖酶，乳糖就无法被分解，喝牛奶之后出现的腹胀、腹泻现象在医学上被称为乳糖不耐受。

寡 糖

"寡"是"少"的意思，我这里讲的寡糖指可以转化葡萄糖的寡糖。

寡糖是3～9个单糖通过糖苷键结合而成的直链或支链糖聚合物。寡糖是淀粉分解的中间产物，多存在于米粥和面糊中，在肠道中会很快转化成麦芽糖，然后再分解成为葡萄糖，这类食物吃进去后基本上不需要多少消化过程，非常好吸收，同时升血糖的速度也非常快。

多 糖

多糖是由 10 个及以上葡萄糖分子组成的大分子糖类，又叫作大分子碳水化合物。这里我主要讲多糖中的淀粉。

淀粉分为支链淀粉和直链淀粉（图 2-2），存在于很多粮食类食物（比如大米、小麦）、根茎类食物（比如土豆、藕）中。它在淀粉酶的作用下逐渐分解，在肠道中最终被分解为葡萄糖。食物淀粉含量越高，包含的葡萄糖分子就越多，提升血糖的能力就越强。

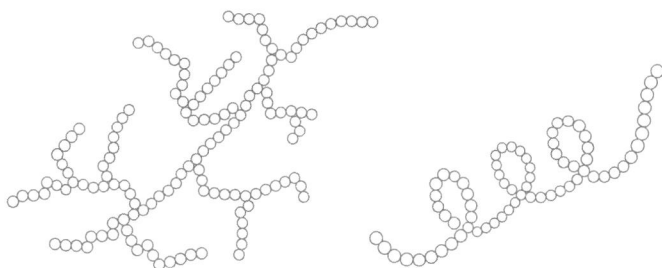

图 2-2　支链淀粉和直链淀粉的空间结构

讲个故事。

有一次，我在一家医院里给医务人员讲课，题目是"糖尿病的饮食治疗"，我要先把碳水化合物的分类说清楚，才能讲如何控制碳水化合物的摄入量。礼堂里坐着 200 余名观众，从前到后有十排，分成三组。看着他们，我忽然有了感觉，我把这种感觉说了出来，他们一下子就明白了淀粉、寡糖、麦芽糖、葡萄糖的关系。我是这样描述的："咱们这个礼堂里所有的人整体上是淀粉，每一行人是寡糖，紧挨着的两个人是麦芽糖，每一个人是葡萄糖。当所有的人（淀粉）被分解成一行行（寡糖）后，再继续分解就成了麦芽糖（两个葡萄糖），麦芽糖再继续分解就成了葡萄糖。"

大家笑了，终于明白，吃淀粉原来就是吃葡萄糖。

紧接着我讲了一段话，让他们大吃一惊，我说："食物分解不是从食物进入口腔的那一刻开始的，而是在炉灶上加工时就开始了。以煮粥为例，大米的主要成分是淀粉，锅中的水和米经过半小时的熬煮，淀粉分解成容易被人体吸收的麦芽糊精（寡糖）。熬煮过程实际上促进了淀粉分解。大家为什么觉得喝粥舒服呢？粥的主要成分是糊精，进一步分解的产物就是麦芽糖，然后是葡萄糖，容易被人体快速吸收，对血糖的冲击非常大。因此，糖尿病患者尽量不要喝粥。"

一石激起千层浪，这回礼堂里热闹起来了。他们恍然大悟，原来喝粥这一饮食习惯是造成当地糖尿病高发的原因：当地人习惯在早上喝粥，中午吃一大碗米饭，晚上吃一大碗面条。

我将理论联系到实际情况，继续说："咱们医院食堂给患者做的病号饭一定少不了粥，因为手术后或高热的患者消化能力很差，同时又需要补充能量，此时白米粥或小米粥对患者来说既好消化又能补充些能量，当然适合患者喝。然而对平时上班、上学的人来说，早起后喝一大碗粥虽然能让胃很舒服，但是淀粉快速进入肠道，肠道内的血液循环加快，'抢走'了本要供应给大脑的血液。因此，摄入了这些好吸收的淀粉之后，很多人会感到昏昏欲睡。过了2小时，胃里的淀粉已经被消化、吸收完毕，此时产生饥饿感，人开始出虚汗、手抖、心悸——这些低血糖症状一起涌现，人就很难集中注意力。因此，上学、上班的人早上最好吃些不太好吸收的食物，比如脂肪、蛋白质含量高一些的食物，这样一上午的工作、学习的效率就比较高。"

此时，礼堂里响起了掌声。这份赞赏我欣然接受。

淀粉是植物中的多糖，动物体内的多糖是糖原。糖原是多个葡萄糖组成的带分枝的大分子多糖，主要贮存于肌肉和肝脏中：储存在肌肉中的是肌糖原，储存在肝脏中的是肝糖原。

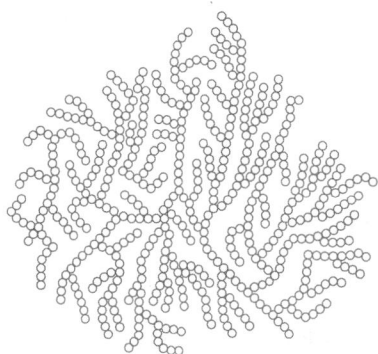

图2-3　糖原的结构

糖原的结构（图2-3）与支链淀粉相似。

很多人会想，吃动物的肉和肝脏是不是就在摄入糖原，是不是也会摄入很多葡萄糖呢？

肌肉中的糖原占肌肉总重量的1%～2%，一个人所有肌肉中的肌糖原约400 g。假如你吃了100 g纯瘦肉，就大概吃了1～2 g的糖原物质，或者说葡萄糖。

肝脏中的糖原占肝脏总重量的 6%~8%，一个人的所有肝糖原约 100 g，心肌、肾脏等组织也含有少量糖原。假如你吃了 100 g 动物肝脏，就大概吃了 6~8 g 葡萄糖。

　　你如果吃了 100 g 米饭（100 g 大米），那么就摄入了约 78 g 葡萄糖。显然，人从一些植物中获得的多糖（淀粉）远远多于从同等重量动物中获得的多糖（糖原）。

　　分解肝糖原主要是为了维持血糖，而分解肌糖原只为了肌肉自身收缩供给能量，心脏、肾脏里的少量糖原也是留着给自己用的。

　　问你一个问题：你如果早饭只摄入了碳水化合物，比如吃了一个馒头，中午没有吃饭，那么你下午的血糖是靠早上吃的馒头分解成的葡萄糖来维持？还是靠分解肌糖原维持？还是靠分解肝糖原维持？

　　答案如下。

　　1. 肯定不是靠早上吃的馒头。因为对健康人来说，结束用餐 3~4 小时后，胃内容物已经排空。

　　2. 肌糖原不直接调节血糖，即便一个人经常健身，肌肉非常强壮，储存的肌糖原比其他人多，肌糖原也只能直接给肌肉供能。

　　3. 如果中午不进食，那么下午的血糖就是靠分解肝糖原维持的。当肝脏有严重疾患的时候，储存肝糖原的能力就会下降。所以医生会要求肝病患者重视补充碳水化合物，碳水化合物的摄入量稍微增加一点，而且要少食多餐。

小　结

碳水化合物的 存在形式	细分	分子式	GI 值
单糖	葡萄糖	$C_6H_{12}O_6$	100
	果糖	$C_6H_{12}O_6$	23
	半乳糖	$C_6H_{12}O_6$	27.6（牛奶）

碳水化合物的存在形式	细分	分子式	GI 值
双糖	麦芽糖	2 个葡萄糖分子	105
	蔗糖	1 个葡萄糖分子和 1 个果糖分子	65
	乳糖	1 个葡萄糖分子和 1 个半乳糖分子	27.6（牛奶）
寡糖	—	3~9 个葡萄糖分子	69（大米粥）
多糖	淀粉	10 个及以上的葡萄糖分子	● 88（富强粉馒头） ● 62（马铃薯）
	糖原	10 个及以上的葡萄糖分子	—

碳水化合物的吸收过程

日常生活中，大家常接触的碳水化合物主要是淀粉（多糖）、麦芽糊精（寡糖）、蔗糖（双糖）和果糖（单糖）。每天三顿饭，大多数人几乎每一顿都吃主食，主食就是淀粉的主要来源。有些人喜欢喝粥，粥里有很多麦芽糊精。有些人在炒菜的时候会放点蔗糖。有些人爱吃水果。还有一些人爱喝饮料、吃点心。这些食物都是碳水化合物的来源。

问大家一个问题：淀粉类食物（比如米饭、馒头）从什么时候开始分解？

前文我提到过，分解过程从加工食物的时候就开始了。也就是说，淀粉在蒸煮的过程中就开始分解，蒸煮时间越长，分解就越彻底。

进入口腔是分解淀粉的第二步。当你吃米饭的时候，唾液腺（腮腺、颌下腺和舌下腺）分泌唾液，其中的唾液淀粉酶与食物中的淀粉在口腔中混合，淀粉被淀粉酶分解，在胃里分解成糊精、麦芽糖或葡萄糖。这些混合物缓慢从胃的幽门通过，经过十二指肠的时候，遇上胰淀粉酶，胰淀粉酶"细切"还没有被完全分解的淀粉，将余下的淀粉分解成麦芽糖和葡萄糖。空肠黏膜上有麦芽糖酶，能够把麦芽糖拆成两个葡萄糖。经过麦芽糖酶的处理，米饭中的淀粉已经彻底分解成葡萄糖了。葡萄糖会通过肠黏膜上的葡萄糖专用通道进入门静脉，来到肝脏。

在肝脏中，葡萄糖有三个去处：一部分进入血液成为血糖；一部分以肝糖原的形式储存起来；剩余部分合成为脂肪，以甘油三酯的形式先储存在肝脏中（这是糖类转化为脂肪的过程，也是甘油三酯高的原因），在夜里，你不吃饭的时候，肝脏再向外转移这些合成的脂肪。

水果里的果糖分子可以直接在空肠中被吸收，进入门静脉，到达肝脏。一部分果糖直接给肝脏供能，另一部分转化为肝糖原，还有一部分果糖在肝脏转化为葡萄糖，成为血糖的一部分，很少的果糖会渗进血液。因此，尽管果糖是单糖，但是由于大部分果糖在肝脏内就会被消耗、利用，很少进入血液循环，所以摄入果糖不太容易升高血糖。人体空腹时的果糖浓度是 $0 \sim 0.56$ mmol/L[①]，如果尿液和血液中的果糖都高过正常范围，往往是先天性遗传病所致。

碳水化合物的功能

一碗香喷喷的米饭经过消化、吸收，已经成为血液中流动的葡萄糖了。葡萄糖分子很小，可以穿过毛细血管壁进入组织间液，细胞则可以不断地从组织间液中摄取葡萄糖。

葡萄糖在细胞活动中到底发挥什么作用呢？

为身体提供能量

我们做任何事情都需要能量，身体时时刻刻（如思考时、行走时、出汗时）都在消耗能量。睡觉也需要能量，因为心脏 24 小时不停跳动，体温必须保持恒温。

碳水化合物、脂肪和蛋白质都可以提供能量，但论功绩，碳水化合物提供的能量当属第一。1 个葡萄糖分子经过线粒体的氧化分解，可以产生 30 ~ 32 个

---

① 毫摩尔/升（mmol/L）、毫克/分升（mg/dL）均是物质浓度单位，可以相互转换。由 mmol/L 转换成 mg/dL 需乘以 18，反之则需除以 18。——编者注

三磷酸腺苷（adenosine triphosphate，ATP）。

"节约"蛋白质

碳水化合物作为一种能量来源，经济实惠。碳水化合物不够用的时候脂肪才会被分解，蛋白质也才会被部分分解。所以，适量摄入的碳水化合物和脂肪，蛋白质才会被保住，在身体中充分发挥功能。

问你一个问题："你早上吃了一个馒头和一个鸡蛋，请问你一上午的能量是来自馒头还是来自鸡蛋？"

正确答案是：一上午的能量来自馒头中的淀粉，而鸡蛋里的蛋白质在消化道被分解为氨基酸，进入门静脉，然后进入身体中的各个细胞用来合成身体需要的物质。假如没有吃馒头，鸡蛋中的蛋白质就会成为能量被消耗掉，适量摄入碳水化合物可以阻止蛋白质被分解。

减少酮体生成

当碳水化合物不足，无法满足人体的能量需求时，脂肪会成为能量来源。脂肪分解的过程中会产生酮体。

一些患者必须采用生酮饮食来治疗脑部疾病，但在实操过程中总产生不了酮体。我在追问他们到底有没有把碳水化合物的摄入量减到我建议的量时，他们往往会承认："由于习惯，我见到别人吃主食，就还是忍不住吃上几口。"我告诉他们："只要多吃几口细粮，酮体基本上就消失了。"也就是说，脂肪的分解过程会因摄入碳水化合物而终止。

储存能量

过量的葡萄糖如果不能转化为能量被消耗，就会转化为脂肪储存起来，在人体陷入"饥荒"时使用。一个人如果三顿饭按时吃，而且特别喜欢吃主食，那么葡萄糖转化为脂肪的过程就会一直进行，而脂肪总也分解不了，肚子上的脂肪就会堆积起来。换句话说，肚子上的脂肪是身体中储存的能量，并且与吃了很多主食有关。

成为人体成分

从人体成分重量的百分比来看，碳水化合物只占 1%～2%，在能量供应方面，葡萄糖总是单兵作战，直到弹尽粮绝。然而，说到"成为人体成分"这项功能，碳水化合物绝对是合作高手，它们以糖脂、糖蛋白、蛋白聚糖的形式出现，要么与脂类合作，要么与蛋白质合作。

糖脂：糖脂是糖类和脂类结合形成的物质，其中的糖类多为葡萄糖和半乳糖，脂类则多为不饱和脂肪酸。糖脂主要存在于神经系统中，尤其是神经细胞的髓鞘上。糖脂还是细胞表面标志物，比如不同血型红细胞膜上的糖脂表达方式不同。另外，大家听说过脂多糖这个词吗？脂多糖是由脂类和多糖构成的物质，主要存在于革兰氏阴性菌的细胞壁上。通过测量血液中特异性脂多糖的水平，医生就可以了解一个人有没有肠漏问题。

糖蛋白：糖蛋白是糖类与蛋白质的结合物，多数情况下糖蛋白中糖类的含量低于蛋白质。糖化血红蛋白、糖化白蛋白都是糖蛋白。有些酶（比如核酸酶、蛋白酶、糖苷酶）和激素（比如促黄体生成素、促甲状腺激素、促红细胞生成素）都是糖蛋白。糖蛋白也是细胞质膜、细胞间质、血浆等的重要成分，参与细胞的识别、粘着及迁移，并调控细胞的增殖及分化。

蛋白聚糖：在结缔组织基质中，蛋白质与多糖结合成大分子的蛋白聚糖。蛋白聚糖在细胞外面，作为一种细胞外基质的主要成分，广泛分布在人体中，比如硫酸软骨素、硫酸角质素、透明质酸等都是蛋白聚糖，起到支撑组织的作用。

无处不在的碳水化合物

咱们既然讲低碳水饮食，就要知道哪些食物含碳水化合物。我在这里列举一下常见的碳水化合物来源。

碳水化合物来源

1. 细粮：细粮原则上加工后的成品粮，一般指用面粉和米（大米、小米、糯米、黑米）做的各种食物，比如米饭、馒头、发糕、花卷、白米粥、小米粥、烙饼、面条、粉条、粉丝、米皮、凉皮、各种小吃（比如北京的炸灌肠、糖耳朵、驴打滚等）。

2. 全谷物：糙米、用糙米做的食物、大麦、玉米、高粱、青稞等。

3. 杂豆类粗粮：毛豆、蚕豆、芸豆、绿豆、红豆、黑豆等。

4. 根茎类粗粮：土豆、红薯、芋头、山药、莲藕、南瓜等。

5. 水果：各种水果。

6. 芡粉：勾芡用的粉是淀粉。

7. 各种饮料：碳酸饮料、果汁饮料、含乳饮料、咖啡饮料等。

8. 酒精：红酒、白酒、啤酒等（酒大多数是用粮食、水果酿造的）。

9. 加工食品：饼干、蛋糕、冰激凌、桃酥、麻花、锅巴等。

吃米饭等于吃糖

看到别人吃着一大碗米饭，我会说："这些都是糖类，你相当于吃了一碗糖。"对方总是用不解的眼光看着我："这不甜呀。"

糖尿病前期患者的血糖耐受性试验一般是用 75 g 葡萄糖做的。有时医生也用馒头来做试验，100 g 馒头里的淀粉到肠道里能分解成 75 g 葡萄糖。每当我看到一个人在吃一大碗米饭或一个大馒头的时候，我仿佛看到了他体内飙升的血糖。

在食品工业出现之前，人们吃的粮食类食物都是粗粮，包括根茎类粗粮和全谷物。两千多年前《黄帝内经》中"五谷为养、五果为助、五畜为益、五菜为充"的"五谷"不包含细粮。

我把小麦变为白面的过程描述一下：从地里收割来的小麦被送到工厂里；小麦经过机器加工后脱去外壳；用麦洗机洗净麦粒表面；加水浸泡 18～72 小时，温度控制在 42～45℃，这样能够让紧贴在麦仁（胚乳）外面的一层糊状物质与麦仁分离；用强风进一步吹走麦壳、筛出麦仁，麦仁用来磨粉，根据磨粉的程度又分为粗粉和细粉，超市里买的白面是磨好的细粉。

从这复杂的过程可以看出，白面是麦子的一部分，白面里除了碳水化合物和一些植物蛋白，其他营养素已经所剩无几。白米也是如此，只是加工过程比白面简单一点。100 g 生米中有约 78.8% 是碳水化合物，约 6.3% 是蛋白质，约 0.5% 是脂肪，约 0.7% 是膳食纤维。因此，吃一碗米饭，基本上就是吃一碗碳水化合物，也就是糖类。

全谷物

《黄帝内经》中的"五谷"指黍、稷、菽、麦、稻。黍是中国古代主要的粮食，又被称为大黄米；稷是一种小黄米；菽是豆类；麦是小麦，中国古代的小麦是全麦，因为工业不发达，麦粒不能完全脱皮；稻是去壳后的水稻——糙米。

全谷物属于植物的种子。在早期农耕社会，人们加工谷类的能力有限，不得不吃没有经过精细加工的"全谷物"。最近这些年，由于食品工业快速发展，机器一转，农田里的稻谷就成了白米，麦子就成了白面，如果继续加工，白米、白面就变成了各种加工食品，比如饼干、面包。

全谷物是什么？是不是很有营养？

全谷物的定义是："未经精细加工或虽经碾磨、粉碎、压片等处理但仍保留了完整谷粒所具备的胚乳、胚芽、皮层及天然营养成分的谷类。"

这句话不太好懂，我把它拆解一下。

成熟的小麦由四部分组成：坚硬的外壳、胚乳、胚芽、麸皮。从地里收割后，脱粒机对割下的小麦进行脱粒（脱去坚硬的外壳）、分离和清选，从而获得麦粒。麦粒有胚乳、胚芽和麸皮，只有保留胚乳、胚芽和麸皮，或者这三个部分中的天然营养素，麦粒才能叫作全谷物（全麦）。至于麦粒是原始状态的，还是压成片状或碾成粉状的……都行，只要三个部分中的营养素不改变就行。

以下是去掉外壳的全麦（胚乳、胚芽、麸皮）示意图（图 2-4）。

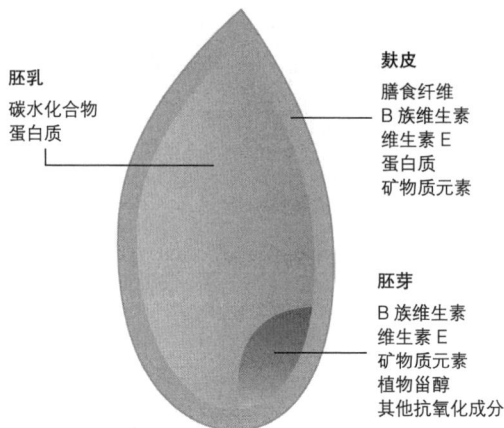

胚乳
碳水化合物
蛋白质

麸皮
膳食纤维
B 族维生素
维生素 E
蛋白质
矿物质元素

胚芽
B 族维生素
维生素 E
矿物质元素
植物甾醇
其他抗氧化成分

图 2-4　全麦中的麸皮、胚芽、胚乳

在营养方面，麸皮、胚芽、胚乳各有千秋。

麸皮的主要营养成分有膳食纤维和 B 族维生素，还有维生素 E 及矿物质元素。麸皮口感很差，一般用作饲料。近些年来由于营养学研究的不断深入，人们发现摄入麸皮对保持健康有益，于是在很多食品中添加了麦麸，但是，添加了麦麸的食物不等于全谷物。

胚芽的主要成分有 B 族维生素、维生素 E，还有很多矿物质元素、植物甾醇等抗氧化成分。从小麦胚芽中提取的油主要成分是不饱和脂肪酸，叫作小麦胚芽油，目前已经作为保健品在市场上流通。

全谷物中营养占比最大的是胚乳。麦子的外壳因为太硬最先被抛弃，口感不佳的麸皮用作饲料了，营养丰富的胚芽用来榨油了，只剩下了白白的胚乳。只有胚乳的谷物就是"精制谷物"，也就是常见的白米、白面。精制谷物的优点是味道好，又好保存，不容易长虫子，而且还能做出各种各样的食物，缺点是营养成分主要是淀粉，营养太单一。

全麦包含了上述三个部分，因此也容纳了多种营养成分——种子是植物用来传宗接代的器官，自然浓缩了很多的营养成分。然而，全谷物很难吃，而且容易长虫子，保存时间短，容易变质而散发异味，所以很多商店不卖全谷物。

有一次，一位朋友送我一袋胚芽米，告诉我的一句话就是："夏老师，这种米虽然营养价值高，但是保存时间不是特别长，要尽快吃。"

有商家想出了一个"制造全谷物"的办法：先把全谷物的各个部分分开，再把它们合并起来，合并后的营养比例与自然状态的营养比例一致的话就算全谷物。

大家要擦亮眼睛，市场上的很多食品都标着"全谷物"，但你仔细看食品的营养成分表，里面虽然含一部分胚芽或麸皮的成分，但是营养比例不对，或者只含麸皮成分、不含胚芽成分。这些食品只是夺了个噱头，并不是全谷物。

全谷物的颜色比较深，偏棕色。于是，有些商家就在颜色上做文章，比如往白面中加一些麦片粉，再勾兑成棕色。你一定要会识别这种食品，不要被颜色蒙蔽了。"黑面包"听起来好像比白面包营养丰富，但这其实有可能是水中望月。

经常有人问我："夏老师，我的早餐是一袋速溶麦片粥和一个鸡蛋，这是不是很好的搭配？"我回答道："食物种类少了点。另外，你一定要关注麦片的营养成分表，现在超市卖的麦片种类非常多，有纯燕麦片、速溶燕麦片，有的加了果葡糖浆（有时也称"高果糖玉米糖浆"），有的还加了其他很多种工业添加剂，所以在选择麦片时还是小心点吧！"

这些年出现了一些营养强化的谷类，而这些强化食品不能算作全谷物。国内现在用的强化剂有以下四大类。

1. 矿物质元素类：增加了钙、镁、铁、锌、铬、硒、钾、铜、锰、锶、钒等矿物质元素。

2. 维生素类：增加了维生素 A、维生素 D、维生素 E、B 族维生素。

3. 氨基酸类：增加了赖氨酸等 18 种必需氨基酸。

4. 其他营养素：增加了二十二碳六烯酸、卵磷脂、膳食纤维、益生元、胆碱等营养素。

不管加了哪种营养素，强化食品都不能算作全谷物。大家在购买强化食品的时候要仔细看该食品强化了哪一点，比如加碘盐强化的是碘，高钙奶粉强化的是钙这个成分。

咸味的糖类

很多人吃饭的时候将米饭、馒头、面条作为主食，将炒土豆丝作为菜，殊不知这一顿饭里全是糖类！不甜的糖类在老百姓的餐桌上很常见。炒土豆丝、炒山药、炒藕片、酸辣粉、拉皮等咸味食物的主要成分是淀粉，食用后会让血糖迅速升高。

我列举一些常见的含淀粉的咸味食物。

1. 炒菜：炒山药、尖椒土豆丝、炒藕片、炒玉米粒、炒青豆、炒芸豆、蚂蚁上树。

2. 主食：拉皮、面片汤、疙瘩汤、包子、饺子、锅贴、盖饭、炒饭、螺蛳粉、米粉、意大利面、手抓饼、粉丝、米粉、方便面、肉夹馍、比萨、锅盔、馅饼、驴肉火烧、馄饨、煎饼、紫菜包饭、掉渣烧饼、油条等。

3. 咸味点心：肉粽子、鲜肉月饼、排叉、肉松小贝、牛舌饼、咯吱盒、锅巴、薯条、薯片等。

4. 做菜时常用的淀粉：面衣（常见于天妇罗、炸鸡、炸鱼、炸虾、炸肉丸子、素丸子、藕盒、茄盒等食物）、卤水（常见于打卤面、豆腐脑、胡辣汤等食物）、芡粉、酱油、大酱等。

"隐形碳水" ——酒精

讲一个故事。

有一次我和几位医生朋友一起吃饭，其中有一位姓刘的外科医生很引人注意，他的肚子很大，大家都鼓动我给他调理一下。我第一件事是调查他目前的健康问题：他的血压和空腹血糖有点高，没有吃降压药和降糖药。简要了解病史之后，我开始调查他的生活方式和饮食习惯。他除了给患者做手术，基本不进行其他体力活动。他每天按时睡觉，一天的食物大致是细粮 250 g，蔬菜 250 g，1 个鸡蛋，不吃水果，不喝牛奶，吃肉比较多，但主要吃瘦肉，基本上不吃肥肉和动物内脏。他不吸烟。因为朋友多，他每周要和朋友一起喝酒 2 ~ 3 次。

很多人都劝他把酒戒了，但是他说："戒酒太难了。"

我理解他，小酌怡情，大家开心嘛。遇到这种情况，我的处理办法是想办法帮助他减掉肚子上的脂肪，把重心放在减轻代谢综合征、防治并发症上。

人们喝的酒通常是粮食、奶类或水果酿造的，主要成分是酒精，还含有氨基酸、维生素、矿物质元素、肽类、酸类、酯类、酮类、酚类等营养物质。在某些寒冷的地区，饮酒还有祛寒的功能。

我先帮助饮酒者计算一下能量。

我告诉刘医生，少量饮酒可以，大量饮酒伤身。然后问他："如果克制一点，你一次大概喝多少白酒？"

刘医生告诉我："一次可以控制在半斤左右。"

我让在场的朋友们和我一起算一下：半斤酒是 250 g。白酒的酒精浓度大多数在 50% 左右。那么半斤酒大概含 125 g 酒精。每克酒精（乙醇）的能量是 7 kcal[①]，那么刘医生喝一次酒就摄入了 875 kcal 的能量！刘医生平时每天吃 250 g 细粮，以 250 g 大米计，每 100 g 大米的能量是 346 kcal，那么他一天从主食中摄入的能量是 865 kcal。两者相加一共是 1 740 kcal。"

大家大吃一惊，没想到这半斤白酒含有这么多能量。

我继续讲："刘医生身高 175 cm，日常进行轻体力劳动，没有特殊运动，一天的能量消耗应该是 2 100 kcal 左右。在喝酒的这一天，主食和酒精的能量占他一天所需能量的约 83%。除了这些，刘医生还吃肉类、鸡蛋、蔬菜，这样一天摄入的能量就大大超标了。过多的能量就以脂肪的形式储存在肚子上了。"

刘医生说："夏老师，我也很担心，现在血压、血糖都有些高，我也知道要控制饮食，但是不喝酒太难了。"

我告诉他："有一个比较简单的替换方法，酒精是粮食酿造的，是空能量食

---

① 在营养学领域，常用来衡量能量的单位是千焦（kJ）和千卡（kcal）。两者的换算方式为：1 kJ=0.239 kcal，1 kcal=4.18 kJ。——编者注

物，对吧？那你就可以'用粮食替换粮食'。外出喝酒这一天，你如果喝白酒，那就喝多少白酒少吃多少细粮。比如你明天要喝半斤白酒，那明天就不要吃半斤细粮了。虽然喝酒不好，但是这么做能让摄入总能量不至于很高。"

大家听了我的话很高兴。有人问："那喝啤酒也这么计算吗？喝红酒是不是也可以替换吃主食？"

我说："总的来讲，减少碳水化合物的摄入量可以降低肥胖的概率。不同品牌的啤酒、红酒在酒精浓度上有所差异，大家可以根据酒精浓度计算自己摄入的酒精量，然后将酒精量乘7，算出从酒精里获得的能量。"

之后，我又教给他们一些既能吃饱、吃好，还能减肥的方法，分析了通过调整饮食结构防病治病的案例。这些医生朋友平时很少了解这样的养生方法，听了我的分享后非常开心。

甜味剂深渊

甜味剂分类

甜味剂分为两大类：天然甜味剂和非天然甜味剂。

天然甜味剂一定源于天然食物。天然甜味剂包括果糖、葡萄糖、蔗糖、麦芽糖和乳糖。这五种糖的甜度从高到低排序依次是：果糖、蔗糖、葡萄糖、麦芽糖、乳糖。

蔗糖来自甘蔗。由于加工蔗糖的工艺不同，市场上有多种含蔗糖的天然甜味剂：绵白糖、白砂糖、冰糖、红糖、黑糖等。

天然果糖存在于水果、蜂蜜、某些蔬菜中。

经常有人问我蜂蜜能不能吃，我立即给予肯定，因为蜂蜜的甜味来自天然甜味剂。我自己每次在喝自制酸奶时都要放一勺蜂蜜。

提炼这些天然甜味剂需要大量食材，因此一些想要节约成本的食品公司不愿意用天然甜味剂。这些年，市场上不断出现含非天然甜味剂的食品。

非天然甜味剂包括游离糖、添加糖、代糖。

世界卫生组织定义的游离糖指厂商、厨师或消费者添加到食品中的单糖和双糖，加上上面讲的天然甜味剂。2015年世界卫生组织发布的《成人和儿童糖摄入量指南》强烈建议将成人和儿童游离糖摄入量降至摄入总能量的10%以下，最好降至5%以下。《中国居民膳食指南（2022）》也提到："推荐每天摄入添加糖不超过50 g，最好控制在25 g以下。"

这些年，大家还常常听到"代糖"这个词，代糖指甜度高、用量少的甜味剂，有的代糖是人工合成的，比如阿斯巴甜、糖精、甜蜜素、三氯蔗糖等，有一些是从植物中提取的，比如甜菊糖苷、罗汉果苷等。很多人喝的无糖饮料里加了甜味剂，也是代糖。有的低糖饮料里除了甜味剂，还加了一点点蔗糖。为什么低糖饮料还要加一点点蔗糖呢？原因是仅仅使用甜味剂，饮料的味道还"不够正"，加点蔗糖，味道就自然多了。

有一种常见的代糖叫糖醇，糖醇指糖分子上的羰基被还原成羟基后的产物，比如麦芽糖被还原就得到麦芽糖醇、甘露糖被还原得到甘露醇。常见的糖醇有麦芽糖醇、甘露醇、木糖醇、赤藓糖醇、山梨糖醇、乳糖醇等。

最近几年市场上比较常见的添加糖是用淀粉加酶制作的糖类，叫作淀粉糖：先用玉米、根茎类粗粮等为原料，提取里面的淀粉，之后加入各种酶，做成麦芽糖、工业果糖、工业葡萄糖、果葡糖浆等。人们还可以根据需求调整淀粉糖的甜度、黏度、胶黏性、增稠性、焦化性等属性。

现在的年轻人经常光顾甜品屋，冰激凌、蛋糕、面包常常拿在手中。仔细看这些食品的成分标签，里面很少写明"工业蔗糖""果糖"，而是注明"高果糖玉米糖浆""淀粉糖浆""麦芽糖浆""葡萄糖浆""果葡糖浆"等成分——这类甜味剂是"淀粉糖工业"的产物。这些添加糖是从玉米淀粉中提取的，没有代糖的奇怪味道。

然而，你细想就会发现添加糖都是单糖或双糖：麦芽糖浆是双糖，葡萄糖浆是单糖，果糖浆是单糖。

淀粉是多糖，怎么变成了单糖和双糖了呢？我来形象地介绍一下淀粉变成果葡糖浆的过程。

假设你眼前出现了A、B两个大圆桶。

你先往 A 桶里倒入玉米淀粉，再倒入淀粉酶。淀粉在淀粉酶的作用下不断被分解，逐渐分解成麦芽糖。然后你再倒入麦芽糖酶。这样，葡萄糖就生成了。

轮到 B 桶了。你从 A 桶取一些已经生成的葡萄糖放入 B 桶，再往 B 桶里倒入葡萄糖 – 果糖异构酶，这样就可以把葡萄糖变成非常甜的果糖。

现在你可以开始勾兑果葡糖浆了。1 个蔗糖分子是由 1 个葡萄糖分子加 1 个果糖分子构成的，对吧？现在 A 桶里是葡萄糖，不太甜，B 桶里是果糖，甜得让人受不了。你可以根据需要的甜度来勾兑，葡萄糖与果糖的比例是 6∶4 还是 4∶6？后者肯定比前者甜。这样勾兑出的就是果葡糖浆。

用甘蔗提炼蔗糖的成本很高，而将淀粉变成类似蔗糖的果葡糖浆，那真是一本万利，成本要比提炼天然葡萄糖、果糖、蔗糖低多了。由于价格便宜，甜度高，在低温的时候更加爽口，因此工业蔗糖常常被添加到各种饮料中。

了解了果葡糖浆的制作过程，你就会发现 B 桶里的果糖完全是无中生有的"果糖"，是会给身体带来麻烦的"果糖"。

天然蔗糖中的葡萄糖与果糖之间有一个化学键，叫 α-1-2β 糖苷键，它将葡萄糖分子和果糖分子结合在一起，只有糖苷酶才能将其断开。而果葡糖浆里的葡萄糖和果糖，只是在物理层面上混合，因此更容易被人体吸收。

果葡糖浆等淀粉糖会在许多食品中出现：软饮料、果冻、饼干、面包、奶制品、番茄酱、沙拉酱、部分酱油、豆瓣酱等。

常吃这些带有甜味剂的加工食品会有什么危害呢？

其一，食用者很容易出现代谢综合征，包括肥胖症、2 型糖尿病、高血压、脂肪肝、血脂紊乱、高尿酸血症。很多年轻人的尿酸高不是因为吃了很多含嘌呤的食物，而是吃了很多富含高果糖玉米糖浆的甜品。

其二，常吃这些甜品很容易引起呼吸道过敏、哮喘等呼吸道疾病，还容易出现大脑问题，比如出现睡眠障碍、注意力不集中、抑郁症等。

以前大家担心的是多吃糖对牙齿不好、容易缺钙，现在发现摄入添加糖会给健康带来更大的麻烦。

讲一个故事。

有一天我看了一位女患者，她 50 多岁，拿着体检报告来咨询我。她的主要问题是有脂肪肝和甘油三酯高，另外她常常过敏，皮肤上总长痘痘。

她说："夏医生，这次体检我查出了脂肪肝，我的甘油三酯和低密度脂蛋白胆固醇都很高。我就不明白了，我平时不吃油炸食品，做菜少油少盐，饮食清淡，怎么体检结果比我老公的还不好。他平时大鱼大肉，有时候还吃动物内脏，化验结果居然比我的好。"

我说："你以为脂肪肝是吃脂肪吃出来的？错了，这病主要和碳水化合物有关，另外还与工业果糖摄入太多有关。"

这位女士马上说："我听说不能吃太多水果，里面有果糖。摄入果糖容易发胖，容易得糖尿病，所以我近两年约一周吃 1 次水果。我有时爱吃点无糖食品，不甜。"

她从包包里拿出来几袋小包装的无糖食品，我看了一下包装袋，念了一下成分表："面粉、植脂末、果葡糖浆……"

我告诉她："面粉在消化道里分解成葡萄糖，植脂末是反式脂肪酸，果葡糖浆含葡萄糖和果糖。另外，你平时在早餐喝的粥、在午餐和晚餐吃的米饭也都是糖类。"

她的眼睛睁得老大，愣了半天，突然说："闹了半天，我吃了一堆糖。"

我点点头，继续讲："果葡糖浆是用淀粉开发出来的：淀粉在淀粉酶和麦芽糖酶的作用下分解成大量葡萄糖，其中一部分葡萄糖在葡萄糖－果糖异构酶的作用下变为果糖，再按照比例混合，很像蔗糖。但是，蔗糖中的葡萄糖和果糖通过化学键结合，而果葡糖浆中的葡萄糖和果糖完全是物理混合，物理混合会让这些单糖更容易被身体吸收。用淀粉做添加糖可以降低食品的生产成本，所以在食品和饮料中，添加糖常用来替代蔗糖。"

"我很赞成你吃水果，我们每天应该吃 200～350 g 的水果。水果含很多有益健康的成分，比如维生素等抗氧化成分、矿物质元素、膳食纤维。我们反对摄入的是工业果糖，它们是披着羊皮的狼，会绕过胰岛素进而干扰人体代谢，使人体无法进行良好的应答。摄入工业果糖会引起肥胖、脂肪肝、尿酸高，甚至大脑功能下降。"

这位女士终于明白了，自己的脂肪肝、甘油三酯高、皮肤上总长痘痘实际上与摄入了太多的糖类及大量工业添加剂有关。

"好碳水""坏碳水"

"好碳水""坏碳水"也可以说是"好糖类""坏糖类"，这一节咱们来讨论这个话题。

优质碳水化合物类食物具有以下两个特点：一是天然，比如水果、根茎类粗粮、杂豆类粗粮、全谷物，从地头到餐桌基本上没有被工业添加剂染指过；二是 GI 值比较低。

劣质碳水化合物类食物也具有两个特点。一是工业化生产，你绝对要远离各种软饮料和含有大量工业添加剂的甜食。二是 GI 值比较高，比如细粮，白米饭、白馒头、白面条、白米粥、白面包等都属于细粮，吸收快，会造成血糖波动大。这些食物提供的是空能量，没有多少其他重要的营养成分。

有些情况下，劣质碳水化合物可以被改造成优质碳水化合物，比如面粉是经过工业加工的细粮，用面粉做成的馒头 GI 值很高，但是做成（薄皮大馅的）包子、饺子会成为低 GI 食物。

有些情况下，优质碳水化合物会变成劣质碳水化合物，比如苹果是优质碳水化合物，但如果打成汁，再加些果葡糖浆，就变得很糟糕了。

推荐食用的碳水化合物类食物

1. 全谷物食品：糙米、用糙米做的食物、大麦、荞麦、玉米、高粱、青稞等。

2. 杂豆类粗粮：毛豆、蚕豆、芸豆、绿豆、红豆、黑豆等。

3. 根茎类粗粮：土豆、红薯、芋头、山药、莲藕、南瓜等。

4. 水果类：各种新鲜水果。

需要小心食用的碳水化合物类食物

1. 细粮，比如米饭、馒头、烙饼、发糕、粉条、粉丝、米皮、凉皮。

2. 各种小吃。

应该拒绝食用的碳水化合物类食物

1.各种甜饮料、冰激凌。

2.各种甜面包、甜饼干、甜点心、无糖糕点。

3.膨化食品、工业工艺制作的爆米花。

4.非天然的甜味剂，比如果葡糖浆。

脂　类

神经内科门诊的患者十有八九肚子大，有些患者体重正常，但是四肢很细、肚子凸出。我在学营养学以前一直认为腹部凸出是大鱼大肉吃多了造成的——吃的油多了，肚子上的脂肪自然多。但是，仔细调查患者的饮食习惯后，我才发现自己错了。

2010年，我担任安贞医院临床营养科主任，摆在我面前最紧迫的事就是必须搞明白脂肪应该怎样吃？胆固醇到底该不该吃？吃进肚子里的胆固醇对肝脏生成的胆固醇有多大的影响，与冠心病有多大的关系？我让科室的研究生上医学网站查相关资料，大量文献都显示血液中胆固醇的增高与冠心病有关系，但是，吃进肚子里的胆固醇与冠心病没有相关性。教科书里明明白白地写着低密度脂蛋白胆固醇是在肝脏中合成的，而不是吃进去的。再加上在临床接触患者过程中获得了大量真实信息，我终于把一些与脂类有关的知识点搞明白了：**食物中的油脂、肚子上的脂肪、肝脏中的脂肪、血脂中的胆固醇**之间的关联，还有这些脂类与摄入的碳水化合物的联系。以下我来一一讲解。

脂类大家族

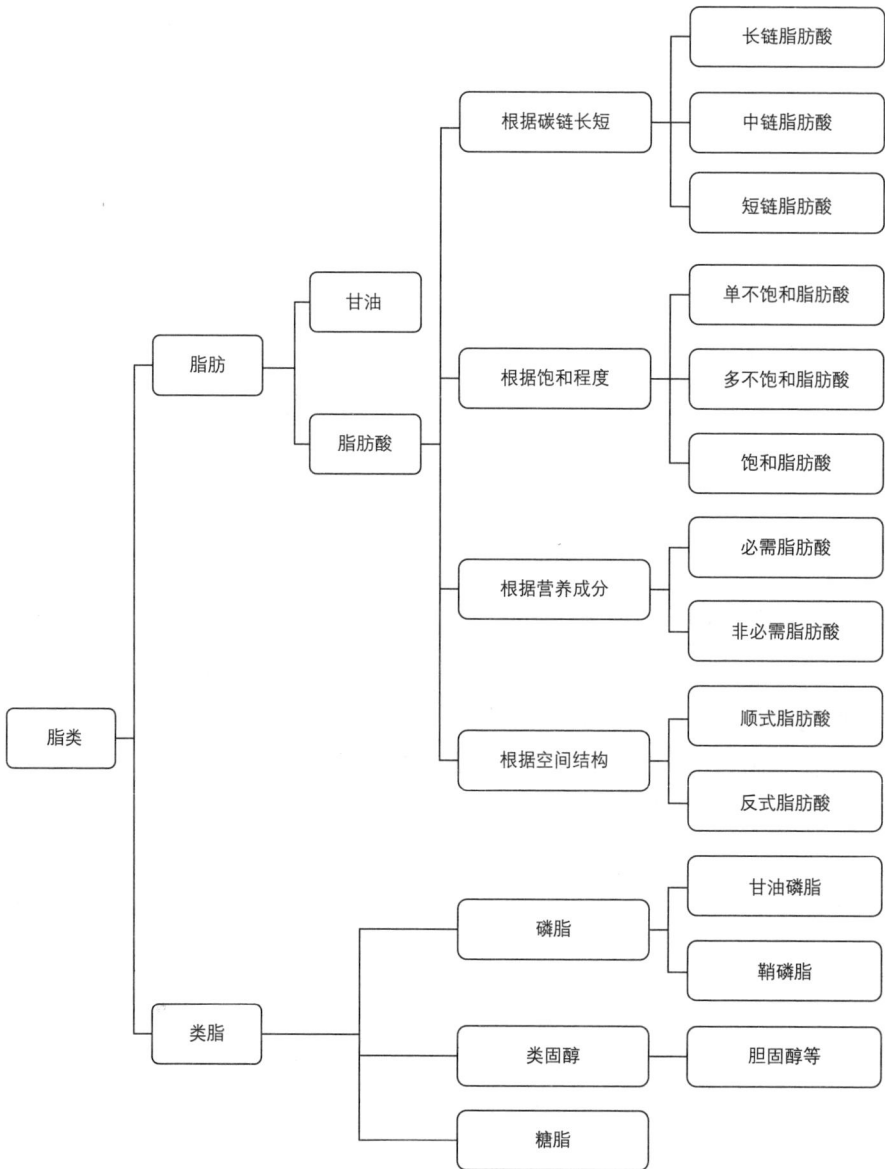

第一部分 为什么要遵循低碳水饮食?

脂肪酸的分类

根据碳链长度分类

脂肪酸根据碳链长度可分为短链脂肪酸（碳链上 2 ~ 6 个碳原子）、中链脂肪酸（碳链上 8 ~ 12 个碳原子）、长链脂肪酸（碳链上 14 ~ 26 个碳原子）。

咱们在日常饮食中摄入的脂肪酸大多数都是长链脂肪酸，无论是饱和脂肪酸还是不饱和脂肪酸。长链脂肪酸进入体内的通道是淋巴管，而不是门静脉。这一点特别重要，知道了长链脂肪酸走的通道，就能轻松理解血脂的形成。

中链脂肪酸可以先穿过肠黏膜血管，再通过门静脉迅速进入肝脏，参与肝脏代谢。母乳中的脂肪占比很高，其中包含大量中链脂肪酸。低碳水饮食建议食用的椰子油、棕榈仁油都富含中链脂肪酸。

日常饮食基本不含短链脂肪酸，但是肠道天天都在产生这种脂肪酸。肠道菌群分解肠道中的膳食纤维，产生短链脂肪酸，用来滋养肠道黏膜上皮细胞。如果肠道产生短链脂肪酸的能力下降，人则容易出现直肠息肉和结肠癌。生酮饮食中产生的酮体是短链脂肪酸，是长链脂肪酸断开的结果。

根据饱和程度分类

脂肪酸根据饱和程度可分为单不饱和脂肪酸、多不饱和脂肪酸、饱和脂肪酸。

单不饱和脂肪酸：整个碳原子链中只含有一个不饱和键。这个不饱和键通常在第九个碳原子处，叫作 ω-9 脂肪酸，又叫作油酸。在动物油中，油酸占一半左右，也就是说，动物油中不都是饱和脂肪酸。植物油中，茶籽油中油酸占比最高，橄榄油次之。

多不饱和脂肪酸：指含有两个或两个以上不饱和键，且碳链长度为 18 ~ 22 个碳原子的直链脂肪酸。第一个不饱和键出现在从甲基端数起第三个碳原子处的话称为 ω-3 脂肪酸，在第六个碳原子处的话称为 ω-6 脂肪酸。

饱和脂肪酸：指不含有不饱和键的脂肪酸。自然界中饱和脂肪酸很少以游离形式存在，通常以酯或甘油酯的形式存在。一般来说，动物油比如牛油、奶油和猪油比植物油含饱和脂肪酸多，但这也不是绝对的，比如椰子油、可可油、棕榈仁油就含有丰富的饱和脂肪酸（表2-2）。

饱和脂肪酸由于没有不饱和键，所以很稳定，不容易被氧化，耐高温。因此我自己在煎鸡蛋或用高温油煎食物的时候，都是用猪油、椰子油。炒菜的时候，我基本上用橄榄油，在热锅凉油的状态下往锅里放蔬菜。如果做凉菜，我就会放点亚麻籽油。平时我会将亚麻籽油和小磨香油放到冰箱里冷藏，因为这两种油富含多不饱和脂肪酸，容易被氧化。

表2-2 常见油脂类脂肪酸含量[①]

食用油种类	饱和脂肪酸含量（%）	单不饱和脂肪酸含量（%）	多不饱和脂肪酸含量（%）
核桃油	7.6	19.6	72.6
亚麻籽油	8.5	19.5	70.8
茶籽油	9.2	80.8	9.2
橄榄油	14.1	78.6	7.1
玉米油	14.6	30.6	52.4
大豆油	15.6	23.8	58.0
花生油	19.3	44.5	34.5
棕榈仁油	80.6	16.5	2.8
椰子油	91.4	6.9	1.7

根据营养成分分类

非必需脂肪酸：机体可以自行合成，包括饱和脂肪酸和一些单不饱和脂肪酸。

必需脂肪酸：为人体健康和生命所必需，但机体不能自行合成，必须从食物中摄取，它们都是不饱和脂肪酸，包括 ω-3 脂肪酸和 ω-6 脂肪酸。

根据脂肪酸的空间结构分类

根据空间结构，脂肪酸分为顺式脂肪酸、反式脂肪酸。大多数天然食物中

---

① 杨月欣.中国食物成分表 标准版 第6版［M］.北京：北京大学医学出版社，2020.03.

的脂肪酸是顺式脂肪酸。

类脂的分类

"脂类"和"类脂"这两个词特别容易混淆，类脂实际上是脂类的一部分，包括磷脂、类固醇、糖脂，是生物膜、神经组织、激素、血脂等的重要成分，发挥着重要的生理功能。

磷　脂

什么是磷脂？简单来说，含磷酸的脂类叫作磷脂。人体内的磷脂包括两大类：甘油磷脂和鞘磷脂。

以下是甘油三酯和甘油磷脂的结构式。

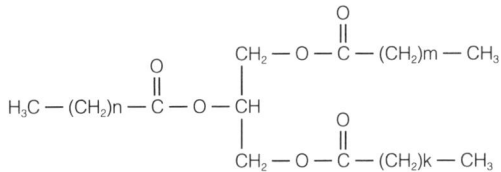

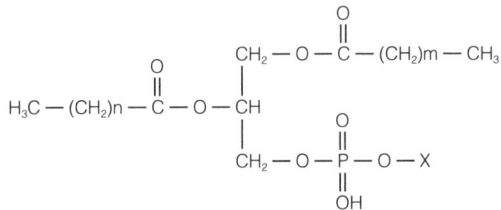

$$H_3C-(CH_2)n-\overset{\overset{\displaystyle O}{\|}}{C}-O-\overset{\overset{\displaystyle CH_2-O-\overset{\overset{\displaystyle O}{\|}}{C}-(CH_2)m-CH_3}{|}}{\underset{\displaystyle CH_2-O-\overset{\overset{\displaystyle O}{\|}}{C}-(CH_2)k-CH_3}{CH}}$$

$$H_3C-(CH_2)n-\overset{\overset{\displaystyle O}{\|}}{C}-O-\overset{\overset{\displaystyle CH_2-O-\overset{\overset{\displaystyle O}{\|}}{C}-(CH_2)m-CH_3}{|}}{\underset{\displaystyle CH_2-O-\overset{\overset{\displaystyle O}{\|}}{P}-O-X}{CH}}$$
OH

上边的是甘油三酯，下边的是甘油磷脂，它们是不是很像？甘油三酯如果从上往下数的第三个脂肪酸被磷酸基团占了，就叫作甘油磷脂。注意磷酸基团右面有一个"—O—X"。O是氧，X有多种可能性，可能是胆碱、乙醇胺、丝氨酸等。X如果是胆碱，就叫作磷脂酰胆碱（卵磷脂）；X如果是肌醇，叫作磷脂酰肌醇；X如果是乙醇胺，就是磷脂酰乙醇胺（脑磷脂）；X如果是丝氨酸，就是磷脂酰丝氨酸。

鞘磷脂是脂肪酸与鞘氨醇结合的产物。人体内含量最高的鞘磷脂是神经鞘磷脂，由鞘氨醇、脂肪酸及磷酸胆碱等构成，主要在脑组织中合成。

类固醇

类固醇广泛分布于生物界，包括固醇（比如胆固醇、羊毛固醇、谷甾醇、豆甾醇、麦角固醇）、胆汁酸、胆汁醇、类固醇激素（比如肾上腺皮质激素、雄激素、雌激素）。

糖脂

糖脂是糖类和脂质结合形成的物质。糖脂在生物体中分布甚广，但含量较低，主要集中在神经组织中。

脂肪相关名词解释

油脂

油脂是油和脂肪的总称。从视觉上看，在室温下呈液态的称为油，呈固态的称为脂肪。从化学成分上来讲，油脂是脂肪酸和甘油形成的酯，又叫作甘油三酯。

从植物种子中得到的植物油含不饱和脂肪酸多，常温下呈液态。比如大家平时在超市里买的食用植物油。椰子油、棕榈仁油虽然也属于植物油，但饱和脂肪酸含量较高，流动性很弱，所以呈固态或半固态。

动物油通常含饱和脂肪酸比较多，常温下多以固态形式出现，但也有例外——鱼油里多不饱和脂肪酸含量高，所以鱼油呈液态。

血脂

血脂指血液中流动的脂类。抽取几毫升静脉血，离心后化验一下血清，就能测出几个常见的血脂指标：甘油三酯、总胆固醇、高密度脂蛋白胆固醇、低密度脂蛋白胆固醇。其实，吃完饭后，身体还会产生乳糜微粒，不过大家一般是空腹抽血，所以多数情况下化验单的血脂指标中并没有乳糜微粒的身影。

固定脂肪和流动脂肪

血液中流动的脂肪叫作流动脂肪，其实就是血脂。固定脂肪指皮下脂肪和脏器周围的脂肪，大家经常听到的白色脂肪、棕色脂肪，都属于固定脂肪。

抽血化验出来的结果显示的血脂指标数值超过正常范围，不一定意味着固定脂肪也超过正常范围。也就是说，一个人血脂高，并不见得这个人胖。固定脂肪不一定脂肪量是"固定"的，增重了或减肥了，都是固定脂肪的变化。

脂类的功能

脂肪的功能

一、为身体供应能量

1 g 脂肪在体内氧化可产生 9 kcal 的能量。如果一个人好几天没有吃饭，瘦了很多，这是因为身体中的脂肪燃烧为身体供应了能量。有些胖人自我调侃说"胖人禁得起消耗"，就是这个意思。

讲一个故事。

我最近见了一个朋友，我们半年没见，她比半年前长了 8 kg。她是山西人，过年期间回老家看父母，两位老人身体不好，于是她在老家待了半年。我看了她一眼，直截了当地说："你是不是在老家吃了很多面食？"

她说："是的，老家的面食特别好吃，都是我小时候吃的味道，不知不觉就吃多了，眼见着体重噌噌地涨。"

她问我："怎么才能把身上这些脂肪消耗掉？是不是不吃脂肪，身上的脂肪就会减少？"

我告诉她："怎么涨上来的就怎么消下去呗。要想消耗脂肪，就要先少摄入碳水化合物。"

她有些不解："你的意思是不吃主食？不吃主食我会不会低血糖呀？"

这是很多人担心的事情，其实解除这种担心很简单。我回答她："你试试，连着三天不吃细粮，也不吃红薯、玉米，观察一下自己是否有低血糖现象。同时，这三天每天都称体重，你看看体重会不会减轻。"

她又提出新的担心："不吃主食我会饿的。"

我说："你可以吃蔬菜、肉类，多吃动物油，多吃点动物内脏和鸡蛋。"

我的话吓到她了："还要多吃油，我会不会更胖了？会不会得动脉粥样硬化？"

得，她又把话绕回来了，明明是回山西老家吃了很多面食造成的肥胖，却把责任推给脂肪。

我耐着性子劝她："你试几天不吃细粮，多吃肉类、油类、蔬菜，看看身体有什么变化？别瞎想，行动起来，看结果。"

她真的好几天没有吃细粮，担心会饿，只好多吃肉类和蔬菜。一周之后她告诉我："我的体重减了 1 kg，腰围小了一些。"她把裤子的腰带部分拉开，把一个拳头放了进去，得意地说："腰瘦了哎。"

脂肪在什么情况下会成为能量呢？

1. 没有摄入糖类（碳水化合物）。

2. 肝糖原被完全消耗。

此时身体就会消耗脂肪了，但是，提供能量的脂肪到底是吃进去的脂肪呢？还是储存在身上的脂肪呢？营养性生酮（生酮饮食）是第一种，饥饿性减肥（制造能量缺口，消耗人体内的脂肪）用的是第二种。

二、提供必需脂肪酸

根据营养成分，脂肪可分为必需脂肪酸和非必需脂肪酸。必需脂肪酸包括 ω-3 脂肪酸和 ω-6 脂肪酸，只能从食物中摄取，人体不能自行合成，如果长期缺乏必需脂肪酸，人体会出现以下一系列临床症状。

1. 皮肤干燥、脱屑、肥厚、鳞片，红色斑疹或丘疹，头发稀疏。

2. 生长发育减慢。

3. 胃肠道、肝脏和肾脏的功能异常，出现腹泻、脂肪肝、肾功能减退。

4. 血小板功能障碍。

5. 容易被感染。

6. 血脂和体脂的组成出现异常。

我是神经内科医生，很重视食物对大脑的影响。必需脂肪酸对大脑功能极其重要，人类因为有聪明的大脑所以成为地球霸主，而大脑聪明与脂肪的质量和摄入量有关。

脂肪的质量指各种脂肪酸的比例，饱和脂肪酸、单不饱和脂肪酸、多不饱和脂肪酸的比例基本上要 1∶1∶1。同时，在多不饱和脂肪酸里，ω-3 脂肪酸和 ω-6 脂肪酸的比例应该在 1∶6 到 1∶4，当然，如果能达到 1∶1 就更好了。

本书讲的是提升脂肪的能量占比，降低碳水化合物的能量占比，从而扭转慢病的走向。计算出脂肪酸的摄入量后，再确定好各种脂肪酸的比例，然后分配到饮食中，要尽量协调好饱和脂肪酸、单不饱和脂肪酸、多不饱和脂肪酸在一天饮食中的比例。

讲个故事。

一个干燥综合征患者找我咨询。患者 57 岁，女性，人很瘦，身高 160 cm，体重 50 kg，因为口腔内的唾液很少，一边说话一边喝水。患者除了皮肤干燥，还有尿潜血阳性、眼睑不断地发炎、睡眠质量很差、经常腹泻的症状。

她已经退休了，家务活不多，每天运动半小时，散散步，做做拉伸。饮食习惯调查结果是：主食吃得很多，有大米粥、馒头、米饭、玉米、根茎类粗粮，合起来一天吃 150 ~ 200 g；一天吃蔬菜约 150 g，水果约 100 g；一天吃 1 个煮鸡蛋，一周喝 1 次牛奶；只吃瘦肉，一天 50 ~ 100 g；不吃肥肉，不吃动物内脏，不吃坚果，不吃油炸食品；由于吃鱼要挑刺，她的眼神不好，所以她已经很久没吃过鱼了。

我说："你饮食的主要问题是脂肪的摄入量太少，脂肪的质量也有问题。"

她马上说："最近我把我们家油都换了，只用橄榄油，其他油都不用了。"

我再问她有没有吃保健品，比如鱼油，她说："我从来不吃保健品。"

从调查的结果可以看出来，这位患者脂肪的摄入量少，摄入的脂肪种类太单一。

因此，我接下来的主要工作是解除患者对脂肪的误解，再给她制订一个最近 1 个月的饮食方案，观察一下患者的执行情况。

三、促进脂溶性维生素的吸收

脂肪的第三个作用很容易被人忽略，那就是作为脂溶性维生素的载体，帮助脂溶性维生素被身体吸收。

维生素有维生素 A、B 族维生素、维生素 C、维生素 D、维生素 E、维生素 K，其中维生素 A、维生素 D、维生素 E、维生素 K 都是脂溶性维生素，脂溶性维生素必须溶解在脂肪中才能够被身体吸收、利用。没有脂肪这个载体，脂溶性维生素根本就无法被运输到它们应该去的地方。

有一些植物中的营养素需要靠脂肪才能被身体吸收，比如番茄红素、胡萝卜素。我经常建议上皮细胞功能不好的患者吃肉炖胡萝卜、鸡蛋炒西红柿、胡萝卜肉馅饺子。

四、脂肪的其他功能

以上三点是脂肪的主要功能，其实脂肪还有很多潜在的重要作用。

1. 保护脏器。一个人如果太瘦，腹腔的脏器会下垂，脏器之间甚至会发生摩擦，造成脏器损伤。

讲个故事。

有一天我接诊了一位患者，年龄 38 岁，身高 160 cm，体重不到 45 kg。她的主要问题是：5 年来尿常规化验里有红细胞，诊断为胡桃夹综合征。

胡桃夹综合征指左肾静脉在腹主动脉和肠系膜上动脉之间受到机械性挤压，左肾静脉血流回流受阻引起的一系列临床表现。通常情况下，肠系膜上动脉和腹主动脉有一定的夹角，这个夹角约有 45° 到 60°，其中有丰富的脂肪组织等，会避免左肾静脉受压。然而这位患者太瘦，体内脂肪过少，因而左肾静脉被周围组织挤压。

她的运动量不大，每天晚上不到 11 点就睡觉，梦很多，每天早上起来觉得非常困倦。她在饮食上犯的错误非常多：主食是馒头或米饭，一天约 150 g；一天吃约 400 g 蔬菜，基本不吃水果；一天吃 1 个煮鸡蛋，不喝牛奶、酸奶；一天吃 50 g 瘦肉，不吃肥肉、动物内脏、油炸食品；一个月吃 1 次鱼类，差不多 50 g；她不喝饮料，不吃加工食品。

从饮食习惯调查结果中可以看出，这位患者的主要问题是摄入的总能量不足，三大能量来源的比例不对。于是营养治疗的方向是增加摄入总能量，提升优质脂肪比例。

2.维持体温。大家都知道，脂肪具有保温作用，脂肪多的人禁冻。

3.脂肪多的食物口感好、好吃、闻着很香。

4.摄入脂肪能够增加饱腹感。大家都有体会，一顿饭吃的脂肪多就很容易吃饱。

5.吃脂肪多的食物禁饿，可以延后下一次进食的时间。

6.吃脂肪多的食物餐后血糖不容易升高。很多人强调在一餐中增加膳食纤维会降低餐后血糖，殊不知食用脂肪类食物也有这种效果。比如富强粉馒头的GI值是88，而同等重量油条的GI值是75，三鲜饺子的GI值是28。

磷脂的功能

磷脂和胆固醇是生物膜的重要组成成分，糖脂也存在于生物膜中，但相对比例要少很多。生物膜包括细胞膜、内质网膜、线粒体膜、核膜、神经髓鞘膜等。从重量上看，在人体生物膜中，蛋白质占20%左右，磷脂占50%～70%，胆固醇占20%～30%。磷脂使生物膜有流动性，胆固醇则使得生物膜更有韧性。

一、组成细胞结构

磷脂是组成细胞膜的基本成分，磷脂占人体细胞膜总重量的50%～70%。细胞膜是磷脂双层结构，磷酸基团具有亲水性，脂肪酸具有疏水性。磷脂里有两个脂肪酸，其中一个是不饱和脂肪酸，这使得生物膜具有良好的流动性和通透性。比如红细胞要通过比自身直径小的毛细血管的时候必须变形，在血流变学上叫"红细胞变形能力"，倘若磷脂的质量不好，红细胞变形能力就会很差，红细胞就容易堵塞毛细血管，造成局部组织细胞缺氧。红细胞通过了毛细血管之后要马上回弹成圆盘形——能够快速回弹要归功于磷脂中间夹杂的胆固醇，胆固醇使细胞膜更有韧性。

葡萄糖和脂肪酸都可以进入线粒体膜转换成能量。线粒体膜上有转运体，负责把细胞质里的营养素往线粒体里面转运。如果线粒体膜的质量不好，膜内外的化学物质交流就成了问题，线粒体的产能过程就会出现障碍。所以大家一定要补充生物膜的基本成分——蛋白质、磷脂、胆固醇，每次吃饭的时候仔细想想自己嘴里的食物有没有这些营养素。你是身体细胞营养的采集者。

二、参与脂肪乳化

肝脏每天生成约 100~200 mL 胆汁，储存在胆囊内。胆汁中有胆红素、磷脂、胆固醇、钠、钾、钙、磷酸盐、碳酸盐，以及少量蛋白质等成分，不含消化酶。胆汁可以帮助脂肪乳化，促进脂肪的消化和吸收。

三、促进神经递质的传递

神经细胞的髓鞘、突触的合成都需要大量的磷脂和胆固醇。大脑中有五种磷脂，从多到少依次为磷脂酰乙醇胺（脑磷脂）、磷脂酰胆碱（卵磷脂）、磷脂酰丝氨酸、鞘磷脂、磷脂酰肌醇。这些磷脂的作用主要是组成神经细胞、促进神经递质的传递。

四、调节脂代谢

磷脂是血浆脂蛋白的重要组成成分，不管是高密度脂蛋白还是低密度脂蛋白，主要成分都是甘油三酯、磷脂、胆固醇和蛋白质。磷脂具有极性，疏水端在磷脂双层结构内侧，亲水端则在外面，与蛋白质一起运送甘油三酯和胆固醇。

五、磷脂是肝脏的保护神

肝脏合成磷脂的能力很强，而且合成的主要是卵磷脂，合成卵磷脂的原料是必需脂肪酸和胆碱。食物中缺乏必需脂肪酸和胆碱会影响肝脏合成卵磷脂。

胆固醇的功能

人体生理结构的组成和功能的运行离不开胆固醇。毫不夸张地说，没有胆固醇就没有生命。

一、胆固醇是人体结构的一部分

胆固醇是身体中的一部分，身体中的胆固醇总量为 100~200 g，细胞的新陈代谢需要很多胆固醇。大脑里约 30% 的成分是胆固醇，如果不吃含胆固醇的食物，大脑就会萎缩，记忆力就会衰退，智力也会逐渐下降。

胆固醇是人体生物膜的主要成分，占生物膜重量的 20%～30%。生物膜是细胞的框架结构，细胞就像房子，胆固醇就是制成砖瓦的水泥、黏土。

二、胆固醇是类固醇激素的前体

胆固醇是类固醇激素的前体，肾上腺皮质激素（糖皮质激素和盐皮质激素）、性激素（雄激素、雌激素和孕激素）等都是类固醇激素。肾上腺皮质激素属于抗压激素，人体承受的压力越大，需求量越多，可现在很多年轻人一边感到压力大，一边在吃素。

我有个朋友的儿媳妇多年怀不上孩子，有一次终于怀上了，然而胎儿在第 4 个月停止发育。我告诉我的朋友，怀孕的年轻人必须好好补充蛋白质、胆固醇，这些是生命的基础，含反式脂肪酸等工业添加剂的食物不要吃。后来，我的朋友又让她儿媳妇看我的书——《你是你吃出来的》，这位年轻女士终于明白了营养素与生命的关系，努力吃以前不爱吃的肉、蛋、奶，戒掉了以前爱吃的甜食，每一次吃饭都不再是填满胃，而将其视为给自己补充营养的机会，第二年怀孕成功，生了一个漂亮的女孩。

三、胆固醇是维生素 D 的前体

胆固醇是维生素 D 的前体，在人体内转化为维生素 D。这个过程需要紫外线照射，还需要经过肝脏和肾脏中相关酶的转化。

四、胆固醇是胆汁酸的一部分

肝脏合成的胆固醇一部分通过胆汁排到肠道里。胆汁的功能是将大颗粒的脂肪变成小颗粒的脂肪，便于脂肪酶进一步分解脂肪。在回肠，85%～95% 的胆汁重新被肠壁吸收，通过门静脉重新回到肝脏，剩余的胆汁（5%～15%）随粪便排出体外。肝脏需产生新的胆汁酸来弥补这 5%～15% 的损失，新的胆汁酸包括一些肝脏新合成的胆固醇。

注意，这里有三个要点：第一，胆汁酸与脂肪乳化有关；第二，胆固醇参与胆汁酸的合成；第三，通过胆汁将一部分胆固醇排出体外，是肝脏每天必须做的功课。

一般来讲，健康人每天需要 1 300 ~ 1 500 mg 胆固醇，如果运动量大，生长发育快，1 500 mg 还不够。所以大家会看到那些坚持健身的人每天要吃好几个鸡蛋（全蛋），这么做的目的是满足身体对胆固醇的需求。

含脂类的食物

必须摄入必需脂肪酸

多不饱和脂肪酸（常见的不饱和脂肪酸见表 2-3）是必需脂肪酸，包括 ω-3 脂肪酸和 ω-6 脂肪酸。ω-3 脂肪酸主要来源于深海鱼、核桃、亚麻籽等。ω-6 脂肪酸主要来源于植物油，包括花生油、大豆油、红花籽油等。这两类脂肪酸只能从食物中获得，不能通过其他途径转化，所以叫作必需脂肪酸。

必需脂肪酸在人体中有重要功能：

1. 保持细胞膜的相对流动性，以保证细胞的正常生理功能；

2. 调节血脂；

3. 降低血液黏稠度，改善血液微循环；

4. 提高脑细胞的活性，增强记忆力和思维能力。

表 2-3　常见的不饱和脂肪酸

单不饱和脂肪酸	多不饱和脂肪酸	
	ω-3 脂肪酸	ω-6 脂肪酸
棕榈仁油酸（cis-$C_{16:1\omega-7}$）	α- 亚麻酸（cis-$C_{18:3\omega-3}$）	亚油酸（cis-$C_{18:2\omega-6}$）
油酸（cis-$C_{18:1\omega-9}$）	二十碳五烯酸（cis-$C_{20:5\omega-3}$）	γ- 亚麻酸（cis-$C_{18:3\omega-6}$）
反油酸（$trans$-$C_{18:1\omega-9}$）	二十二碳五烯酸（cis-$C_{22:5\omega-3}$）	花生四烯酸（cis-$C_{20:4\omega-6}$）
芥子酸（cis-$C_{22:1\omega-9}$）	二十二碳六烯酸（cis-$C_{22:6\omega-3}$）	
神经酸（cis-$C_{24:1\omega-9}$）		

ω-3 脂肪酸

ω-3 脂肪酸不是一种，而是一系列，主要存在于深海鱼中。现在很多人都在吃鱼油，目的是多摄取一些 ω-3 脂肪酸。ω-3 脂肪酸在人体中发挥重要功能，比如增进大脑功能、调节血脂、缓解关节炎、防治自身免疫病和预防肿瘤。

ω-3 脂肪酸有很多种，其中的 α- 亚麻酸会在酶的作用下一步步转化为十八碳四烯酸、二十碳四烯酸、二十碳五烯酸、二十二碳五烯酸、二十二碳六烯酸。

二十碳五烯酸主要来自海洋鱼类，比如鲑鱼、鲭鱼、沙丁鱼。二十碳五烯酸的主要功效是治疗免疫缺陷病、增进循环系统健康、促进生长发育、调节血脂、降低血液黏度、抗动脉粥样硬化。

二十二碳五烯酸主要存在于母乳和海洋哺乳动物的油脂中，比如海豹油含有大量的二十二碳五烯酸。二十二碳五烯酸对维护视神经及记忆细胞功能有重要作用，调节血脂、降低血液黏度的效果比二十碳五烯酸强很多倍。

二十二碳六烯酸集中存在于神经系统中，是大脑和视网膜的重要组成成分，能加速大脑神经信号传递，增强记忆力和专注力，还能延缓大脑萎缩，预防阿尔茨海默病，所以二十二碳六烯酸也被称为"脑黄金"。二十二碳六烯酸主要存在于深海鱼中，二十二碳六烯酸含量高的鱼有日本鲭、三文鱼、带鱼、凤尾鱼、小黄花鱼、鲐鱼、河鳗、沙丁鱼、鲳鱼。

α- 亚麻酸是 ω-3 脂肪酸里最基础的一种。α- 亚麻酸可以在体内转化成二十碳五烯酸和二十二碳六烯酸，不过其转化率比较低，α- 亚麻酸转化成二十碳五烯酸的比例是 8% ~ 21%，转化成二十二碳六烯酸的比例是 4% ~ 9%。α- 亚麻酸是构成细胞膜和生物酶的基础物质，对人体健康起决定性作用，对神经系统有极重要的影响。α- 亚麻酸在大脑固体总质量中占 10%，在海马细胞总质量中占 25%，在脑神经及视网膜的磷脂中占 50%。缺乏 α- 亚麻酸会引起脂质代谢紊乱、免疫力降低、健忘、容易疲劳、视力减退、动脉粥样硬化等症状和疾病。α- 亚麻酸主要存在于亚麻籽油、牡丹籽油、紫苏籽油、火麻油、核桃、蚕蛹、深海鱼等食物中。

ω-6 脂肪酸

ω-6 脂肪酸包括很多耳熟能详的化学物质，比如亚油酸、前列腺素、血栓素、白三烯都属于 ω-6 脂肪酸。

人体所有的生物活动都是在酶的催化下进行的，亚油酸会在酶的催化下相继转化为 γ- 亚麻酸、二十碳三烯酸、花生四烯酸、二十二碳四烯酸、二十二碳五烯酸。

亚油酸在动物油中含量一般较低（比如在牛油中的含量为 1.8%，在猪油中为 6%），而在植物油中含量较高（比如在大豆油中的含量为 57.5%，在花生油中为 26%，在菜籽油中为 15.8%）。

花生四烯酸在多种酶的催化下生成多种具有生物活性的物质，包括前列腺素、血栓素、白三烯。花生四烯酸在血液、肝脏、肌肉和其他系统中作为组成成分起重要作用，是促进大脑和视神经发育的重要物质，对提高智力和视敏度很重要，是肝细胞、血管内皮细胞的膜结构的基础成分。花生四烯酸的衍生物是重要的生物活性物质，比如地诺前列腺酮、前列腺环素、血栓烷素 A2 和白三烯的直接前体。这些生物活性物质对调节脂蛋白的代谢、血液流动、血管弹性、白细胞功能和血小板激活等具有重要作用。

这些年食品公司开发了大量的植物油产品，再加上广告宣传导向总是讲摄入饱和脂肪酸不好、人们应该多吃植物油，使人们的亚油酸摄入量远远超标——这造成了前列腺素在体内过度累积，对健康有负面影响，比如引起慢性炎症，导致关节炎、血管炎症等炎性疾病。血栓素能够收缩血管和促进血小板聚集，血栓素分泌过多是导致心血管疾病的因素之一。白三烯是引起某些变态反应、炎症以及心血管疾病的化学介质。

缺乏必需脂肪酸会有什么表现？

一个人一天的必需脂肪酸摄入量应该不少于摄入总能量的 3%。比如，一个人的真实体重是 60 kg，而他的标准体重① 应该是 55 kg，他是轻体力劳动者，按照维持每千克体重需要消耗 30 kcal 计算，他一天的摄入总能量是 1 650 kcal，那么其中必需脂肪酸提供的能量是 49.5 kcal。1 g 必需脂肪酸可以产生 9 kcal 能量，因此他一天应该摄入 5.5 g 必需脂肪酸。

---

① 本书所有的能量设计都是按"标准体重"计算的。——编者注

如果这个人摄入的必需脂肪酸不足 5.5 g 会怎么样？长时间缺乏必需脂肪酸会影响生长发育、引起生殖障碍、造成皮肤受损等，还会引起肝脏、肾脏、神经和视觉等方面的多种疾病，对处于生长发育期的孩子影响特别明显。

最近我治疗了好几个不长个子的孩子，家长来咨询我怎么吃才能让孩子长个子。我看到的问题不仅仅是个子矮，我让孩子把裤腿撩起来或把袖子拉上去，看他们的皮肤。按理说孩子的皮肤应该是细细嫩嫩的，但是这些孩子的皮肤非常粗糙，有的像鱼鳞一样。孩子的学习成绩也很让家长着急，尽管家长不让孩子看手机、不让到处玩，孩子还是不能在学习时集中精力。有的孩子的家长是高级知识分子，对孩子的学习投入很多，孩子也着急，但就是跟不上。我给建议时总是强调要好好吃肉、蛋、奶，增加油脂比例，吃身体需要的脂类。

ω-3 脂肪酸与 ω-6 脂肪酸的理想比例

除了关心必需脂肪酸的摄入量，还要关心 ω-3 脂肪酸与 ω-6 脂肪酸的比例。比例失调照样生病。

ω-6 脂肪酸和 ω-3 脂肪酸在生物体内都发挥着重要作用，这两类多不饱和脂肪酸在功能上相互协调、制约，共同调节生物体的生命活动。因为它们在代谢过程中存在竞争性抑制作用，所以保持人体 ω-6 脂肪酸和 ω-3 脂肪酸含量的平衡尤为重要。

1 万年前，人们经常抓鱼吃，那时候的人们摄入的 ω-3 脂肪酸非常多。然而，这些年植物油产品大量开发，植物油的食用量大，而鱼类的食用量相对较少，尤其是大家不常吃海洋鱼类，这就导致一些人的饮食中 ω-3 脂肪酸的含量比 ω-6 脂肪酸的低。研究发现这两类脂肪酸比例失调与慢病的发生、发展有很大的关系，因此近些年来 ω-3 脂肪酸越来越受重视。

ω-6 脂肪酸含量最高的是葵花籽油、玉米油、大豆油、花生油，这些油在超市里很畅销，餐馆或食堂的厨师为了菜好吃，会多放油。现在许多人都到外面吃饭，一些年轻人常常点外卖，这样会摄入大量的亚油酸，也就是 ω-6 脂肪酸。

优质食物的食用量超出了生理需求也会带来麻烦。ω-6 脂肪酸摄入过量会使人体进入促凝血、促血管收缩、促炎症的状态。诸多证据表明，许多慢病，如心血管疾病、糖尿病、肥胖症、自身免疫性疾病、类风湿关节炎、哮喘和抑郁症，都与ω-6脂肪酸摄入过量密切相关。

抗氧化就是抗自由基，一类食物如果具有抗氧化功效，往往就会受到追捧。人体内的自由基有两个主要来源：一是来自外界的污染物，比如被污染的空气和水；二是来自人体内部，氧化应激导致人体内产生自由基。自由基会损伤人体组织，是出现肿瘤、大脑损伤、血管炎症等问题的祸源。

ω-6脂肪酸是多不饱和脂肪酸，在高温或长时间光照的情况下容易变质、被氧化。炒菜过程中温度很高，加速了自由基的产生，人食用后会损伤血管内皮细胞，导致炎症反应和心血管疾病的发生率增高。

ω-3脂肪酸与ω-6脂肪酸的代谢竞争会降低磷脂结构中花生四烯酸的水平，降低地诺前列腺酮和白三烯的浓度，有益于预防和治疗冠心病、类风湿关节炎、皮炎、癌症、脑部疾病、过敏、哮喘等。

深海鱼是二十碳五烯酸和二十二碳六烯酸的最佳来源（表2-4），我国、欧洲国家和美国心脏病学会发布的膳食指南都推荐每周吃2次鱼。我国的膳食指南指出，每周最好吃300～500 g鱼。咱们在选择鱼的时候，尽量多选择深海鱼。

表2-4　常见食物的二十二碳六烯酸含量[1]

食物种类	二十二碳六烯酸含量（mg/100 g）	食物种类	二十二碳六烯酸含量（mg/100 g）	食物种类	二十二碳六烯酸含量（mg/100 g）
带鱼	1400	海鳗	640	金线鱼	230
鲅鱼	1100	银鲳鱼	620	龙利鱼	170
鲐鱼	970	鲷鱼	410	青花鱼	150
凤尾鱼	770	海鲈鱼	400	虾米	150

---

[1]　李若谷，李安娜，张瑞雨，等.中国常见食物ω-3脂肪酸含量［J］.中国食物与营养，2020，26（03）：70-77.

第一部分　为什么要遵循低碳水饮食？

食物种类	二十二碳六烯酸含量（mg/100 g）	食物种类	二十二碳六烯酸含量（mg/100 g）	食物种类	二十二碳六烯酸含量（mg/100 g）
三文鱼	690	罗非鱼	270	墨鱼	130
沙丁鱼	660	鲈鱼	238	干贝	100
鲟鱼	93	蛏子	34	对虾	18
生蚝	71	蛤蜊	21	蚌肉	18
鳕鱼	46	鲜扇贝	21	青蟹	14

母乳中 ω-3 脂肪酸与 ω-6 脂肪酸的比例为 1∶4。中国营养学会认为饮食中 ω-3 脂肪酸与 ω-6 脂肪酸的理想比值为 1∶6 至 1∶4。世界卫生组织建议，饮食中 ω-3 脂肪酸与 ω-6 脂肪酸的比值应在 1∶4 至 1∶1。保持体内这两种脂肪酸的健康平衡，有助于降低心血管疾病的死亡率。

你平时应该多吃鱼，尤其是深海鱼，在吃鱼上实在有困难，就吃一些优质鱼油作为保健手段。出现以下情况时，你一定要多补充一些鱼油（ω-3 脂肪酸）。

- 患有代谢综合征及心脑血管疾病（比如高血压、糖尿病、心脏病、脑卒中、动脉粥样硬化、高脂血症）。
- 有大脑问题，比如记忆力障碍、焦虑抑郁症、注意力不集中、精神失常。
- 有骨关节问题，比如风湿病、骨关节疼痛。
- 有过敏表现，比如哮喘、皮疹。
- 患有癌症。

保命的动物油

动物油和植物油哪个好？很多人会说："当然是植物油好啦，植物油富含单不饱和脂肪酸和多不饱和脂肪酸，动物油里尽是饱和脂肪酸。因此，要少吃动物油。"

其实，这种说法错了。

人类吃动物油几百万年了。人类从猿猴逐渐进化而来，猿猴主要吃植物，地壳的变化使非洲的南方古猿找不到可以充饥的植物，只能寻找其他食物。蔬菜、水果是应季食物，在冬天很难找到。在春天找到可吃的植物也很不容易，一年四季都能果腹、充饥的是动物性食物。由于经常吃动物性食物，人类祖先们变得聪明起来，非洲的南方古猿进化成了能人。

200万年前，火的使用使人类祖先可以很好地加工肉类，他们的身体能更好地吸收动物油和蛋白质，能人逐渐进化成直立人，变得更聪明、跑得更快，语言能力也发达了很多。20万年前，直立人中的一个家族的基因发生突变，进化成了更聪明的智人。智人向北走，来到地中海。在地中海地区，智人可以吃到大量的鱼类和肉类。ω-3脂肪酸的摄入量明显增多，进一步促进了大脑的发展。1万年前，智人成了地球的霸主。

人类历史上有200多万年的狩猎时代，为了生存，人类祖先每天都要奔跑、追逐动物。那个时候的古人类能够摄入大量的来自动物的脂肪。

现在的人类是晚期智人，基因与1万年前古人类的没有什么不同。如果你问我到底是动物油好还是植物油好？我的答案是动物油，因为1万年前的古人类很少能吃到植物油，只能吃到一些坚果。那个时候，古人类储存食物的能力有限，坚果不能保存很长时间，一年当中只有冬天能吃到点坚果。

我们的基因喜欢哪种油呢？肯定是动物油。动物油包括什么？羊油、牛油、猪油、黄油、鱼油等。

这些年来我听了太多对饱和脂肪酸的抨击，很多饮食指南都建议尽量选择植物油、避免食用动物油。实际上，饱和脂肪酸有非常多的优点：

1. 是构建细胞膜的基本材料；

2. 帮助人体吸收钙；

3. 是脂溶性维生素的载体；

4. 可以提供能量，在线粒体产生能量的过程中，与葡萄糖比，产生的自由基更少；

5. 有很好的口感，可以产生饱腹感；

6. 可以提高高密度脂蛋白胆固醇的水平①。

挑选好的植物油

动物油是"好脂肪"，是不是意味着植物油都不好呢？

咱们现在食用的植物油都是由各种种子压榨出来的。工业革命促进了植物油的大量生产，现在大家炒菜基本上都用植物油。从植物种子中压榨出来的油（比如花生油、菜籽油、亚麻籽油、橄榄油、玉米油）大多包含多不饱和脂肪酸和单不饱和脂肪酸。在时间的长河里，工业时代很短暂，欧洲的工业时代有几百年，中国进入工业时代才数十年。

超市里的食用油琳琅满目，到底挑哪种好呢？

大家要关注两个要点：其一，这种油来源于哪种食物；其二，这种油是初榨的还是精炼的。

根据植物油的主要成分，我推荐以下几种食用油。

1. 富含单不饱和脂肪酸：**茶籽油**中单不饱和脂肪酸约占 80.8%，**橄榄油**是78.6%。

这些年大家比较喜欢橄榄油，原因是在地中海饮食中，橄榄油成为抢眼的角色。其实，茶籽油也很棒，只不过知名度没有橄榄油那么高。在购买橄榄油时，大家要仔细看标签，挑选标有"特级初榨"的产品。食用优质橄榄油会让人觉得嗓子微辣，因此你如果发现某一种橄榄油的味道过于柔和，就要小心一点了。

花生油其实也不错，气味芬芳，滋味可口，是一种比较容易消化的食用油。花生油含有油酸、甾醇、麦胚酚、磷脂、维生素 E、胆碱等对人体有益的成分。

2. 富含多不饱和脂肪酸：由于现在大家食用富含 ω-6 脂肪酸的植物油比较多，体内 ω-6 脂肪酸与 ω-3 脂肪酸的比例容易失衡，我推荐平时摄入 ω-3 脂

---

① （美）约瑟夫·麦克拉著.脂肪革命：高脂低碳，科学生酮［M］.北京：人民邮电出版社，2019.05.

肪酸较少的人群食用富含 ω-3 脂肪酸的植物油——**亚麻籽油、牡丹籽油、紫苏籽油、火麻油**，这些植物油主要含 α- 亚麻酸。

我最近收到好几瓶朋友送的亚麻籽油，特别高兴。我很喜欢亚麻籽油，原因是亚麻籽油是所有植物油中 ω-3 脂肪酸含量最高的油，每 100 g 亚麻籽油含 60 g ω-3 脂肪酸，而每 100 g 核桃油中只有 13 g ω-3 脂肪酸，每 100 g 菜籽油中只有 9 g ω-3 脂肪酸。要注意的是，亚麻籽油中的多不饱和脂肪酸很容易被氧化，因此大家购买时要看保质期，买新鲜的，打开后要尽快食用完。我一般会把这类油放在冰箱里冷藏。

牡丹籽油的不饱和脂肪酸占比达 90% 以上，难能可贵的是其中多不饱和脂肪酸——亚麻酸的占比超过 40%。

火麻油因为含叶绿素和 β- 胡萝卜素，所以呈现漂亮的绿黄色。β- 胡萝卜素作为维生素 A 的前体，对保持眼睛、皮肤和口腔黏膜的健康非常重要。此外，火麻油还含有维生素 E。火麻油的独一无二的优势在于其脂肪酸构成比例：ω-6 脂肪酸和 ω-3 脂肪酸含量的比例约为 3∶1。

ω-6 脂肪酸和 ω-3 脂肪酸都是不饱和脂肪酸，不耐高温，是制作凉菜时理想的食用油。最好用于凉拌蔬菜，或者直接倒在酸奶上搅拌一下再吃。

3. 椰子油：从椰树果实中提取的椰子油中饱和脂肪酸的占比超过 90%，而且这些脂肪酸主要是中链脂肪酸。椰子油还含有具有抗氧化功效的维生素 E。椰子油由于主要含饱和脂肪酸，所以比较耐高温。椰子油中 MCT（medium-chain triglycerides，中链甘油三酯）的含量高，在通过摄入优质脂肪酸预防和治疗疾病的时候往往能派上用场，在预防和缓解胰岛素抵抗、加快生酮饮食产生酮体的速度、纠正营养不良、迅速恢复体能等方面都有一定积极作用。

4. 水果中的油——**牛油果油**。很多年轻女性希望自己能减肥并且还有姣好的容颜，经常吃牛油果。牛油果是一种优质的"快餐食品"，因为你任何时候都可以吃一个牛油果来补充能量。牛油果主要含有单不饱和脂肪酸，另外还有丰富的 β- 胡萝卜素、维生素 A、维生素 B_1、维生素 B_2、维生素 B_6、叶酸、维生素 C、维生素 D、维生素 E，矿物质元素钾、镁、铜、铁、锌，以及大量膳食纤维。

5. **坚果和种子**：多项研究显示，多吃坚果会让人更快产生饱腹感，还有助于降低餐后血糖，让人患肺部疾病、心脏病和癌症的风险更小，寿命更长。坚果含有丰富的营养素：多不饱和脂肪酸，B 族维生素，维生素 E，精氨酸，矿物质元素硒、锌、铜。

- 核桃：核桃中多不饱和脂肪酸的占比高达约 73%。核桃还富含矿物质元素镁、铜、钾，维生素 B_1、维生素 B_6、叶酸和膳食纤维，含少量维生素 B_2、维生素 B_5，以及矿物质元素磷、铁。

- 榛子：榛子可以提供丰富的不饱和脂肪酸，包括油酸和亚油酸，还富含维生素 A、维生素 B_1、维生素 B_6、叶酸，以及矿物质元素钾、镁、锌、磷、铁、钙、硫、锰、铜。

- 夏威夷果：夏威夷果中，油酸的占比高（约 57%），还有丰富的维生素 B_1、维生素 E，以及矿物质元素镁、锰。

- 开心果：开心果含丰富的不饱和脂肪酸、大量膳食纤维、矿物质元素（比如镁、钾、锌、铜、铁、钙、磷）、维生素 B_1、维生素 B_2、维生素 B_5、维生素 B_6、叶酸、维生素 C。

- 黑芝麻：《本草纲目》记载的黑芝麻的功效有"服至百日，能除一切痼疾；一年身面光泽不饥，二年发白返黑，三年齿落更生"。黑芝麻中近 50% 是优质脂肪，卵磷脂的含量高，也是维生素的"宝库"，并且富含钙，是地球上已知含钙最多的食物。值得一提的是，黑芝麻含大量含硫氨基酸（比如半胱氨酸、蛋氨酸）。

- 南瓜子：南瓜子是令人叹服的重要营养素的"巨人"。南瓜子含有丰富的矿物质元素，比如镁、锌、铁、铜和锰。30 g 南瓜子可提供人体每天所需 30% 的镁、15% 的锌、20%～30% 的铁，以及 30% 的铜。南瓜子还富含色氨酸，色氨酸能转化为 5- 羟色胺，5- 羟色胺可以转化为褪黑素，褪黑素可以帮助人体进入深度睡眠。

- 杏仁：杏仁主要有两个品种——供食用的甜杏仁以及供药用的苦杏仁。

咱们平时吃的甜杏仁并不是真的甜，而是与苦杏仁相比不那么苦罢了。杏仁中的蛋白质占比比较高，约占总重量的 19%，脂肪占比约为 54%，主要是油酸和亚油酸，油酸约占 65%，亚油酸约占 21%。另外，杏仁中存在较多的维生素 B_1、维生素 B_2、维生素 E、叶酸，以及矿物质元素磷、镁、钾、钙、铜、锌。

- 腰果：腰果含矿物质元素镁、钾、铜、锌、磷、铁，还含有叶酸、维生素 B_1、维生素 B_2 和维生素 B_6。腰果中，单不饱和脂肪酸约占 57%，多不饱和脂肪酸约占 20%，蛋白质占比比较高，约占 24%，膳食纤维占比约为 10%。

- 葵花籽：葵花籽里有丰富的维生素 B_1、维生素 B_2、维生素 B_6、维生素 E，膳食纤维，以及矿物质元素镁、钾、钙、锌、铁、磷。

- 花生：花生不算坚果，它属于豆科植物的种子，但由于花生的脂肪含量高，口感好，大家常常把它视为坚果。炒花生中，脂肪占 44%～45%，蛋白质约占 22%，碳水化合物约占 24% 左右。花生还含有丰富的维生素 A、维生素 B_1、维生素 B_2、烟酸、维生素 D、维生素 E，以及矿物质元素钙、铁等。

问大家一个问题：吃核桃等于吃核桃油吗？

正确答案是：核桃油是从核桃里提取出来的脂肪。古人吃核桃，用石头砸开了吃，摄取的是核桃中全部的营养素。这些年食品工业的出现，使人们吃到的食物往往被加工过程搞得营养素过少，并且油脂含量很高，这就会出麻烦。

超市里的食用油，有初榨的，有精炼的，两者有什么区别？我用橄榄油举例。

初榨橄榄油采用纯物理方法机械冷榨而成，不经过精炼，故保留了部分橄榄果中原生的营养素及植物化学物质。如果进行高温（超过 120 ℃）烹调，初榨橄榄油里的这些营养物质就会受到破坏，因而初榨橄榄油通常用来做凉拌菜。

精炼橄榄油一般是采用化学浸泡法加工、精炼而成的，经过脱酸、脱水、脱脂程序，去除了油料中所有的杂质。这种橄榄油的纯度很高，然而许多营养物质也在精炼的过程中流失了，营养价值相对降低。

还有一种混合橄榄油，是初榨橄榄油、精炼橄榄油的混合油。

高温烹调（比如炒、煎、炸）时更宜使用精炼橄榄油和混合橄榄油。

磷脂原材料

大家喜欢磷脂，知道磷脂有很多好处，很多人满世界买磷脂类保健品，这其实没有必要，只要在每日三餐认真地把磷脂的原料吃进身体里，身体就可以自行合成各种磷脂。

全身各个组织均能合成磷脂，肝、肾等组织中的磷脂合成过程比较活跃，细胞根据 DNA 的编码将你食用的原料合成各种磷脂。你要吃一些磷脂的原料，以帮助细胞合成磷脂。

1. 富含磷脂的食物：磷脂是动物细胞膜的重要成分，动物性食物和植物种子都是我们要主动食用的食物。鸡蛋黄和大豆含有丰富的磷脂，动物内脏、动物肌肉都是磷脂很好的食物来源。

2. 不饱和脂肪酸：植物油的多不饱和脂肪酸含量比较高，没有腿的动物往往多不饱和脂肪酸比较多，四条腿的动物主要含饱和脂肪酸，也含不饱和脂肪酸。所以，动物油、植物油都要吃。

3. 磷酸基团后面的"X"：胆碱、肌醇、乙醇胺、丝氨酸等。胆碱是人体无法合成的营养素，只存在于食物中，含胆碱多的食物有牛肝、鸡肝、鸡蛋、新鲜鳕鱼、三文鱼等。肌醇和乙醇胺广泛分布在动物和植物体内。丝氨酸不是必需氨基酸，人体细胞可以自行合成。

"坏脂肪"

"坏脂肪"其实有两类，一类是人类基因不认识的工业脂肪产品，另一类是人体需要但是摄入量超出了人体需求、造成人体代谢紊乱的脂肪。

反式脂肪酸

反式脂肪酸又被称为氢化脂肪酸。20 世纪初，德国化学家威廉·诺曼

（Wilhelm Normann）发明了一项专利，将食用油部分"氢化"。经过"氢化"的植物油比普通植物油更稳定，常温下为固态，可以让食品外观更好看，口感更松软，还能延长食物的保质期。此外，与动物油相比，氢化植物油价格更低廉。当时的人们认为植物油比动物油更健康，因此用便宜而且"健康"的氢化植物油代替动物油在当时被认为是一种进步和时尚。

氢化植物油与你平时炒菜用的植物油有什么不同呢？

虽然名叫植物油，但是氢化植物油是植物油中的不饱和脂肪酸通过加氢硬化而成的固态油脂，脂肪酸的空间结构变了，不饱和脂肪酸成了反式脂肪酸。反式脂肪酸的空间结构与天然油脂的截然不同，人体很难适应，长期摄入会导致慢病的发生。

大多数天然食物中的脂肪酸都是顺式脂肪酸。不饱和脂肪酸被处理成反式脂肪酸对制作食品非常有利，即食品味道好、易保存，还能塑形，做成各种好看的品相。然而，摄入过多反式脂肪酸对保持健康极为不利，100 年来，许多国家做了大量实验，证明了摄入过多反式脂肪酸会引起以下严重的健康问题。

1. 促进血栓形成，造成冠心病和脑卒中。

2. 影响生育能力，减少雄激素的分泌，对精子的活跃性产生负面影响。

3. 影响大脑功能，降低记忆力。尤其会对婴幼儿的大脑发育和神经系统发育产生不利影响，这种影响会延续终身。

4. 增加肥胖的可能性。

5. 低密度脂蛋白、脂蛋白 a 增多。

6. 增加血压升高的风险。

7. 脂肪组织会累积这些有害的物质，从而导致更多的炎症和氧化应激。反式脂肪酸会储存在身体中，即使停止摄入，它们也会影响身体很长一段时间。

8. 反式脂肪酸不仅仅容易让人过敏，还会引起很多疾病。如果女性每天摄入 4 g 反式脂肪酸，不孕的概率就会增加 70%。美国哈佛大学曾经对 1.85 万名准备怀孕的妇女进行调查，发现其中 438 人因无法排卵而不易受孕。当她们停止食用含有大量反式脂肪酸的食物后，排卵情况就发生了显著的改善。如果哺乳期妇女大量摄入反式脂肪酸，它就会通过乳汁进入婴儿体内，会严重影响婴儿的脑细胞发育。

由于反式脂肪酸对人体健康有明显的危害，世界卫生组织和联合国粮农组织在 2003 年发布的《膳食、营养与慢性疾病》中建议"反式脂肪酸最大摄入量不超过总能量的 1%"，折算出来大概一个人一天的反式脂肪酸摄入量在 2 g 以内。

反式脂肪酸对人有害已经成为没有异议的共识了。2018 年 5 月 14 日，世界卫生组织宣布，计划未来 5 年在全球范围内全面消除食物中的人造反式脂肪酸。

哪些食物含有反式脂肪酸？

我列举一些大家特别熟悉的食物：工业工艺制作的奶茶、蛋糕、饼干、面包、爆米花、冰激凌、用氢化油炸的薯条、代可可脂巧克力、含植脂末的咖啡伴侣……这些食物你都吃过吧？有的人甚至天天都在吃。

反式脂肪酸经常穿着各种"马甲"偷偷出现在各种地方，让我们防不胜防。它的"马甲"有一些好听的名字，比如植物氢化油、人造黄油、人造奶油、人造植物黄油、人造植物奶油、人造脂肪、氢化油、起酥油、植脂末（又称奶精）。大家平时逛超市的时候要养成看配料表的习惯，尽量避免摄入反式脂肪酸。

有一天，一个朋友给了我一包内蒙古奶茶，原始的内蒙古奶茶的原料是水、牛奶、奶皮、砖茶、酥油、炒米，而我看到这包奶茶配料表里的奶粉是低脂奶粉和植脂末——估计牛奶中的脂肪已经被提取出来做成黄油了。没有脂肪的奶很不好喝，怎么办呢？厂家就加了植脂末。所以，今后你买内蒙古奶茶、奶糖的时候，一定要仔细看看里面的成分是天然成分还是工业成分。

- 以下食品很可能含反式脂肪酸：油饼、油条、炸鸡、炸薯条、奶油蛋糕、蛋黄派、泡芙、薄脆饼干、油酥饼、方便面、巧克力、沙拉酱、炸鲜奶、咖啡伴侣、冰激凌、南瓜饼。
- 以下配料含反式脂肪酸：代可可脂、植物奶油、植物黄油、精炼植物油、植物奶精、起酥油、人造奶油、植脂末。

过多的植物油引起身体炎症

我们总是把含工业成分的食品叫作垃圾食品，身体不认识这种成分，肠道菌群也不认识，这种成分会引起菌群紊乱、各种过敏和慢性炎症。其实还有一类食物也属于垃圾食品，那就是过量食用的食品。虽然这类食物本身的营养素属于七大营养素，但是如果摄入量超过了身体的需求，也会成为体内的垃圾。

大豆油、玉米油、菜籽油、葵花籽油、红花籽油等含亚油酸多的植物油摄入过多会造成很多麻烦，比如过敏、关节疼痛、血管炎症。

红花籽油约含饱和脂肪酸 9%，油酸 21%，亚油酸 77%。

大豆油中含油酸 22% ~ 30%，亚麻酸 5% ~ 9%，亚油酸 50% ~ 60%。

菜籽油中含油酸 14% ~ 19%，芥子酸 31% ~ 55%，亚麻酸 1% ~ 10%，亚油酸 12% ~ 24%。

芝麻油有普通芝麻油和小磨香油，它们都是以芝麻油为原料所制取的产品。从芝麻中提取出的油脂，无论是芝麻油还是小磨香油，脂肪酸比例大体都是油酸占 35% ~ 49%，亚油酸占 38% ~ 48%，花生酸占 0.4% ~ 1.2%。

你在超市里买植物油的时候，要仔细看是什么种子榨出来的油。要知道，花生油、大豆油、菜籽油、玉米油等都是亚油酸比例比较高的植物油。

有一个挑植物油的技巧：尽量选木本种子油，少选草本种子油。

选择脂肪时的"鄙视链"

有一天我与四个朋友聊天，给他们出了几道题，其中有一个人全答对了。你试试看，能不能全答对。以下问题的答案全部都是二选一，你只能选一个答案。

第一题：选动物油还是植物油？　　　　A. 动物油　　　　B. 植物油

第二题：选玉米油还是茶籽油？　　　　A. 茶籽油　　　　B. 玉米油

第三题：选 ω-3 脂肪酸还是 ω-6 脂肪酸？　A. ω-3 脂肪酸　　B. ω-6 脂肪酸

第四题：选玉米油还是植脂末？　　　　A. 玉米油　　　　B. 植脂末

第五题：选猪油还是鱼油？　　　　　　A. 鱼油　　　　　B. 猪油

好，公布一下正确答案。

五道题的正确答案都是 A。

第一题：首选动物油。牛、羊、猪肉里的动物油含饱和脂肪酸，鱼类含多不饱和脂肪酸。

第二题：茶籽油里的主角是单不饱和脂肪酸，玉米油里主要是亚油酸，也就是 ω-6 脂肪酸。ω-6 脂肪酸是必需脂肪酸，但是现在摄取 ω-6 脂肪酸太容易，大多数人都处于摄入量超标状态。

第三题：ω-3 和 ω-6 脂肪酸比较，选 ω-3 脂肪酸更好。

第四题：植脂末含反式脂肪酸，要严格限制摄入量，根本不应在选择范围，立即排除。

第五题：猪油和鱼油其实都很好，但是，毕竟大脑更喜欢鱼油，上班族主要靠大脑工作，所以选择鱼油。

吃进去的脂类

肚子上的脂肪不是食物中的脂肪

很多人把食物中的脂肪和肚子上的脂肪画等号，认为从嘴巴吃进身体的多余油脂会在肚子上表现出来。这种观点其实大错特错。

肚子上的脂肪是从哪里来的呢？

肚子上的脂肪主要是碳水化合物摄入过多造成的，或者与饮酒太多有关——酒是粮食或水果的衍生物。淀粉在消化道里被分解成葡萄糖，葡萄糖经过门静脉来到了肝脏。一部分葡萄糖进入血液成为血糖；一部分成为肝糖原；还有一部分成为脂肪，留在肝脏里。因此，爱吃细粮的人很容易出现脂肪肝。肝脏无法储存过多的脂肪，必须通过极低密度脂蛋白带出去将其放到其他地方，极低密度脂蛋白一边往外走，一边把包裹着的甘油三酯送到肝脏外的脂肪细胞中。

身体把过多的能量转化成脂肪储存起来，在你很饿的时候再转化成能量。然而，你到点就吃饭，还吃了很多的主食或经常喝酒，结果肚子上的脂肪越堆越多。

而从嘴巴吃进去的脂肪，会在小肠成为乳糜微粒，进入淋巴系统，进入锁骨下静脉，被全身各种细胞利用，成为细胞的结构。

那么，摄入脂肪和摄入碳水化合物分别对人有什么影响呢？

- 摄入脂肪会产生饱腹感，不容易饿。只摄入碳水化合物很容易饿。
- 摄入脂肪对胰岛素影响极小，餐后血糖波动小。摄入碳水化合物直接促进胰腺释放胰岛素，容易造成较大的血糖波动。
- 摄入脂肪容易刺激身体产生蓬松的低密度脂蛋白，并促进高密度脂蛋白的生成。摄入碳水化合物容易刺激身体产生小而密的低密度脂蛋白。
- 摄入脂肪可以改善大脑功能，预防阿尔茨海默病。碳水化合物摄入过多会助力阿尔茨海默病的发生。
- 摄入脂肪不会造成空腹化验中甘油三酯水平升高。摄入碳水化合物过多会提高空腹化验结果中的甘油三酯水平。
- 脂肪是脂溶性维生素的载体，而碳水化合物不是。
- 碳水化合物是肝脏合成脂肪的原料，摄入过量会引起脂肪肝。摄入的脂肪不直接进入肝脏，而进入细胞。
- 摄入碳水化合物会促进血糖升高，刺激内皮细胞增生，促进动脉粥样硬化的发展。而摄入的脂肪会与磷脂、胆固醇、蛋白质一起进入细胞，成为细胞新陈代谢的原料。

吃进去的脂类去了哪里？

大多数食物中的营养素都会被小肠吸收，经门静脉到达肝脏。然而，脂类和其他营养素不一样，会另辟蹊径。

脂类经过口腔、食管，进入胃里。胃酸把食物变成了食糜，胃的蠕动把食糜推到十二指肠，食糜在十二指肠与胆汁和胰脂肪酶相遇。

有人说："多吃脂肪会把肠子堵上。"这是把肠子看成了下水管道，下水管道里可没有胆汁，也没有胰脂肪酶。肠道中的胆汁和胰脂肪酶会把油腻的脂肪分解成分子状态，不可能堵住肠道。胆汁起乳化作用，很像咱们平时用的洗涤灵——洗涤灵可以乳化脂肪，把大的油脂分子团分离成小的脂肪颗粒。胰腺分泌的脂肪酶再把这些小的脂肪颗粒分解成甘油一酯和脂肪酸。甘油一酯和脂肪酸进入肠壁，在肠壁上再重新组合，形成甘油三酯。同时，肠道中的磷脂、胆固醇、蛋白质也加入进来，与甘油三酯共同形成一种脂蛋白——乳糜微粒。

你是不是以为乳糜微粒会进入门静脉？它们不会。这支队伍走了另一条路：进入肠壁下面的淋巴管，从淋巴管汇入胸腔里的胸导管，最后进入颈部的静脉中，在血液中循环。

要说清楚的是，进入淋巴管的是长链脂肪酸，食物中的脂肪酸一般都是长链脂肪酸。椰子油、棕榈仁油等油脂中的中链脂肪酸，则会进入门静脉。

乳糜微粒的功能是将从食物中摄取的甘油三酯、胆固醇、磷脂转运至有需求的细胞。毛细血管是物质交换的地方，表面有脂蛋白酯酶。遇到乳糜微粒的时候，脂蛋白酯酶会立即分解乳糜微粒上的脂类，胆固醇、脂肪酸、甘油三酯会进入细胞，被细胞利用。

乳糜微粒在血液中的半衰期为 10～15 分钟，意思是说每 10～15 分钟血液中乳糜微粒的数量都会衰减一半。健康的人在停止进食 12 小时后进行抽血化验，几乎检测不到血液中的乳糜微粒。因此，健康的人早晨空腹抽血化验是验不出前一天摄取的脂肪和胆固醇的。

摄入多少脂肪才合适？

到底摄入多少油脂好呢？少吃不仅会引起脂溶性维生素不足，还可能出现必需脂肪酸缺乏。多吃吧，会不会胖呀？动物油吃多了，是不是就会得动脉粥样硬化？

你别担心，一般人不会一次摄入很多脂肪，你吃不了几口脂肪含量高的食物就会腻，不会想吃多少就能吃多少。假如眼前放着一碗米饭和一碗油，哪碗你能吃／喝下去？

有一种人，体内胆汁和胰脂肪酶很少，消化不了勉强吃进去的脂肪。这些人常说的一句话是："脂肪吃多了会拉肚子。"肠道会把没有被乳化和分解的脂肪驱逐出去。

大自然给人类摄入脂肪设了两道门槛：一是让你吃不下，二是让勉强吃下去的油脂以粪便的形式排出去。因此，你不用总纠结到底摄入多少脂肪合适，而要在选择脂肪种类时多动脑筋。

讲一个故事。

有一位 63 岁的女性患者，她是某单位的领导，平时看书多，对自己很严格，每天锻炼，饮食上绝对遵循"低脂肪、低糖、低盐"，一天吃 500 g 以上的蔬菜。半年前她得了胃癌，做了手术，剩下 1/4 个胃。这半年来她一直在做化疗。她贫血、白细胞偏低、白蛋白低于正常范围，还有胸腔积液、腹水，被诊断为营养不良。

在给肿瘤患者提供营养支持的时候，以下两个阶段的身体需求是不一样的。在治疗阶段，要保证身体基本功能的运转，能量和蛋白质不能少，如果进食太少或血浆白蛋白低于正常范围，患者要暂时停止接受化疗、放疗，筑牢自己的营养基础之后再进行下一步治疗。否则，很可能肿瘤还在，人却没了。在化疗结束后的阶段，患者需要很好地调整自己的饮食，提高免疫力，防止肿瘤复发。

这位患者处于治疗阶段，必须纠正营养不良。我给她设计了每日补充能量和蛋白质的方案：从肉、蛋、奶中摄取蛋白质，每天吃 3 个鸡蛋，喝酸奶 500 mL，再尽量多吃一些肉类。我建议她吃鸡蛋的时候要吃煎鸡蛋或炒鸡蛋，她说："鸡蛋不是要少吃吗？油吃多了会不会得动脉粥样硬化呀？"

我很奇怪地看着她："你觉得现在是肿瘤要你的命还是动脉粥样硬化要你的命？哪个对你来说更危险？"

她忽然明白了："是肿瘤。"

我告诉她："先解决主要矛盾。再说，你对油脂和胆固醇的认识是错误的。"

她笑了："这些年我听到的很多言论都是讲'多吃脂肪不好，尤其不要吃动物油'。"

我把手一摊:"所以你病了。"

这些年大家一听"多摄入点脂肪"就害怕,为什么?

1.大家普遍认为身上的脂肪是油脂吃多了造成的。实际上,肚子上的脂肪是碳水化合物或者酒精摄入得太多的产物。爱喝粥、吃面条的人很容易胖,喝酒多的人肚子大。脂肪真的很冤。无论是在中文,还是在英文中,吃进身体的"脂肪"和身上的"脂肪"是同一个单词,所以一般人会误认为食物中的脂肪摄入多了就会变成自己身上的"游泳圈"。

2.大家以为化验单上的甘油三酯和胆固醇都是吃进身体里的。实际上,空腹化验和吃完饭抽血化验有本质的区别。饭后化验出的甘油三酯、胆固醇主要是这顿饭吃进去的,空腹化验的甘油三酯和胆固醇都是肝脏合成的。

3.一些厂家为了商业利益,宣传产品时不负责任,误导大家。

空腹化验的甘油三酯不是食物中的脂肪

很多人以为胖是油吃多了造成的,于是吃饭的时候总是躲着脂肪,可是,没有油的食物一方面不好吃,另一方面吃了后人特别容易饿,而且甘油三酯一点也没有下降。

讲一个故事。

我治疗过一个50岁的女性患者,她是福建人,身高160 cm,体重66 kg。10多年来,她的血液检查结果中甘油三酯一直很高,最高到了18.8 mmol/L,她的空腹血糖平均在6.4 mmol/L,没有吃降糖药。医生告诉她要少吃、多运动,于是她每天跑步、游泳。虽然她的血糖没有继续升高,但是她的甘油三酯总是下降一点又上升一点,并且关节出了问题——膝关节疼痛,这使她无法剧烈运动。不仅如此,她的胰腺炎还发作了一次。她去了很多医院,医生都告诉她饮食要清淡。

她来找我咨询。我除了了解她的病史,还仔细调查了她的饮食习惯,发现她太喜欢主食了。她爱吃米饭、米线、米粉、面包、包子、炒河粉等主食,只吃一点点瘦肉，肥肉、动物内脏是一点都不吃。她不吃油炸食品。她喜欢吃水果，一天能吃 500 g。

她的症状明显是摄入的碳水化合物太多、脂肪和蛋白质太少造成的。我给她写了一个营养处方，一天的摄入总能量是 1 650 kcal，蛋白质占 20%，碳水化合物占 30%，脂肪提供的能量占总能量的 50%。

她不敢相信多摄入脂肪、少摄入碳水化合物就能降低甘油三酯，但是她也没有别的办法了，只好试试。虽然她没有完全执行这份营养处方，但确实尽量按处方调整了饮食。1 个月后她去化验，结果让她欣喜若狂。她发信息给我："我的甘油三酯真的降了，从 3 个月前的 16 mmol/L 降到了 4.2 mmol/L，而且这个月我都没吃降脂药。"我回复她："方向对了就不怕路远，你如果再少吃些主食，甘油三酯还能往下降。"

空腹化验的胆固醇不是食物中的胆固醇

胆固醇的食物来源是动物性食物，比如鸡蛋、动物内脏、动物肌肉。

食物中的胆固醇、磷脂、蛋白质、脂肪酸在小肠黏膜上合成为乳糜微粒。乳糜微粒进入肠壁下面的淋巴管，流入胸导管，之后从左侧颈静脉和锁骨下静脉的交汇处进入血液。

在血液中流动的脂蛋白主要是四种——高密度脂蛋白、低密度脂蛋白、乳糜微粒、极低密度脂蛋白。乳糜微粒体积最大，尽管被叫作微粒，但其实很像脂肪泡泡。乳糜微粒携带的是食物中的胆固醇，也就是外源性胆固醇，但是，体检化验的胆固醇是内源性胆固醇。

内源性胆固醇和外源性胆固醇

与胆固醇有关的话题是关于脂类摄入的争论热点之一，也是一类十分滑稽的话题。

前文讲了胆固醇在身体中的作用。身体离不开胆固醇，每一天身体都要进行新陈代谢，一般来讲，身体一天需要 1 300 ～ 1 500 mg 胆固醇参与生理过程，其中 80% 左右是内源性的，是由肝脏自己产生的，外源性胆固醇占总量的 20%

左右。

20 世纪 50 年代后，美国国家医学会、美国心脏协会、美国糖尿病学会、美国癌症协会等医学组织宣称胆固醇升高是心脑血管疾病发生的根源。许多医生至今仍然秉持这样的观念，这影响着数以亿计的患者，让他们视含有胆固醇的食物如洪水猛兽。然而，我要提出两个问题：这里说的"胆固醇升高"指血液中的胆固醇升高，对吧？这是摄入的还是肝脏生成的？

大多数人都以为化验的血脂里的胆固醇就是从食物中摄取的外源性胆固醇，以为吃含胆固醇的食物越多，血脂就越高，于是整天躲着胆固醇。结果事与愿违，血脂更高了，他们只好去吃药。

错在哪里了呢？

他们把时间搞错了。

大家到医院里化验，一般都是早晨空腹抽血。大家可能十几个小时都没有吃饭，而胃里的食物一般 4 小时就会被排空，所以早晨空腹抽血化验测的不是外源性胆固醇，而是肝脏在十几个小时内合成的内源性胆固醇。一个人除非在这十几个小时内进食或确实有家族遗传病，否则早晨空腹抽血是测不出外源性胆固醇的。

如果摄入了很多胆固醇，内源性胆固醇是会变多还是会变少？

如果仅摄入一点点胆固醇，肝脏合成的胆固醇是会变多还是会变少？

在总量确定的条件下，A 多了，B 就少；A 少了，B 就多。这是小学生都懂的道理。最关键的是要知道空腹化验测的是低密度脂蛋白胆固醇，那是肝脏造的，内源性的。

大家一定要摄入胆固醇，它是身体的一部分。要多吃一些含胆固醇的食物，尤其是蛋黄，那是禽类准备孕育新生命的原料，那是生命的精华。多吃外源性的胆固醇，正好可以减少肝脏的工作量，从而起到少合成内源性胆固醇的效果。

去年我多次在湖南出差，住的宾馆旁边有个做墨鱼仔的餐厅，我经常去那儿吃用墨鱼仔做的菜。墨鱼仔富含胆固醇，我一个人能吃很多。我想给大脑狂补一下胆固醇，也想让肝脏休息休息。

身体需要多少胆固醇?

我经常看到一些文章里写通过采取一段时间的生酮饮食,客户的体重减轻了,甘油三酯也下降了。但是,这些文章里关于胆固醇的变化说法不一,有的说下降了,有的说没有变化,还有的说升高了。为什么会这样呢?大家先想想以下问题。

1. 高脂肪饮食就是高胆固醇饮食吗?

2. 动物油(如鱼油)、MCT 油等油脂里有多少胆固醇?

3. 在低碳水饮食中,胆固醇应该多摄入还是少摄入?

4. 一个健康的轻体力劳动者一天到底需要多少胆固醇?

一般来讲,一个健康人一天需要 1 300 ~ 1 500 mg 胆固醇。一个人如果运动量大,生长发育快,那么他每天需要的胆固醇会大于 1 500 mg。因此,长个子的孩子和运动量比较大的人要比一般人多吃一些鸡蛋(整蛋)等富含胆固醇的食物。肌肉和大脑却非常需要蛋白质和胆固醇,如果吃鸡蛋时只吃蛋白而扔掉蛋黄,那真是应了那句"四肢发达,头脑简单"。

到底摄入多少胆固醇合适呢?

一个健康的成年轻体力劳动者,在没有额外运动的情况下,每天应该摄入 300 ~ 500 mg 胆固醇,肝脏合成 1 000 mg 左右(大部分在晚上合成)。

如果一个人的化验结果显示低密度脂蛋白胆固醇高于正常范围,也就是说肝脏合成的胆固醇过多,会是因为什么呢?

1. 可能是这个人今天摄入的胆固醇不足 300 ~ 500 mg。

2. 可能是这个人对胆固醇的需求量比较大,需要更多的胆固醇修复身体。

3. 说明这个人的肝脏功能还不错,有能力合成胆固醇。

含胆固醇多的食物主要是动物性食物,包括鸡蛋、动物内脏、动物脑和肉类。我把部分食物的胆固醇含量表(表 2-5)在这里展示一下,食物的胆固醇含量越高,你的身体就越喜欢。

表 2-5　常见食物的胆固醇含量表 [1]

常见高胆固醇食物（每 100 g 至少含 200 mg 胆固醇）		常见中等胆固醇食物（每 100 g 含 90~200 mg 胆固醇）		常见低胆固醇食物（每 100 g 至多含 90 mg 胆固醇）	
食物	胆固醇含量（mg/100 g）	食物	胆固醇含量（mg/100 g）	食物	胆固醇含量（mg/100 g）
鸡蛋黄	1510	猪蹄	192	腊肠	88
鸡蛋	648	猪肝	180	羊肉	82
鸭蛋	565	猪心	151	瘦猪肉	81
虾米	525	鲫鱼	130	全脂奶粉	79
鹌鹑蛋	515	腊肉	123	鲳鱼	77
虾皮	428	牛肉干	120	带鱼	76
银鱼	361	鳕鱼	114	黄鱼	76
猪肚	290	羊肉串	110	鸡胸肉	65
鱿鱼（鲜）	268	肥猪肉	109	瘦牛肉	60
河蟹	267	青鱼	108	炼乳	36
蚬	257	鸡肉	106	羊奶	31
河虾	240	猪皮	100	纯牛奶	17
墨鱼（鲜）	226	鸡腿	99	酸奶	8

以下是计算胆固醇摄入量的方法。

如果一个人，一天吃 1 个鸡蛋，100 g 猪肉（有 1/3 是肥肉），100 g 红烧带鱼，喝 200 g 酸奶。请问他摄入了多少胆固醇？

100 g 鸡蛋含 648 mg 胆固醇，1 个鸡蛋（鸡蛋大小不一，按照 1 个重 50 g 计算），平均含约 324 mg 胆固醇。

100 g 肥猪肉含 109 mg 胆固醇；100 g 瘦猪肉含 81 mg 胆固醇。100 g 猪肉（有 1/3 是肥肉）含约 90 mg 胆固醇。

100 g 酸奶含 8 mg 胆固醇，200 g 酸奶含约 16 mg 胆固醇。

---

[1]　杨月欣.中国食物成分表 标准版 第 6 版［M］.北京：北京大学医学出版社，2020.03.

这个人一天吃 100 g 带鱼，就是 76 mg 胆固醇。

合起来，他这一天摄入了约 506 mg 胆固醇。

这到底是摄入多了还是摄入少了？答案要看身体需要多少胆固醇，还要看肝脏的反应，肝脏合成胆固醇的量是对摄入量的补充。当然，一个人如果吃了降脂药，肝脏生成胆固醇的反应链就被中断了。

我每次在计算一个人的胆固醇摄入量的时候，都要看这个人的年龄、运动量、用脑程度、健康状态，还要看空腹化验时血脂化验结果，设定能够满足他身体需求的摄入量。

蛋白质

必需氨基酸

蛋白质非常重要，可以说没有蛋白质也就没有生命。我在给一个人制订补充蛋白质的方案的时候，既会强调蛋白质的摄入总量，也会强调蛋白质的质量。

什么是蛋白质的质量呢？指的是食物中必需氨基酸的种类。

必需氨基酸是一类不能在人体内合成或合成量满足不了人体需求，必须从膳食中摄取的氨基酸。与必需脂肪酸一样，长期缺乏必需氨基酸的人会生病。

必需氨基酸有八种：异亮氨酸、亮氨酸、赖氨酸、蛋氨酸、苯丙氨酸、苏氨酸、色氨酸、缬氨酸，婴幼儿还需要组氨酸。人体一般不容易缺乏半胱氨酸和酪氨酸，但是营养条件稍微差一些的时候，这两种氨基酸就会不足。因此它们属于条件必需氨基酸。

食物中蛋白质的氨基酸模式与人体蛋白质的氨基酸模式越接近，摄入的蛋白质被人体利用的程度就越高，食物蛋白质的营养价值也就越高，这类蛋白质被称为优质蛋白，如动物性食物中的肉、蛋、奶、鱼、动物内脏。大豆蛋白也不错，不过大豆含有凝集素，不好消化，最好选择吃豆腐或豆豉。

蛋白质先分解为肽，然后再分解为氨基酸，肽是蛋白质分解过程的中间产物。经常有人问我，某种肽的保健品可不可以吃？我一般回答，要看构成这种肽的氨基酸，如果没有必需氨基酸或只有很少的必需氨基酸，那么这样的保健品不吃也罢。

哪些食物含必需氨基酸多，并且比较符合人体需求呢？

先问问自己："你是植物还是动物？"

人当然是动物啦，而且是高等动物，食物链的最顶端。

再问问自己："你认为自己的身体结构与几条腿动物的结构接近？"

选项有四条腿的畜类，两条腿的禽类，没有腿的鱼、贝类。你觉得自己的身体结构与哪类动物接近？

很多人说我喜欢吃鱼。然而，你不是鱼。

有人说自己只吃禽类，不吃畜类。然而，不管怎样，你没有翅膀。

所以呀，别拒绝四条腿的动物，要喜欢吃羊、牛、猪、驴等四条腿动物的肉。

说完了肉类，再说说蛋类。鸡蛋、鸭蛋、鹌鹑蛋、鹅蛋都是禽类的精华，蛋里有生命所需的所有营养物质，蛋可以孵化出新的生命。蛋类的氨基酸结构符合生命密码，因此蛋类是极好的蛋白质来源。

奶是哺乳动物给下一代的优质营养品。人是哺乳动物，产妇如果没有奶喂宝宝，或者奶水不足，那该怎么办？当然是用牛奶、马奶、驴奶、羊奶代替。

一般喝多少奶合适？每人每天应摄入至少相当于300 g鲜奶的奶类及奶制品（酸奶、奶酪等）。

蛋白质的功能

蛋白质是人体最基本的组成成分，占人体重量的20%左右。千万别小看这20%——人体60%左右是水，剩下的40%，蛋白质就占了一半。蛋白质难道不重要吗?

人体结构的基础部分

蛋白质是细胞、组织的基本原料,人体的神经、大脑、皮肤、肌肉、内脏、血液,甚至指甲、头发的主要构成成分都是蛋白质。此外,蛋白质还是人体生长发育、衰老组织更新和组织损伤后修补细胞的原料。

构建酶、激素等化合物

人体所有的生命活动都是在酶的催化下进行的,酶的主体是蛋白质。人体大部分激素(比如胰岛素、胰高血糖素)也是蛋白质或多肽,比如酪氨酸可以转化为肾上腺素和去甲肾上腺素。

增强免疫力

白细胞中的 T 细胞和 B 细胞是特异性免疫的主力,淋巴因子是淋巴细胞产生的多肽类生物活性物质。白细胞需要蛋白质作为物质基础,补充蛋白质对防止各种感染、防治肿瘤十分必要。

血液中重要的运输工具

白蛋白是很多化学物质的载体,载脂蛋白是脂类的载体,血红蛋白用来运输氧气。

维持胶体渗透压

白蛋白是维持血液胶体渗透压的关键元素。有一次,我做了一次远程会诊,会诊的是个肿瘤患者,最近有腹水。我在视频里看了一眼就知道她是低蛋白血症患者,双眼浮肿。我看了一下她的化验结果,白蛋白果然很低。我问她平时的饮食习惯,她说:"我不爱吃鸡蛋、牛奶和各种肉类,就喜欢吃米饭、馒头和青菜。"由于血浆中的白蛋白太少,于是水分流向组织间质,结果身体出现了浮肿和腹水。

血液凝固

大多数凝血因子都是蛋白质。

提供能量

当人体的能量不足时，肌肉组织、结缔组织等组织中的蛋白质会被分解，用来给人体提供能量。所以，别盲目减肥。很多人减肥之后，肌肉和皮肤松弛了，显得老了很多。

缺乏蛋白质的表现

其实，根据蛋白质在人体中发挥的作用你就可以推断出缺乏蛋白质时的表现。

有一次，有位营养师问我："听说您原来是神经内科医生，我问您一个问题——我总失眠是怎么回事？"

我说："你缺乏蛋白质。你看，你的肌肉很少，头发也少，而且你说你的消化能力差，再加上你睡眠不好，这些都与缺乏蛋白质有关。"

她说："我的确不爱吃肉，一周最多吃点鱼，每天吃一个鸡蛋，不喝牛奶，有时喝点酸奶，红肉偶尔吃一点点。"然后她加了一句："夏主任，您怎么推断出来我是缺乏蛋白质的呢？"

我说："蛋白质的基本功能其一是组成组织、器官，肌肉、皮肤、头发等都是蛋白质组成的。其二是参与代谢，各种酶都是蛋白质，大多数激素也是蛋白质，脑细胞里的神经递质基本上也是蛋白质。如果蛋白质不够，新陈代谢一定会受到限制。你看，你的肌肉很少，头发也少，这些就说明你体内的蛋白质不足。消化能力差说明胃蛋白酶等消化酶的活性不足。"

其实，在做健康管理实际操作时，有临床经验的医生给患者使用营养治疗更合适。因为营养科医生负责确定患者的健康问题与营养的关系，而营养师的工作更多是在大众营养层面展开的。

讲一个故事。

一个47岁的成功男士，因为患三叉神经带状疱疹来我所在的医院看病，神经内科已经给他开了一些止疼药。他来找我目的是他最近的血压有些高，想通过营养治疗减少降压药的药量。

我告诉他两个重点：带状疱疹是免疫力下降造成的；血压高的原因有很多，熬夜、缺乏运动或精神紧张都会造成血压高，饮食错误以及经常吸烟也会造成血压高。

他告诉我，他工作压力很大，最近常常熬夜，睡眠也不好，几乎不运动，饮食方面基本只管吃饱不管吃好。他还抽很多烟，偶尔饮酒。

我告诉他，带状疱疹是疱疹病毒侵犯了三叉神经节引起的。抵抗力差的时候，病毒就会伺机而动。所以，这次出现三叉神经痛是个提醒，他一定要提高免疫力，生活要规律，必须充分补充蛋白质，这样免疫球蛋白才能好好发挥作用。

这位患者的理解能力很强，会抓重点，马上表示："我以后一定早点睡觉，每天吃4个鸡蛋，喝1杯牛奶，再吃些肉类和水果。这样可以增强免疫力，是吧？"

再讲一个故事。

有一天，我在广西的一家医院讲课，旁边坐了一位50岁左右的领导，原来他是学医的，现在做管理工作。他个子不高，看着不胖，但是腹部稍稍隆起。他说："夏医生，我总是觉得冷，身上的脂肪总也用不上。我的运动量不是很多，总觉得体能跟不上。"

这是驮着能量到处走的典型表现，说明他的基础代谢率很低，同时肌肉转化为能量的过程中出了问题。基础代谢率与各个器官的代谢率、肌肉量有关；转化能量主要在肌肉细胞的线粒体中进行，腹部脂肪是能量的储存形式。

吃饭的时候，我很注意他的饮食，发现他爱吃两类食物：蔬菜和主食。肉类、动物内脏等富含蛋白质的食物在圆桌转盘上转了一圈又一圈，他就是不吃。我劝他吃点肉，他点点头，然后又去夹蔬菜了。桌子上有一大盆米饭，还有广西的米粉，真的很好吃。我看着这位领导吃了一小碗米粉，又盛了一碗中等分量的米饭。

我问这位领导平时在家怎么吃饭，他说："早上吃一碗米线，中午米饭加蔬菜，晚上多数情况下在外面吃。我比较注意，饮食要清淡。"

今天的晚餐这么丰富，他还是挑自己认为对的食物。

我同他讲了讲蛋白质与肌肉量的关系，讲动物油可以多吃一点，他好像屏蔽了这些信息一样，继续采取"低脂肪、低蛋白"饮食。

长期缺乏蛋白质，会导致精力不集中、记忆力下降，甚至出现睡眠障碍、焦虑症。另外，还会出现脱发、皮肤干燥、指甲变软、消化功能障碍等。血管壁的弹性也和蛋白质密切相关，缺乏蛋白质会使血管壁的弹性变弱，血管变得僵硬。缺乏蛋白质还有很多其他的表现，比如肌肉无力、患肌少症、容易跌倒。

第三章
能量转换

血糖的生理平衡

如何保证自己的血糖在正常范围之内呢？关键在于理解血糖的调控机制。几乎每一天每一刻的血糖都会变化，大家只要掌控好影响血糖波动的几个因素，大多数情况下就可以把血糖控制好。

血糖有三种来源。

1. 进食：引发血糖上升的食物绝大多数富含糖类，包括葡萄糖、果糖、麦芽糖、糊精、淀粉。

2. 肝糖原分解：我们不可能时时刻刻都在进食。空腹时，肝脏分解储存的糖原，从而保持血糖不太低。肝脏里有 100 g 左右的糖原，一般来讲可以提供 12 小时的能量。如果我们跑步、健身，那么肝糖原会很快用完。

3. 糖异生：肝糖原耗尽之后，一些非糖物质会转化成葡萄糖来维持血糖。这些非糖物质包括脂肪、氨基酸、甘油、乳酸等，是血糖升高的底物。

血糖有以下五种去路。

1. 供全身细胞利用：血液中的葡萄糖时时刻刻被身体中的细胞吸收、利用，尤其是脑细胞和血液中的红细胞，非常依赖葡萄糖。

2. 合成肝糖原：葡萄糖在肝脏里以糖原的形式储存一部分能量。空腹的时候，肝糖原分解，释放出葡萄糖。患严重脂肪肝或肝硬化发展到晚期的时候，肝脏储存糖的能力以及调节血糖的能力就会明显下降。

3. 合成肌糖原：肌糖原是为了肌肉运动而储存的能量，经常进行肌肉运动会消耗这部分库存——前提是有一定的肌肉量，增加肌肉量需要补充营养和经常运动。很多糖尿病患者或想减肥的人士运动量很大但四肢很细，究其原因，主要是动物性食物食用量过少。

4. 以脂肪组织形式储存在身体中：这是在胰岛素的催化下进行的。胰岛素的功能之一是促进脂肪合成，过量的胰岛素是肥胖的催化剂，因此，要减肥，就要先减少胰岛素的分泌量。要减少胰岛素的分泌量，一定要采取低碳水饮食。

5. 通过肾脏排出：血糖峰值超过肾糖阈[①]的时候，葡萄糖会被排出体外，此时尿液中可以检查出葡萄糖。

当葡萄糖进入血液

临床实践非常重视摄入某种食物对血糖的影响。碳水化合物作为三大营养素之一，最主要的功能是为人体的生命活动提供能量。在喝粥、吃面条、吃土豆等食物之后，食物中的淀粉在胃肠道被消化酶分解成葡萄糖，葡萄糖进入血液，形成血糖。

人体有一套调节血糖的机制，这套机制以激素调节为主、神经调节为辅。

胰岛素降低血糖

你吃了主食之后，胰淀粉酶会从胰腺进入十二指肠，与食物混合，分解你吃进去的主食，同时胰腺中的β细胞立即分泌胰岛素。胰岛素进入血液，与细胞膜上的胰岛素受体结合，打开细胞膜上的葡萄糖转运通道。通道打开后，血液中的葡萄糖进入细胞，要么成为细胞的能量，要么成为糖原，要么促进肝细胞合成脂肪。通过这一系列快速的"收网行动"，血糖很快会降下来。

---

① 肾糖阈指当一部分肾小管对滤液中葡萄糖的重吸收达到极限值时血液中葡萄糖的浓度。——编者注

胰岛素被视为促进物质合成代谢的强力激素，通过影响碳水化合物、脂肪、蛋白质的代谢途径，促进葡萄糖、氨基酸和钾离子进入细胞，从而降低血糖浓度，促进糖原合成，抑制糖异生。这些过程大概只需要数秒或数分钟。但是，血糖如果持续升高，就会进一步影响细胞内 mRNA 的形成，促进过多的葡萄糖转化为脂肪，这个过程则需要数小时。

胰岛素要与细胞表面的胰岛素受体结合，才能发挥降血糖和促进细胞合成的作用。几乎所有细胞都有胰岛素受体，但在一些特定的组织和器官中，胰岛素受体更活跃。肌肉细胞、肝细胞和脂肪细胞是胰岛素最重要的靶细胞，也就是说，这三类细胞受胰岛素调控的程度最大。

肝脏是葡萄糖的库房，但是，这个库房空间有限，只能存储 100 g 葡萄糖。一个人如果特别爱吃碳水化合物类食物，肝脏这个库房就会处于一直堆满的状态。因此，对大多数按时吃饭、每顿饭都吃主食还不爱运动的人来讲，合成肝糖原在降低餐后血糖上起不到多大的作用。

肌肉细胞膜上的胰岛素受体与血液中的胰岛素结合，会打开肌肉细胞膜上的葡萄糖转运通道，葡萄糖进入细胞进行无氧酵解（即糖酵解），再进入线粒体进行有氧氧化，转化为肌肉细胞收缩所用的能量或成为肌糖原（肌肉细胞储存的能量）。肌糖原约占人体肌肉总重量的 1%~2%。如果他坚持运动，合成的肌糖原会增多一些。然而，如果这个人不运动，或者长期营养不良，肌肉单薄无力呢？这样的话，合成肌糖原这个通路对降低血糖的影响就不会很大。所以，糖尿病患者一定要增加有氧运动和阻抗运动的运动量，还要增加蛋白质、脂类的摄入量，这样肌肉储备糖的能力才会增强。

我们来设想一下，一个白领，坐在电脑前面工作，一天没有运动；他早上喝了一碗粥，吃了一个火烧，中午吃了约 100 g 主食，晚饭的时候他又吃了一大碗（约 100 g）面条。他体内肝糖原和肌糖原这两个库房早就满了，胰岛素为了降低血糖，只有一种办法，那就是促进脂肪的合成过程，将葡萄糖提供的能量转化为脂肪储存起来。想象一下，这个白领的肚子应该有大大的"游泳圈"。

引起血糖升高的多种激素

很多患者的化验单显示空腹血糖高，但是他们的餐后血糖基本正常。面对这种情况，他们常采取的措施是晚上少吃饭，说怕早上血糖高。我问患者："你抽血前多少小时没有吃饭？"

患者说："那天晚上吃完饭是 7 点。第二天早上来抽血，大概 9 点才轮到我。"

我问："你一般情况下吃完第一顿饭后多长时间肚子会饿？"

患者说："3 ~ 4 小时。"

我说："好，你抽血的时候离上一次吃饭已经过去了 14 个小时，胃里早就空了。化验单上显示的是空腹血糖，抽血时的血糖高与你前一天晚上 7 点吃的饭没有关系。"

患者睁大了眼睛："我晚上吃饭不多，为什么第二天早上空腹血糖高？"

这个问题很好回答："这与你夜里睡眠不好有关。你早上很早就醒了，此时身体中升高血糖的激素开始增多。你早上血糖高主要是糖异生造成的，与你昨天晚上吃的饭没什么关系。"

患者连连点头："是呀是呀，我睡眠不好已经很多年了，有时候还要吃安眠药才能睡着。"

提升血糖需要团队合作

引起血糖升高的激素有五种：胰高血糖素对低血糖迅速做出反应，肾上腺素在发生应激反应时出现，糖皮质激素、甲状腺激素、生长激素会持续调节血糖。

血糖降低会触发胰岛的 A 细胞释放胰高血糖素。胰高血糖素通知肝脏分解储存的糖原，补充血糖，同时促使与糖异生有关的酶活跃起来，最终使血糖升高。这种血糖升高的过程很快。胰高血糖素与胰岛素是调节血糖最基本的激素，也是"快速反应部队"，两者抗衡，在快速恢复血糖平稳上起关键作用。

肾上腺素能够在人应激的情况下快速提升血糖。一旦应激因素消失，这种使血糖临时升高的反应就会立即减弱。

讲一个故事。

我的一个朋友是糖尿病患者，打着胰岛素，用胰岛素泵控制每单位时间胰岛素进入血液的量，同时用动态血糖仪监测实时血糖。有一次开会，他是主办方，压力比较大，开会的那三天一点都不敢松懈，血糖一个劲地往上飘，他只好多打一些胰岛素。其实那几天他吃的食物不多，促进血糖升高的因素是应激反应：出现应激反应导致肾上腺素的分泌量增多，调动了与糖异生有关的酶系。会议结束那天，按理说他应该身心放松，结果他依然分外紧张——此时紧张是因为他自己的血糖，眼见着自己的血糖迅速下降，他赶紧减少胰岛素的注射量，可血糖还是往下降，眼见着就要低血糖了，他赶紧吃了些面包、糕点，总算化险为夷了。原因很明显，促进糖异生的力量消除了，胰岛素降血糖的力量也就立即减弱了，否则很容易低血糖。

糖皮质激素、甲状腺激素、生长激素提升血糖的效果缓慢而持续。

胰高血糖素、肾上腺素、糖皮质激素、甲状腺激素、生长激素均有提升血糖的功能，可是身体中只有胰岛素是降低血糖的激素。为什么人体升血糖这么积极，而降血糖只让胰岛素单兵作战？原因是人体不能低血糖，低血糖会使人昏迷或死亡。

很多糖尿病患者总是控制不好血糖。因此，针对这类患者，我不仅仅要考虑饮食问题，还要关注他们体内能够提升血糖的激素的水平。我和这类患者沟通的时候会说："你把自己搞得太紧张了，就像后面有只狼在追你，它总在追，你总在跑，交感神经做出这样的应激反应会使肾上腺素的分泌量增多。交感神经短时间快速兴奋是对人体的保护，但是长期保持兴奋，你就会被累死、消耗死。"

因此，在给糖尿病患者开具营养处方的时候，往往我还要和患者聊许多关于放松身心的话题。

与血糖有关的指标

只要讲碳水化合物，就一定要提到升糖指数（glycemic index，GI）和血糖负荷（glycemic load，GL）。这是两种影响血糖的主要因素。

升糖指数的概念是所有想采取低碳水饮食的人必须知道的。

升糖指数全称为"血糖生成指数"，指食用 50 g 含碳水化合物的食物引起血糖上升所产生的"血糖－时间"曲线面积和摄入标准物质（葡萄糖）所产生的"血糖－时间"曲线面积之比值再乘 100 所得出的数值（图 3-1），反映了某种食物与葡萄糖相比提升血糖的速度和能力。也就是说，在食用量相同、测量时间相同的情况下，对血糖影响大的食物就是高 GI 食物，对血糖影响小的食物是低 GI 食物。

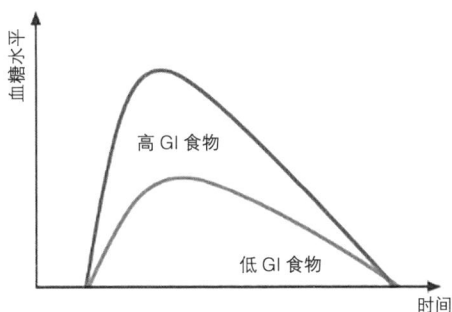

图 3-1　不同食物对血糖的影响

葡萄糖的 GI 值是 100，你猜果糖的 GI 值是多少呢？你猜，你使劲猜。

记得 2004 年我学营养学的时候，看到果糖的 GI 值大吃一惊，是 23！我当时不明白，果糖很甜，为什么摄入后不容易让血糖升高呢？

因为血液检查化验的是葡萄糖而不是果糖，果糖从门静脉进入肝脏，只有一部分转变成了葡萄糖。因此，果糖尽管很甜，但是摄入后不容易让血糖升高。

GI 值大于 70 的是高 GI 食物，低于 55 的为低 GI 食物，介于 55～70 的为中 GI 食物。

关于具体食物的 GI 值，我举几个例子给大家看看（表 3-1）。

表 3-1 部分食物的 GI 值[①]

食物	GI 值	食物	GI 值	食物	GI 值
葡萄糖	100	全麦面包	74	猕猴桃	52
大米饭（粳米，精米）	90	西瓜	72	山药	51
馒头（富强粉）	88	大米粥	69	葡萄	43
马铃薯泥	87	菠萝	66	苹果	36
糯米饭	87	蔗糖	65	梨	36
烙饼	80	马铃薯	62	桃	28
即食燕麦粥	79	荞麦面条	59	柚子	25
甘薯（红，煮）	77	煮甜玉米	55	李子	24
白面包	75	芒果	55	果糖	23
南瓜	75	香蕉	52	樱桃	22

看完这张表大家会发现，碳水化合物类食物里 GI 值低的大多数是水果。中 GI 食物，主要是根茎类粗粮、部分水果。左栏高 GI 值的碳水化合物类食物，基本是主食。

血糖负荷指一种食物含多少碳水化合物。同样是 100 g，米饭的碳水化合物含量肯定多于米粥的，米粥里水多、米少，淀粉含量少，所以米粥的血糖负荷更低。上面这张表里，左侧最下面的南瓜 GI 值是 75，但是 100 g 南瓜里只有 5 g 碳水化合物，所以它的血糖负荷 $= \dfrac{100 \text{ g 南瓜中碳水化合物含量} \times \text{南瓜的 GI 值}}{100}$

$= \dfrac{5 \times 75}{100} = 3.75$。因为南瓜血糖负荷小于 10，所以它属于低血糖负荷食物。

另外，千万别忽略了血糖升高速度，我自己进行动态血糖监测的时候做过一个试验：早上只喝一碗米粥，观察喝粥后的"血糖－时间"曲线。2 小时后我饥肠辘辘，全身没有力气，开始找食物吃。原因是淀粉经过熬煮变成了糊精，胃肠道吸收糊精的速度快，可促进胰岛素快速释放，造成血糖明显

---

① 杨月欣. 中国食物成分表 标准版 第 6 版［M］.北京：北京大学医学出版社，2020.03.

波动。

非糖物质变成糖——糖异生

我经常听很多人说："不能不摄入碳水化合物，如果不摄入碳水化合物，血糖就会降低。"

真的吗？

我问你一个问题："一个人如果被困在一个地方出不来，但有水喝。他能活多久？"

答案是：如果这个人身体中的能量储备比较充足，那么他可以活数月，如果他很瘦，也能活数周。

他没有摄入碳水化合物，血糖又是靠什么保持的？

靠糖异生！

糖异生的启动因素

几乎每个人身上都会发生糖异生。

假如一个健康人不进食、不运动，处于安静状态下，身体每日葡萄糖消耗量大致约 225 g，但是大家要知道，身体贮存的可供利用的葡萄糖只有约 150 g。因此，如果不进食，身体中的葡萄糖很快就会用光。

一个人身体中储存的葡萄糖用光了，是不是就会出现低血糖了呢？

现实中，大家会发现，自己挨饿十几个小时的情况很常见，甚至能挨饿更久。比如地震了，一个人被困在某个空间中，虽然有水可以喝，但是出不去，没有食物。几天后他被人找到，他还活着，还能说话，只是很瘦、没有力气。此时，他的血糖应该是正常范围内的最低值。

储存的葡萄糖消耗完之后，人体会激活糖异生来维持血糖。

糖异生指身体把非糖物质转化为葡萄糖的过程。这样人体仍然可以保证血糖状况正常，仍然可以维持大脑功能。非糖物质指体内的乳酸、丙酮酸、氨基酸、甘油等含有能量的物质。糖异生是在肝细胞的细胞质和线粒体中进行的。葡萄糖不足的时候，蛋白质会加速分解，肝脏可以把氨基酸转变成葡萄糖。

身体不会浪费剧烈运动时产生的大量乳酸，蚂蚱也是肉嘛。乳酸会迅速扩散到血液，随血流流至肝脏，先被氧化生成丙酮酸，再通过糖异生转变为葡萄糖，进而补充血糖。这个转化过程称为可立氏循环（cori cycle）或乳酸循环。

甘油是脂肪分解的产物。脂肪分解为甘油和脂肪酸，甘油通过血液运输到肝脏，在甘油激酶的作用下，甘油转变为 3- 磷酸甘油，然后再脱氢生成磷酸二羟丙酮，通过糖异生途径生成葡萄糖。

有一天，一位患者让我看他的体检报告。他很仔细，把化验单上所有有异常的结果都做了标识：化验单中有个项目测的是游离脂肪酸，这项的数值比较高；另外，尿常规检查出了酮体。

我一边看化验结果一边说："你在体检之前的那天晚上没有好好吃饭，第二天抽血的时候，离上一次吃饭已经过了十几个小时，肝脏的糖原早就消耗完了，之后脂肪就开始分解了。"

这位患者瞪大了眼睛，说："夏主任，您真神了，连我那天晚上吃没吃饭都知道。我体检的前一天晚上真的没有吃饭，我怕吃了晚饭会影响第二天的化验结果。"

健康人血液中的酮体极少，为 $0.03 \sim 0.5$ mmol/L，但在某些生理情况（比如饥饿、禁食）或病理情况（比如糖尿病）下，或者在葡萄糖供能的途径受到阻碍时，脂肪分解会增强（分解脂肪的脂肪酶活性增强）。身体储存的白色脂肪在脂肪酶的作用下逐渐水解，释放游离脂肪酸和甘油。在肝脏中，甘油成为糖异生的材料，脂肪酸进入线粒体进行 β- 氧化，成为供能的主角，同时生成酮体。

肝外组织利用酮体的能力与血液中的酮体浓度成正比。酮体浓度越高，利用率越高。酮体浓度超过 70 mg/dL 时，酮体经肾小球的滤过量会超出肾小管的重吸收量，尿液中就会检测出酮体。

酮体分子小，溶于水，便于在血液中流动，可以通过血脑屏障为大脑供能。心肌和肾脏组织利用酮体的能力很强。脑组织在能量选择上，首先选择消耗葡萄糖，然而，在葡萄糖供应不足或葡萄糖消耗出现阻碍时，酮体会成为脑细胞的主要能源物质。饥饿时，酮体占脑能量来源的 25%～75%。

影响酮体生成的因素

饮食会影响酮体的生成。饥饿会促进胰高血糖素的分泌，从而增强脂肪分解，使酮体增加。如果摄入了很多碳水化合物，身体获得了足够多的葡萄糖来源，胰岛素的分泌量就会增多，脂肪分解会被抑制，酮体马上消失。另外，葡萄糖顺利转变成能量会抑制线粒体外膜上的肉碱脂酰转移酶 I 的活性，阻止脂酰 CoA 进入线粒体进行 β- 氧化，从而抑制酮体的生成。

若肝脏中合成的酮体的数量超过肝外组织利用酮体的量，两者失去平衡，血液中的酮体浓度就会过高，导致酮血症和酮尿症。乙酰乙酸和 β- 羟丁酸都是酸性物质，因此酮体在体内大量堆积会引起酸中毒。

讲一个故事。

最近很多人都在采取生酮饮食来减肥或治疗糖尿病。有一天，我的门诊来了一位男性患者，他 51 岁，有多年的糖尿病。他听别人说采取生酮饮食可以治疗糖尿病，便行动起来。果然，血糖降下来了，但与此同时尿酸急速升高。以前他的尿酸只是轻度偏高，这次因为采取生酮饮食而痛风发作。

我问他："最近除了饮食上有改变，还有其他方面有改变吗，比如运动方面？"

他说："有。听说糖尿病患者一定要增加运动量，我就办了健身卡，每天在健身房跑步半小时，进行抗阻运动半小时。"

我明白了。运动量过大会使身体产生过量的乳酸，而尿酸、酮体也是酸性的。这些酸性物质都要通过肾脏排出体外，再加上人在运动过程中出汗多、排尿少，它们在排出时产生了竞争，使得人体内尿酸含量过高，生酮饮食就成了促进痛风发作的导火索。

我说清了缘由，告诉他在尿酸高的情况下不适合采取生酮饮食，最好采取温和型低碳水饮食，而且一定要多饮水，最近一段时间不要进行剧烈运动，避免身体产生过量乳酸。我给他开了一个为期 1 个月的营养处方。

1 个月后他告诉我："我的痛风没有再发作，尿酸下来了，血糖比较平稳。"

我问他："尿中还有没有酮体？"

他说："没有了。"

线粒体中的营养素代谢

生命活动时时刻刻都需要能量，能量是在哪里产生的呢？

人体是由细胞组成的，细胞的结构包括细胞膜、细胞质、细胞器和细胞核。如果把细胞比喻成一个工厂，细胞核就是 DNA 的所在地，相当于指挥部；线粒体就像工厂的锅炉，负责给细胞活动提供能量。

在线粒体内，不缺氧的情况下，碳水化合物、脂肪、蛋白质等营养物质被彻底氧化分解为二氧化碳、水、ATP。线粒体通过氧化磷酸化合成人体所需的能量（ATP），这个过程产生的能量占人体所需能量的 90% 以上。

一般来说，一个细胞里线粒体的数量决定了这个细胞的能量代谢水平。比如平均一个肝细胞有 2 000 多个线粒体；心肌细胞里有 5 000～8 000 个线粒体；神经元中的线粒体更多，最多可达到 200 万个线粒体。

除了数量，线粒体的质量也很重要。有一种疾病叫作线粒体脑肌病——遗传因素引起线粒体结构和功能异常，临床表现为骨骼肌无力、眼外肌麻痹、癫痫反复发作、共济失调、脑功能障碍等症状，有的人会出现心肌病、肾功能不全等问题。这些问题都是十分依赖线粒体提供能量的细胞，因为线粒体无法正常运转导致的结果。

我描述一下细胞生产能量的过程，先讲葡萄糖的代谢，然后再带入脂肪酸代谢，最后讲一讲蛋白质如何参与能量代谢。

产能机器线粒体

线粒体非常小，是由两层单位膜（内膜和外膜）围成的封闭囊状结构（图3-2）。其实，线粒体有很多种形状，比如线状、颗粒状、短杆状。线粒体一般宽 $0.5 \sim 1.0\ \mu m$，长 $1.5 \sim 3.0\ \mu m$。

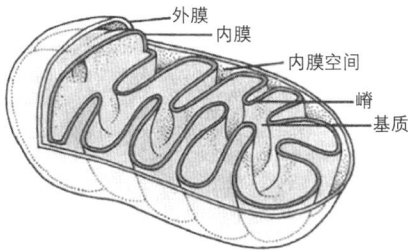

图 3-2　线粒体的结构

线粒体外膜的结构与人体细胞膜的一样，内膜的结构与细菌细胞膜的一样。外膜上有很多蛋白质通道，允许一些小分子物质通过。内膜上也有很多蛋白质通道，可以精准地选择让某些物质通过。产生 ATP 的过程主要在内膜上进行。

线粒体内膜的表面集中分布着电子传递体和氧化磷酸化酶系。线粒体内膜向内折叠形成嵴，从而增大内膜面积，可以让更多的物质参与反应，产生更多的能量。在内膜和嵴的表面上有很多小颗粒，这些颗粒是用于合成 ATP 的各种酶。这些酶可以催化碳水化合物、脂肪分解成水和二氧化碳，同时释放能量。线粒体中有 120 多种与能量代谢有关的酶，是细胞中酶含量最多的细胞器。

线粒体基质是内膜和嵴围成的空间，是线粒体 DNA、线粒体 RNA、线粒体蛋白质合成的场所，另外，催化三羧酸循环、丙酮酸和脂肪酸氧化的酶都存在于基质中。

线粒体对外界环境变化很敏感，一些环境因素的影响会直接造成线粒体功能异常。线粒体 DNA 位于线粒体基质内或线粒体内膜上，裸露着，没有膜结构包绕，因此很容易被伤害。此外，年龄因素也会影响线粒体功能。年龄越大，线粒体氧化磷酸化的能力越低。倘若线粒体出现了问题，最常见的症状就是心肌无力、脑功能障碍和肌肉无力，原因是心脏、大脑、肌肉这三种器官的细胞是线粒体最多、最活跃的人体细胞。

我经常看到一种现象：一个人很胖，却说自己非常怕冷，走路没劲。为什么呢？因为他的线粒体运转效率很低，身上的脂肪不能转变成能量。

假如你出现了心肌无力、脑功能障碍和肌肉无力，或者自己身上有脂肪却怕冷、无力，你要马上想到线粒体。

线粒体的产能过程是细胞进行氧化磷酸化的过程。这个过程不断进行电子传递，电子传递系统在释放能量的过程中会持续产生活性氧。因此，对线粒体来讲，抗氧化、减少氧自由基的产生显得举足轻重。

线粒体与其他细胞器一样会进行新陈代谢。线粒体都需要哪些营养物质呢？第一，需要结构性营养素；第二，需要让线粒体酶保持活性的营养素；第三，抗氧化物质。

"产能高手"葡萄糖

我很喜欢以下这幅图（图 3-3），它简明扼要地展现了代谢过程。我从上往下描述一下这幅图的内容。

最上面一部分是细胞质膜，代表细胞内外的隔离层，说明以下所有过程都是在细胞内部进行的。

第二部分是在细胞质内进行的代谢过程。葡萄糖在进入线粒体之前，在细胞质中进行无氧酵解。

第三部分是线粒体膜，将线粒体从细胞内部相对独立出来。

第四部分表现了线粒体内部发生的一系列生化反应，是有氧代谢，三羧酸循环和氧化磷酸化都在这里发生。这里是产能的主战场。

葡萄糖　　　　　　半乳糖

细胞质膜

单向的　ATP→ADP

己糖单磷酸旁路　←→　葡萄糖-6-磷酸　←→　葡萄糖-1-磷酸　→　糖原　　　单向的

果糖-6-磷酸

单向的　ATP→ADP

果糖-1,6-二磷酸

细胞质

二羟丙酮磷酸　←→　3-磷酸甘油醛

果糖-1-PO$_4$

1,3-二磷酸甘油酯（~P）

ADP→ATP

3-磷酸甘油酯

2-磷酸甘油酯

磷酸烯醇丙酮酸（~P）

单向的　ADP→ATP

甘油三酯（TAG）　胆固醇

通过转氨作用

氨基酸　←→　丙酮酸　←→　乳酸　　脂肪酸CoA　　乙酰CoA+草酰乙酸

NH$_3$至尿素　　　　NADH+H$^+$　NAD

果糖

线粒体膜

需氧的

丙酮酸

线粒体

CO$_2$　NAD→NADH+H$^+$

单向的

通过β-氧化作用

酮体　←　乙酰CoA　←　脂肪酸CoA

CoA

氨基酸　←　通过转氨作用　←　草酰乙酸　　　柠檬酸

NH$_3$至尿素

NAD

NADH+H$^+$　苹果酸　　　异柠檬酸

H$_2$O　　　　　　　　CO$_2$　NAD→NADH+H$^+$

延胡索酸　　　　　α-酮戊二酸

FAD　　　　　　CO$_2$　NAD

FADH$_2$　琥珀酸　　琥珀酸　NADH+H$^+$

GTP GDP　CoA

电子转运系统

ATP

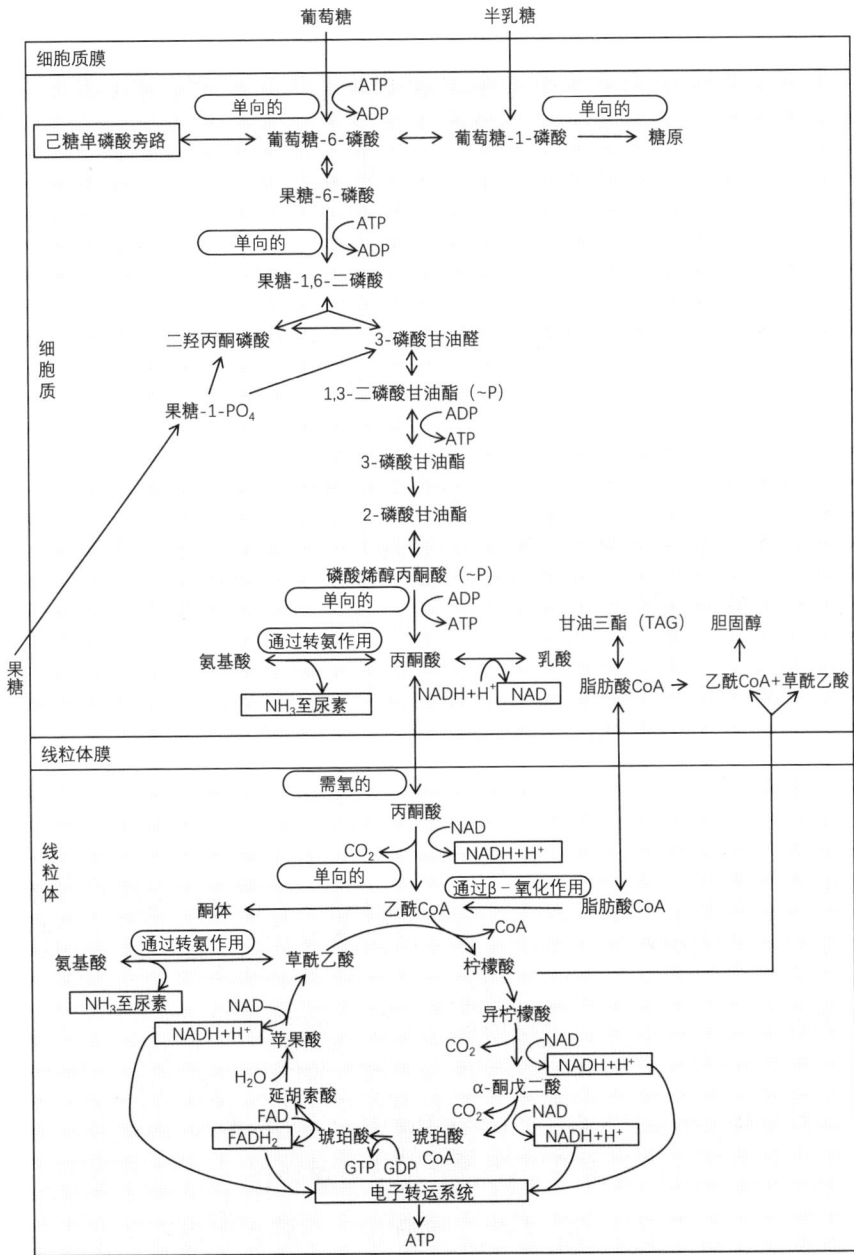

图3-3　宏量营养素的代谢概观[①]

————————

① （美）L.凯萨琳·马汉，西尔维娅·艾斯科特-斯顿普，珍妮丝·L.雷蒙德主编；杜寿玢，陈伟译. Krause 营养诊疗学［M］.北京：人民卫生出版社，2017.04.

葡萄糖在细胞里要经过无氧酵解和有氧氧化两个步骤，在一系列酶的催化下，最终才能释放出储存的化学能，转化为 ATP、二氧化碳和水，ATP 是推动机体工作的动能，二氧化碳进入血液，通过肺泡释放到空气中，水被细胞循环再利用。

细胞质中的无氧酵解

葡萄糖在细胞质中进行无氧酵解，分解为丙酮酸，并产生少量 ATP。无氧酵解的过程分为 10 步。真够麻烦的，折腾了半天，1 分子葡萄糖在细胞质中经过无氧酵解只产生了 2 分子 ATP。ATP 太少了，不够用。怎么办呢？葡萄糖往下走，进入线粒体，进行有氧氧化，这样产生的能量就多了。

然而，如果缺氧会怎样？在缺氧的情况下，丙酮酸无法进入线粒体。这怎么办？拐弯呗。在乳酸脱氢酶的作用下，细胞通过无氧呼吸将丙酮酸转变成不完全代谢产物——乳酸。

无氧酵解最主要的生理意义在于迅速提供能量，这对肌肉收缩很重要。肌肉中的 ATP 存储量很少，肌肉收缩数秒即会耗尽。人体通过葡萄糖的无氧酵解可以迅速得到 ATP，因此运动强度较大的时候，人体就会乳酸潴留，全身肌肉疼痛。

线粒体中的有氧氧化

葡萄糖在有氧状态下，彻底氧化成二氧化碳和水的过程被称为有氧氧化。我们继续从上往下看"宏量营养素的代谢概观"这张图。

丙酮酸在有氧状态下通过扩散穿过线粒体，在丙酮酸脱氢酶的作用下氧化成乙酰 CoA。乙酰 CoA 是个核心角色，许多能量转化过程都与它有关。乙酰 CoA 既参与碳水化合物代谢，也参与脂肪代谢，对调节糖脂比、减轻肥胖、调节代谢特别重要。

三羧酸循环包括 8 步，均在线粒体中进行。第一步是乙酰 CoA 与草酰乙酸结合生成柠檬酸，第八步是苹果酸脱氢生成草酰乙酸。转了一圈，草酰乙酸又出来了。草酰乙酸像个中介，结合一次乙酰 CoA，产生效益，出来，再结合一次乙酰 CoA，再产生效益……一点都没浪费。

那效益是什么？1 分子葡萄糖在三羧酸循环代谢中，共产生 30 ~ 32 分子的 ATP。

三羧酸循环结束了，ATP 储存了大量的高能磷酸键，下一步是释放能量，通过呼吸链把能量释放出去。

呼吸链是由一系列的递氢反应和递电子反应按一定顺序排列所组成的连续反应体系，参加呼吸链的酶及辅酶按一定顺序排列在线粒体内膜上，进行氢和电子的传递，故又被称为电子传递链。大家常听说的一种保健品——辅酶 Q10，就是在这个传递电子的过程中发挥作用。大家还知道贫血时会全身无力，原因是在能量释放的过程中，细胞色素氧化酶（"细胞色素 -C 氧化酶"）是关键，这个酶的辅酶是血红素"铁"。所以，患有缺铁性贫血的人尽管可能一点都不瘦，却总是没有力气——这个人身体储存的能量释放不出去。

1 分子葡萄糖在细胞质中经过无氧酵解产生 2 分子 ATP，而在有氧氧化中，1 分子葡萄糖经过三羧酸循环代谢共产生 30 ~ 32 分子 ATP。由此看来，有氧氧化能更好地提供能量。然而，还有更厉害的代谢途径，那就是脂肪酸的 β- 氧化。

脂肪酸的 β- 氧化

脂肪酸是人等哺乳动物的主要能量来源，在农业革命开始之前，人类主要靠吃动物性食物获得能量。大多数细胞都可以将脂肪酸作为自身的能量来源，尤其是肝细胞和肌肉细胞。

脂肪酸穿过线粒体膜进入线粒体进行氧化的过程叫作 β- 氧化。

β- 氧化（图 3-4）是人体内脂肪酸代谢的主要方式。脂肪酸不能随意进出线粒体，一定要被携带者带着走，还要经过一系列审核才能被放行。脂肪酸分子在细胞质中被活化，然后在肉碱的协助下进入线粒体，经过一系列复杂的步骤，转变为乙酰 CoA。脂肪酸的氧化首先在 β- 碳位发生，故称 β- 氧化。

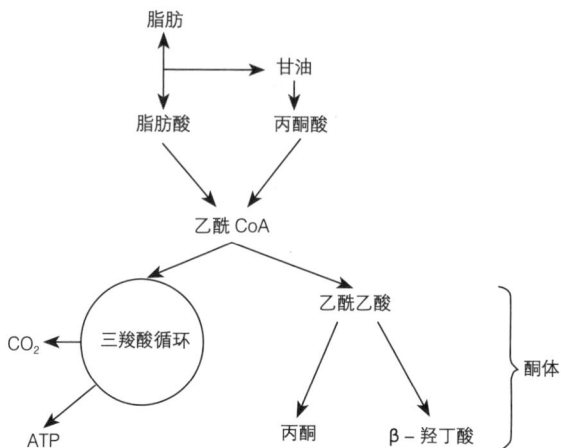

脂肪

脂肪 → 甘油

脂肪酸　　丙酮酸

乙酰 CoA

CO_2 ← 三羧酸循环　　乙酰乙酸

ATP

丙酮　　β-羟丁酸　　⎫酮体

图 3-4　β- 氧化的过程

　　缺乏糖类或糖类代谢、脂肪代谢紊乱（如糖尿病）时，肝细胞的能量来自脂肪酸，脂肪酸在线粒体里进行 β- 氧化的同时会产生副产品——酮体。然而，因为肝脏不能利用酮体——肝脏缺乏利用酮体的酶系，所以酮体会随着血液循环流入周围组织。有些组织特别喜欢酮体，比如心脏、大脑、肾脏。酮体的分子链很短，容易穿过血脑屏障为脑细胞供能。酮体包括乙酰乙酸、β- 羟丁酸、丙酮，是脂肪酸在肝脏分解、氧化时特有的中间代谢物。

　　以软脂酸为例，1 个软脂酸分子可以产生 106 个 ATP 分子。这可比 1 个葡萄糖分子产生的能量大多了。前文讲了，1 个葡萄糖分子经过有氧氧化产生 30 ~ 32 个 ATP 分子。由此可见，脂肪酸和葡萄糖虽然都是身体重要的能量来源，但是在等量条件下，脂肪酸氧化产生的能量约是葡萄糖的 3.4 倍。

　　可以说，能量供应有一条"鄙视链"（单位物质所提供的能量大小）：脂肪酸的 β- 氧化＞葡萄糖的有氧氧化＞葡萄糖的无氧酵解。

蛋白质成为能源

　　蛋白质一般不参与供能，但是，在不得已的情况下，它也会把身段放下来，为人体供能。比如，一个人好几天没有好好吃饭，体内的蛋白质被分解成氨基酸，氨基酸脱氨基后生成 α- 酮酸。α- 酮酸有多种代谢途径：可以进入三羧酸循环被彻底氧化，提供能量；可以转变为葡萄糖和脂肪。能生成葡萄糖的氨基酸叫作生糖氨基酸，能转变为酮体的氨基酸叫作生酮氨基酸，既能转变成葡萄糖又能转变成酮体的氨基酸叫作生酮生糖氨基酸（表 3-2）。

表 3-2　氨基酸的种类

类别	氨基酸
生糖氨基酸	甘氨酸，丝氨酸，缬氨酸，组氨酸，精氨酸，半胱氨酸，脯氨酸，丙氨酸，谷氨酸，谷氨酰胺，天冬氨酸，天冬酰胺，甲硫氨酸
生酮氨基酸	亮氨酸，赖氨酸
生酮生糖氨基酸	异亮氨酸，苯丙氨酸，酪氨酸，苏氨酸，色氨酸

线粒体的双能源切换：被忽略的脂肪通路

讲一个故事。

我有一个朋友是一家茶馆的老板，我经常到她的茶馆喝茶、聊天。有一天，我到她那里喝茶的时候见到了一个女孩。第一眼看上去，这个女孩高高瘦瘦的，约 27 岁，面部皮肤比较粗糙，整体状态像男孩子般帅气。

她从小喜欢运动，还经常参加一些比赛。最近两三年，她一边工作一边上运动课程，希望通过专业的训练，让自己的运动成绩更好。就这样，她进行了两三年的系统训练。然而，渐渐地，她发现有点不对劲：她的技巧比以前提高了，但是体能没有提高，甚至还在一点点下滑。她每天的运动量很大，绝对按照教练的要求进食：少吃这个，多吃那个……丝毫不怠慢。

她努力摄入很多蛋白质，摄入的碳水化合物也不少，十分注意不过多摄入脂肪。这样的饮食是运动员的标准吃法，体育学院基本是这么教的，健身教练给健身人群营养搭配建议也都是"高蛋白、高碳水、低脂肪"。这种安排源于一个道理：蛋白质是肌肉细胞自我修复的基础，运动时身体主要消耗碳水化合物，运动过程中因为脂肪提供能量的速度比较慢，所以脂肪的摄入量不能大。

这个女孩知道我是神经内科医生，问了我一个问题："夏老师，我现在睡眠质量特别差，而且一把一把地掉头发。怎么会这样呢？我想不明白。"

我首先对她现在的能量消耗进行了评估。她的能量消耗主要有两处：一是运动量很大，肌肉的代谢速度很快，需要大量的蛋白质；二是除了运动，她还有其他工作，经常用脑。因此她需要摄入的蛋白质和脂类要比同等运动量的运动爱好者多很多。

肌肉需要蛋白质，大脑也需要蛋白质，如果蛋白质摄入不足，两者就会产生竞争，那就要看哪个消耗的蛋白质更多。她现在运动强度大，摄入的蛋白质主要被肌肉抢走了。缺乏蛋白质会出现某些现象，比如掉头发、睡不着觉。发为血之余嘛。蛋白质不足，头发这个相对不重要的组织就被牺牲了。你看一些营养不良的狗、猫的皮毛都是很稀疏的。另外，脑细胞中的神经递质基本是蛋白质，比如大家都知道的与睡眠紧密相关的褪黑素就是蛋白质的衍生物。

我和她聊了一下大脑最需要什么营养素，我告诉她大脑特别需要脂类和蛋白质。很多运动员每天要吃 6 个整鸡蛋，这是对的。如果只吃蛋清，不吃蛋黄，脑细胞的工作就会受到影响。

她大吃一惊："啊，但是我们教练讲每天只能吃 2 个整鸡蛋。如果多吃就只能吃蛋清，不能吃蛋黄。"

我告诉她："大脑需要脂肪。蛋黄中磷脂多，并且还有大脑需要的胆碱，蛋清中蛋白质多，所以你尽量吃整蛋，吃不下整蛋了才可以增加蛋清。"

我又告诉她："补钙有助于睡眠，所以你现在应该多喝一些牛奶。"

她瞪大了眼睛："啊，我一周喝 3 次牛奶，1 次喝 200 mL。"

旁边的一个朋友搭话了："还没有我喝牛奶多呢，我每天喝一杯。"

我告诉她："健康的成年人一天应该喝 300 mL 牛奶。有失眠症状的人最好喝足 500 mL。"

之后，我给她讲了线粒体的双能源。

"运动时，肌肉消耗的是碳水化合物还是脂肪？还是蛋白质？过去比较传统的运动营养学理论认为碳水化合物是唯一在运动中提供能量的物质，但是近些年来运动生理学研究成果认为，运动时肌肉的主要能量来源是碳水化合物和脂肪，虽然在极度缺乏葡萄糖的情况下支链氨基酸也可以为肌肉供能，但蛋白质整体上提供能量的占比很低。"

旁边的一个朋友插话说："这有点像油电混动汽车。"

我继续讲："脂肪酸进入线粒体转变成能量需要很多条件：体内缺乏葡萄糖，肝糖原被耗尽。脂肪酸进入线粒体外膜时有种酶发挥了关键作用，那就是肉碱脂酰转移酶 I，该酶是脂肪酸代谢（β- 氧化）的限速酶。限速酶的意思是在一系列催化反应中，这种酶的活性决定了整个催化反应的速度。当处于饥饿状态、采取'高脂肪、低碳水'饮食或患糖尿病时，机体能利用的碳水化合物很少，就需要脂肪酸供能，此时肉碱脂酰转移酶 I 的活性增加，脂肪酸进入线粒体的速度加快。这种酶很关键。但是，一定要注意的是，肉碱脂酰转移酶 I 活性和数量上的提升是被'训练'出来的。传统的运动营养学非常重视碳水化合物和蛋白质。但是你发现了吗？咱们中国运动员的耐力比欧洲人的差，前半场跑来跑去，后半场往往跟不上。"

女孩发话了："我就是这样，跑到后来，一点力气都没有了，耐力远远不如之前。"

我点点头："是的，刚开始运动的时候，消耗的是肌肉里的肌糖原，血糖靠肝脏里的肝糖原维持，这些糖类很快就会被用光。此时糖异生开始，脂肪和蛋白质的分解反应增强，乳酸也开始参与糖异生。按理说，此时脂肪酸的 β- 氧化应该加速。然而，很无奈，线粒体膜上的转运酶很少被'训练'。教练们认为碳水化合物是直接为身体供能的，告诉运动员要多摄入碳水化合物。每顿饭都摄入很多碳水化合物会导致线粒体转运脂肪酸所用的转运酶（肉碱脂酰转移酶 I）压根得不到'训练'。因此，你不管多么努力，在后半场就是没有力气。如果运动员平时采取'高脂肪、低碳水'饮食，线粒体外膜上的肉碱脂酰转移酶Ⅰ就会不断被激活，脂肪的氧化通路随时可以被打开。线粒体作为人体中的能量转化器，有碳水化合物的时候就会用碳水化合物，没有碳水化合物的时候才会燃烧脂肪。所以想打开脂肪进入线粒体的通道，最重要的就是让碳水化合物经常不够用。

"打开线粒体膜上的通道才能促进脂肪酸分子进行 β- 氧化，这个通道会在不断地'训练'中变得畅通。有一种饮食减肥方法叫'16+8 轻断食'——16小时内空腹，8 小时内认真吃饭，因为空腹 12 小时后身体储备的葡萄糖基本上用完了，剩下的 4 小时身体会消耗脂肪。这就是双通道在轮换着使用，一方面可以减脂，另一方面可以训练脂肪酸的 β- 氧化通路。"

她恍然大悟，说："我明白了，原来是这么回事！"

我告诉她："你现在要把碳水化合物摄入量降下来，平时多训练用脂肪供能；如果明天要比赛，那么你今天就好好把碳水化合物摄入足了，把肌糖原、肝糖原'充满'。这样的话，你的双通道都是通的。"

之后，我教了她一些方法，教她怎么在饮食上补充蛋白质、脂肪、钙、铁，把碳水化合物的比例降下来。

过了大概一周，她给我发了一条微信，说："夏老师，我觉得我的睡眠质量好点了。"

1 个月后她又给我发了条信息，说："我的睡眠质量好了，消化能力也改善了，我觉得挺舒服的，谢谢夏老师。"

2 个月之后，有一天，我又去茶室跟朋友们喝茶。在座的人中有人问："到底是多摄入脂肪好呀，还是多摄入碳水化合物好呀？"

我说："这样吧，你们给上次来的那个姑娘打个电话，咱们看看她怎么说，好不好？"

大家都同意，于是我们开始了一次现场采访。

茶室老板打通了那个女孩的电话，问能不能视频通话，她说可以。

开始视频了，所有人都安静下来。

老板问："你现在怎么样啊？"

她笑眯眯地说："你们看看我。"她给了自己一个大大的特写：现在的她气色好，皮肤也光滑了，身材曲线堪称完美。她很有些女孩子的感觉了。

她说："自从按照夏老师给的建议吃饭以后，我的睡眠质量好了，消化情况也好了，而且我最近体能上来了。我上学的时候喜欢吃肉，虽然也吃主食，但是不会吃很多。被某些教练指导之后，我的饮食结构变成了'高碳水、高蛋白、低脂肪'：我一天最多吃 2 个鸡蛋，牛奶一周喝 3 次，平时只吃些瘦肉，避免吃油脂，结果体能不如以前，还睡不着觉。最近这 2 个月采取低碳水饮食后，我真的觉得自己越来越好了，又找回了原来上学的时候运动那种状态，我的体能在增强，而且躺下就能睡着。"

这个故事讲完了，大家理解线粒体的双通道功能了吧？

很多人在采取生酮饮食时用的是"硬启动"，一般都很不舒服，为什么？因为大家平时基本用葡萄糖供能，而现在脂肪酸突然被"逼"着进入线粒体——这条通道平时很少用，相关的酶（尤其是肉碱脂酰转移酶Ⅰ）没有被激活，所以线粒体中进行不了脂肪酸的 β- 氧化。如果你逼着自己忍 2 周，让脂肪酸的 β- 氧化通道慢慢开启，线粒体消耗脂肪的过程便会逐渐顺畅了。

养好线粒体

常见的损伤线粒体的因素

要保护线粒体，不要伤害线粒体。以下是常见的损伤线粒体的因素。

1. 吸烟：吸烟会使身体产生更多的自由基，呼吸道的换气功能容易受损，进而造成身体缺氧，阻止线粒体产生能量。

2. 环境毒素：农药（如杀虫剂、除草剂）、工业添加剂、空气污染等。

3. 重金属：铁超载、锰超载，以及接触汞、铅、砷等。

4. 药物：对乙酰氨基酚（会抑制 β- 氧化）、氨基糖苷类抗生素、（含铂的）化疗药物、二甲双胍、他汀类药物。

5. 经常吃含反式脂肪酸的食物：工业工艺制作的爆米花、人造黄油、人造植物油、蛋糕、甜点、冰激凌等。

6. 压力：如果心理压力长期过大，我们就会感到能量被耗尽，这是因为细胞的能量转化器（线粒体）在重压下出现了肿胀。持续产生负面情绪或感到压力过大会使线粒体产能效率显著下降。

7. 睡眠剥夺：睡眠剥夺和氧化应激存在关联，睡眠剥夺会影响线粒体的产能过程。

8. 光污染：手机等电子产品的屏幕发出的蓝光会诱导线粒体 DNA 损伤和视网膜上皮细胞产生自由基，导致身体受到光化学损伤。

9. 霉菌：越来越多的证据表明，霉菌暴露会损伤线粒体。霉菌喜欢潮湿、温暖的环境和碳水化合物。大家会发现馒头、老玉米、水果等富含碳水化合物的食物很容易发霉。人在阴暗潮湿的房间里待久了容易出现过敏性疾病和呼吸道疾病。大家关注一下水槽边、冰箱里，是不是常常有霉菌的身影？这些都属于霉菌暴露。

10. 过量的 ω-6 脂肪酸：摄入过多的 ω-6 脂肪酸会引起体内炎症，从而提高巨噬细胞的活性，使线粒体早衰。

11. 自由基损伤：自由基是一种具有高度化学活性的物质，它可以通过氧化作用损伤细胞的脂质、蛋白质和 DNA，导致线粒体受损和功能减弱。

减少氧化应激

氧化应激指体内一种氧化与抗氧化作用失衡的状态。氧化应激是自由基在体内产生的一种负面反应，被认为是导致衰老和疾病的重要因素之一。具体来讲，氧化应激指身体受内外环境有害因素刺激时，产生的活性氧自由基和活性氮自由基所引起的细胞和组织的生理和病理反应。活性氧自由基包括超氧阴离子、羟自由基和过氧化氢等，活性氮自由基包括一氧化氮、二氧化氮和过氧亚硝酸盐等。这些自由基会对人体的细胞和组织造成损害，比如脑细胞是全身所有细胞中含多不饱和脂肪酸最多的细胞，不饱和脂肪酸极容易被自由基攻击，出现脂质过氧化，这样会导致认知能力缓慢衰退。

怎么做才能减少自由基的产生呢？

自由基一部分来源于外界，一部分是身体代谢产生的。

1. 来自外界

加工食品：食用加工食品引起的健康问题越来越多，接触大量工业添加剂、食用储存时间过长的食物、饮用被污染的水源、食用再加工的变质食物等都是食物引发自由基增多的原因。

酒精和香烟：吸烟和饮酒都会产生过多的自由基。

环境污染：汽车尾气、工业废气、农药、紫外线、电离辐射、大气污染等都会造成自由基增加。

2. 来自身体代谢

过度用脑、熬夜、失眠会使身体产生的自由基过多。压力过大、紧张或兴奋时，去甲肾上腺素、肾上腺素等激素的分泌量会增加，身体在应激过程中会产生大量自由基。

生理代谢速度过快（比如运动量过多）会产生比平常多的自由基。

生病（比如慢性呼吸道炎症）会造成身体缺氧，发热、使用药物都会促进自由基产生。

减少致炎因子的侵入

致炎因子，顾名思义是导致身体炎症的因子，包括外源性致炎因子和内源性致炎因子。

外源性致炎因子主要指外界的病原体（细菌、病毒、真菌等）侵入人体，使人体发生免疫反应，免疫细胞在与外来病菌搏斗中会产生很多代谢产物，这些"战争垃圾"也是致炎因子，比如肿瘤坏死因子、白介素 -1，这些物质需要免疫细胞在战斗结束后慢慢清理。

外源性致炎因子还包括一些环境物理因素，比如高温、低温、放射性物质、紫外线、机械损伤、体内放入了异物，或者吸入尘埃、霉菌、接触到有毒物质。

内源性致炎因子的种类有很多，它们引起的免疫反应往往隐蔽而持续，很难被人感知到。体内长期存在的内源性致炎因子是各种慢病的主要病因。血糖波动大会使内皮细胞受损，免疫细胞会积极处理受损的细胞。食用错误的植物油也是体内炎症的触发因素。缺乏叶酸、维生素 B_6、维生素 B_{12} 等 B 族维生素会造成体内同型半胱氨酸增多，过多的同型半胱氨酸在血液中流动会损伤内皮细胞，引发血管炎症，促进血栓的形成。人体内细菌的数量是细胞数量的 10 倍，这些细菌如果出现了代谢紊乱或跑到它不该去的部位，就会引发炎症。比如肠道菌群如果突破肠黏膜屏障进入血液，就会受到免疫细胞的集体攻击，引发炎症；来自口腔的细菌是造成阿尔茨海默病、与血管有关的慢性炎症的重要因素；再比如，肠道中大量的霉菌代谢产物被小肠吸收也会引发炎症。

滋养线粒体的营养素

蛋白质、磷脂、胆固醇

蛋白质、磷脂、胆固醇这三种结构性营养素是线粒体的基本营养物质。线粒体中蛋白质占比很高，占 65% ~ 70%，主要分布于线粒体内膜和基质。脂质占 25% ~ 30%，其中 3/4 为磷脂，1/4 为胆固醇。此外，线粒体还含 DNA、一套相对独立的遗传系统、多种辅酶（比如辅酶 Q10、黄素单核苷酸、黄素腺嘌呤二核苷酸、烟酰胺腺嘌呤二核苷酸）、维生素、各种无机离子。

三大营养素代谢是在一系列酶的催化下进行的，大多数酶的主体是蛋白质，参与三羧酸循环和呼吸链代谢的辅因子和辅酶有很多，比如镁离子、铁离子、亚铁离子、B 族维生素。

蛋白质、磷脂、胆固醇既是结构性营养素，也是能量的载体。细胞也好、线粒体也好，都需要这三种结构性营养素来搭建自身结构。碳水化合物是最直接的能量来源，在细胞结构中占比很低。一个工厂要运转，产生效益，做出各种满足市场需求的产品，除了要有生产车间，有原料进入和产品运出，还要有性能高的锅炉供能（好的发电机也行）。人只要活着细胞就要运转，细胞运转需要能量推动。

很多人的肌肉已经很薄了，还大呼"多吃主食有劲"。碳水化合物是很好的能量来源，如同送进锅炉燃烧的煤炭。但是，这个人的"锅炉"怎么样呢？你会看到一些人虽然摄入了很多碳水化合物，但仍然感觉没有力气。原因是这个人的"细胞锅炉"质量太差。

葡萄糖

葡萄糖很像扔到锅炉里燃烧的煤。然而，大家一定要知道，葡萄糖不是必需营养素。必需营养素是指必须从自然界获取的、自身不能合成和转化的营养素，比如必需氨基酸、必需脂肪酸、维生素和矿物质元素。没有必需碳水化合物、必需葡萄糖之说。葡萄糖不足的时候，身体可以燃烧脂肪和蛋白质。从产能的角度来讲，葡萄糖是直接、干净的能量来源，但不是必需的；不过血糖低于正常时立即补充葡萄糖是必需的。

镁离子、B 族维生素、维生素 A

镁离子是线粒体酶发挥作用的重要辅助因子，在 ATP 合成酶的运转过程中起关键作用。镁离子是氧化磷酸化、生产能量、蛋白质合成、核酸合成、保持核酸稳定性、糖酵解所必需的。镁离子对其他离子跨细胞膜的主动运输至关重要，可以调节肌肉收缩、维持正常心律和调节神经元兴奋性。

一些 B 族维生素（维生素 B_1、维生素 B_2、维生素 B_3、维生素 B_6）参与线粒体能量代谢的多个环节，对保持线粒体功能至关重要。

关于维生素 A 在线粒体能量产生过程中的作用，已经出现了非常引人瞩目的研究结果。最近一项动物研究发现，视黄醇对调节线粒体能量产生过程的代谢适应性至关重要，它不仅是蛋白激酶 C 的辅助因子，而且还可以作为营养传感器，调节三羧酸循环中丙酮酸的数量。

ω-3 脂肪酸

补充 ω-3 脂肪酸对线粒体质量的提升来说是必需的。尤其是鱼油中的二十二碳六烯酸和二十碳五烯酸，摄入这些长链多不饱和脂肪酸有助于保持线粒体膜的稳定性和流动性，改善线粒体功能。

肌 酸

在运动营养品货架上，大家经常可以见到肌酸。肌酸属于哪种营养品呢？为什么一些健身教练鼓励大家在运动过程中补充肌酸呢？补充多了会怎样呢？

肌酸是一种含氮的有机酸，身体可以依靠精氨酸、甘氨酸、甲硫氨酸来合成肌酸。另外，我们日常吃肉，也能直接获得一些肌酸。肌酸在体内的储备量并不少，成年人体内平均有 80 ~ 130 g 肌酸，95% 的肌酸储存于骨骼肌中，安静状态下，约 60% 的肌酸是以磷酸肌酸的形式储备在肌肉中的。

肌肉细胞内储存的 ATP 很少，剧烈运动时几秒内就会消耗完，此时磷酸肌酸就派上了用场，但是很快也用完了，怎么办？肌酸和 ATP 在肌酸磷酸激酶的催化下会生成磷酸肌酸，磷酸肌酸可以储存在身体内留待以后使用。这是肌酸起作用的生化原理。所以补充肌酸对高强度的力量训练意义比较大，但对进行耐力运动来说就没太大帮助。也就是说，一般体力劳动者没有必要吃肌酸这样的保健品，每日多吃点肉类，瘦肉里的肌酸基本上能够满足身体需求。

肉 碱

前文讲脂肪酸的 β- 氧化时介绍道，脂肪酸要进入线粒体进行氧化代谢产生能量，第一步是脂肪酸在细胞质中转变为脂酰 CoA。然而，脂酰 CoA 不能自行穿过封锁线，必须与细胞质中的肉碱结合，还要利用线粒体外膜上的专用通道——肉碱脂酰转移酶Ⅰ，让肉碱脂酰转移酶Ⅰ带着脂酰CoA和肉碱的结合体进入线粒体基质。进入线粒体基质之后，肉碱与脂酰CoA分离，肉碱再回到细胞质，继续与下一个脂酰CoA结合。

很多人会想，多摄入一些合成好的肉碱，脂肪酸进入线粒体的合作伙伴是不是就更多一些了？减肥不就简单了吗？然而，这些年来的实践结果并不如意，前些年很多人用肉碱减肥，现在这种方法已经销声匿迹了。牵制细胞代谢的因素有很多，我还是拿锅炉做比喻，锅炉性能不好，你多雇一些锅炉工往锅炉里添很多煤，有用吗？

辅酶Q10

这是一种在线粒体内参与能量生成的辅酶。辅酶Q10可能是线粒体功能所需营养素中人们研究得最多的营养素，心肌线粒体中辅酶Q10的浓度与物种的最大寿命直接相关。辅酶Q10保护线粒体免受毒素和药物侵害的能力已得到证实，最近一项动物研究表明，补充辅酶Q10可预防多巴胺能神经元中的线粒体免受毒素的损害。在针对运动员的一项研究中，以每天服用安慰剂的运动员作为对照组，每天服用300mg辅酶Q10补充剂的运动员作为实验组，实验结果证明补充辅酶Q10可以预防运动引起的肌肉损伤，还可以增加运动时的脂肪氧化能力。

抗氧化营养素

线粒体在整个产能过程中会产生大量活性氧，包括超氧化物阴离子和羟基自由基。活性氧在线粒体中产生，因此与细胞核DNA比较，活性氧更容易损伤线粒体DNA。线粒体DNA损伤概率是细胞核DNA的近20倍。活性氧过多会促进细胞凋亡，使能量代谢受到障碍。临床上，许多疾病都与线粒体损伤有关，如阿尔茨海默病、帕金森病、慢性疲劳综合征、心血管疾病、糖尿病、偏头痛等。

活性氧对细胞来讲具有双重性，它既是使细胞氧化、受损的因素，也是让细胞发挥正常功能的基础。细胞内活性氧保持正常浓度取决于抗氧化系统和活性氧之间保持动态平衡。氧化应激是衰老、发生代谢障碍、发生神经系统退行性疾病的基础。

一个人每天都会产生自由基。不要让自由基过多，不要让自由基伤害到自己，就必须增强抗氧化能力，而增强抗氧化能力只有一个办法，那就是食用抗氧化能力强的食物，或者经常吃一些抗氧化能力强的营养补充品。

以下是一些抗氧化营养素。

1.基础营养素：维生素 A、维生素 C 和维生素 E。它们是抗氧化"三剑客"，必须协同作战。

2.植物化学物质：类黄酮、白藜芦醇、虾青素、多酚、番茄红素等都含有很多抗氧化物质。

表 3-3 罗列了一些具有抗氧化作用物质的食物来源，大家可以参考。

表 3-3　部分抗氧化食物

抗氧化营养素	主要食物来源
β- 胡萝卜素 （可以在体内转化成维生素 A）	橙子等黄色水果，胡萝卜、南瓜、鱼等
维生素 C	水果（尤其是柑橘类及草莓、蓝莓等浆果）、绿叶菜、西蓝花、马铃薯等
维生素 E	干果、鳄梨、植物油、鱼油等
硒	巴西果、金枪鱼、卷心菜等
锌	南瓜、葵花籽、杏仁、鱼等
类黄酮	水果、蔬菜、谷类、块茎、树皮、花卉、茶叶和红葡萄酒等（目前为止，已经发现的类黄酮有 4 000 多种）
白藜芦醇	红葡萄酒，虎杖、花生、桑椹等植物
虾青素	鱼类、贝类、虾类、蟹类、藻类
多酚	植物的皮、根、叶、果，比如茶叶、葡萄、苹果等
番茄红素	番茄、番石榴、木瓜、西瓜、木鳖果、柑橘、葡萄柚、胡萝卜等
其他抗氧化剂	茶叶、黑巧克力、咖啡等

　　　　　　　第一部分　为什么要遵循低碳水饮食？

抗氧化营养素是最近这些年的研究重点，也是抗衰老的"神器"，以下是一些现在已被证明有抗氧化功能的营养素：维生素 A、维生素 C、维生素 E、姜黄素、虾青素、花青素、槲皮素、番茄红素、白藜芦醇、绿茶多酚、烟酰胺核糖核苷、辅酶 Q10、硫辛酸、谷胱甘肽、鱼油等。

总结一下，与线粒体有关系的营养素有以下几种。

- 基本营养素：蛋白质、脂肪（饱和脂肪酸、多不饱和脂肪酸）、磷脂、胆固醇、水溶性维生素（B 族维生素和维生素 C）、脂溶性维生素（维生素 A、维生素 D、维生素 E）、矿物质元素（镁、铁、锌、硫、硒）。

- 特殊营养素：乙酰左旋肉碱、α- 硫辛酸、辅酶 Q10、N- 乙酰半胱氨酸、肌酸、褪黑素、烟酰胺核糖核苷、姜黄素、虾青素、花青素、槲皮素、番茄红素、白藜芦醇、绿茶多酚等。

第二部分

低碳水饮食的营养策略

第四章
低碳水饮食的种类

低碳水饮食是针对慢病代谢综合征的高发而提出的。代谢综合征包括一系列代谢性紊乱，临床上以"五高一低"为特征，即高血糖、高血压、高甘油三酯、高腰围、高体重、低高密度脂蛋白胆固醇。由于这几项多数与胰岛素抵抗有关，这些年低碳水饮食就成了营养治疗中的一个利器。

从数万年前茹毛饮血的旧石器时代到现在，人类的基因结构和消化系统结构基本上没有太大改变，然而数十年来，咱们的饮食结构却发生了翻天覆地的变化，与之相应的变化是人们从吃不饱到吃得好，再到肥胖群体越来越庞大。我小的时候吃块饼干会高兴好几天，大学快毕业的时候（1982 年）吃到了方便面。1987 年冬天，中国第一家肯德基在北京前门大街开业。1992 年北京第一家麦当劳在王府井开业。这些年来，大家在生活中已经离不开快餐和超市食物。味道好、易储存的食品是超市里的主角，吃加工食品似乎成了家常便饭，面包、蛋糕、饮料成了餐桌上的常客。一些年轻人特别喜欢西方饮食，吃了很多加工食品，他们很少吃蔬菜、水果，吃出了圆圆的肚子、粗粗的腿，早早就患上了高血压、高尿酸血症和糖尿病。

这些年，我到全国各地讲课，发现全国各地的老百姓对吃有足够大的热情，但是对食物与健康的关联知之甚少。目前大家在饮食方面非常混乱，我归纳了一下，主要表现在以下几个方面。

1. 全国各个地区依然保留着当地传统饮食习惯，而传统食物绝大多数是碳水化合物或糖油混合物。老百姓对粮食的热爱深入骨髓。

2.这些年从国外刮来的风——"要远离饱和脂肪酸和胆固醇，要'低脂肪、低盐、低糖'"使老百姓想吃肉而不敢吃，想多吃鸡蛋却被告知只能吃一个，有的人甚至只吃蛋白不吃蛋黄。很多人的餐桌上基本上只有粮食和蔬菜。由于缺乏食用油脂和蛋白质类食物，很多人尽管吃了很多细粮和蔬菜也依然饥肠辘辘，很容易饿。

3.生活节奏快，年轻人希望饮食味道好并且快捷，因此各种加工食品大行其道，超市里含有添加剂的加工食品越来越多，哄骗着老百姓的味蕾。

饮食方面的问题越积越多，再加上运动量减少、生活节奏混乱，造成近些年来慢病像海啸汹涌而至，糖尿病、心脑血管疾病、肿瘤、阿尔茨海默病等造成了沉重的家庭负担和社会负担。

我从事神经内科临床工作数十年，面对的大部分患者都患有慢病，这使我对过量摄入碳水化合物的危害早有感知。2004年，我因为自己的健康问题开始学习营养学，用营养学的知识治好自己的病之后开始用所学知识服务患者。2006年，我试着在癫痫患者身上采取低碳水饮食，而后发展到对有代谢综合征的患者都采取"减少碳水化合物、增加优质脂肪"的饮食方法。这些年来，我积累了一些用低碳水饮食调理慢病的实战经验。

对健康人来讲，你如果不是一个运动量很大的人，并且长期遵守低碳水饮食的原则，基本上可以保持很不错的健康状态。大多数处于亚健康状态、有患慢病风险和已患慢病的人，可以通过采取低碳水饮食来预防和治疗慢病。这是低碳水饮食真正的魅力所在。

大多数国家膳食指南推荐的能量比例是：一个成年人一天的摄入总能量中，蛋白质占10%～15%，脂肪占20%～30%，碳水化合物占50%～65%。你可以看到，碳水化合物的占比很高。这些年，越来越多的学者主张降低碳水化合物的占比，国际上把一天中碳水化合物占比低于45%的饮食模式称为低碳水饮食。

准确地说，一个成年人在一天的摄入总能量固定的条件下，碳水化合物能量占比低于45%、蛋白质摄入适量和脂肪能量占比比较高的饮食模式被称为低碳水饮食。

低碳水饮食最基本的逻辑是减少食物对胰岛素的干扰，减小血糖波动，从而降低胰岛素抵抗。胰岛素抵抗是代谢综合征的核心表现，因此，采取低碳水饮食实际上是在改变慢病发展的轨迹，从而降低心脑血管疾病、糖尿病、肥胖症、肿瘤、精神疾病、骨关节疾病等慢病的发生率，并且对大多数慢病有明显的治疗效果。

低碳水饮食有三个档位，每一档位都有各自独特的优势。碳水化合物占比低到一定程度会影响脂肪代谢，也会影响蛋白质代谢，还会影响肠道菌群和人体炎性指标的改变。不同档位的"低碳水、高脂肪"饮食改变代谢的程度是不同的。

适合采取低碳水饮食的人群主要集中在减肥、运动人群，心血管疾病、糖尿病、脂肪肝、多囊卵巢综合征、脑部疾病、部分肿瘤患者，以及过敏性疾病患者。

低碳水饮食的三个档位

根据碳水化合物占比，低碳水饮食分为三个档位（表4-1）。

1.第一档位——控制型低碳水饮食：碳水化合物占比为26%~44%，按照每日摄入总能量为2 000 kcal计算的话，碳水化合物的日摄入量应该为130~220 g。多数采取这种比例的情况下，人体不消耗脂肪，只消耗碳水化合物。

2.第二档位——温和型低碳水饮食：碳水化合物占比为10%~25%，按照每日摄入总能量为2 000 kcal计算的话，碳水化合物的日摄入量应该为50~125 g。在这种情况下，人体会间断地分解脂肪，断断续续产生酮体。

3.第三档位——极低碳水饮食/生酮饮食：碳水化合物占比低于10%，按照每日摄入总能量为 2 000 kcal 计算的话，碳水化合物的日摄入量应该低于 50 g。在这种情况下，人体一般会产生酮体，所以这种饮食模式又叫作生酮饮食。

表 4-1　低碳水饮食的三个档位

档位	低碳水饮食名称	碳水化合物能量占比	碳水化合物日摄入量（按照每日摄入总能量为 2 000 kcal 计算）	代谢效果
第一档位	控制型低碳水饮食	25% ~ 44%	130 ~ 220 g	不分解脂肪
第二档位	温和型低碳水饮食	10% ~ 25%	50 ~ 125 g	间断分解脂肪并产生酮体
第三档位	极低碳水饮食 / 生酮饮食	低于 10%	< 50 g	产生酮体

这很像汽车的挂挡：挂一挡时，能量来源基本是碳水化合物，并且不消耗储存的能量；挂二挡时，脂肪和碳水化合物轮流承担能量供应工作；挂三挡时，能量来源基本是脂肪。

一个人如果每天碳水化合物的能量占比都大于或等于 44%，并且没有增加运动量来消耗能量，就很容易出现脂肪堆积。

根据目的，选择不同档位

第一档位，控制型低碳水饮食，包括区域饮食（zone diet）、地中海饮食等。区域饮食一般在健身行业内推广，蛋白质的能量占比相对较高，同时会将一定量的碳水化合物作为能量来源。以地中海饮食为主题的科研数据较多，主要针对各种慢病。大量的流行病学调查结果显示，长期坚持地中海饮食，可以减少心脑血管疾病、肿瘤的发生率，还能降低患阿尔茨海默病的风险。

第二档位，温和型低碳水饮食，主要是原始饮食，通过模仿旧石器时代的饮食结构来治疗一些难治性疾病，消除体内炎症，比如过敏、偏头痛、焦虑、哮喘、湿疹，尤其针对各种自身免疫性疾病及脑部疾病，比如多发性硬化、甲状腺炎、红斑狼疮、脑雾、阿尔茨海默病、帕金森病。

第三档位，极低碳水饮食/生酮饮食，主要用于治疗神经系统疾病和快速减肥。这种饮食模式可以让人体处于营养性生酮状态，酮体产生是它的衡量指标之一。四种生酮饮食——经典生酮饮食、MCT饮食、改良版阿特金斯饮食（modified atkins diet，MAD）、低升糖指数饮食各有千秋，谈不上哪个更好。从操作方便角度来看，MCT饮食和低升糖指数饮食更容易操作些。

一些减肥机构或健康管理公司采用的低碳水饮食基本是生酮饮食，把碳水化合物的能量占比降得极低。由于我面对的是患者，所以我在为他们设计低碳水饮食方案时，不会套用某一种固定的低碳水饮食模式，而是根据患者当时的状态来设计，因人而异，大致的方向是地中海饮食结合低升糖指数饮食，有时会用原始饮食，有时会加上MCT油（富含中链脂肪酸）。我很少只采取生酮饮食，除非这位患者患有癫痫。我认为调理大多数慢病不需要采取生酮饮食，患者只要把碳水化合物的能量占比适当调低、把蛋白质和脂肪的能量占比适当调高就能很快见效。另外，门诊患者需要回家执行饮食医嘱，由于生酮饮食需要严格监测血糖和酮体，患者在生酮的过程中可能出现很多不适症状，而在这种情况下，医务人员并不能随时随地解决患者的问题。多数情况下我都是用"软着陆"的方法逐步达到患者的营养目标。患者第一次来门诊咨询时，我的主要工作方向是搞清楚这个人得病的原因，让患者知道自己的错误（饮食和生活方式中的错误）所在，然后给他设计一个可以在家执行的饮食方案，下次患者复诊时我再调整方案，这样逐渐接近治疗目标。

控制型低碳水饮食

控制型低碳水饮食属于低碳水饮食中的第一档位（碳水比例26%~44%），碳水化合物的日摄入量为130~220 g。常见的控制型低碳水饮食有区域饮食、地中海饮食。

区域饮食

1995 年，美国生物化学博士巴里·西尔斯（Barry Sears）出版了《区域饮食》（*The Zone Diet*），他认为适度采取低碳水饮食可以减肥。区域饮食减肥法也称"433 减肥法"：40% 的能量来自碳水化合物、30% 来自蛋白质、30% 来自脂肪，即碳水化合物、蛋白质、脂肪的比例为 4∶3∶3。由于碳水化合物提供的能量占每日摄入总能量的 40%，所以区域饮食属于控制型低碳水饮食。区域饮食减肥法是健身、减肥行业中一种常用的饮食模式。在减肥操作过程中，摄入总能量也需要加以限制，一天摄入总能量在 1 700 kcal 左右。

特别提醒，区域饮食是美国人提出的，针对的是美国的减肥人士。要知道，欧美国家的成年人平均每天的摄入总能量在 3 000 kcal 左右。因此，美国人把每日摄入总能量限制在 1 700 kcal 意味着减少总能量摄入，属于低能量减肥法。

除了控制总能量，碳水化合物、蛋白质、脂肪的比例为 4∶3∶3，区域饮食对食物选择也有以下要求。

1. 碳水化合物类食物：区域饮食鼓励人们食用低 GI 食物，不建议食用精制的、加工的碳水化合物食品。以下食物都不建议食用：面包、糖果、意大利面及其他精制面粉制作的食物等。另外，有些碳水化合物含量高的种子和水果也应减少食用量，比如豌豆、芒果、玉米、葡萄干、香蕉。

2. 油脂：控制脂肪的摄入量占比在 30%。选择肉类的时候，区域饮食强调食用瘦肉、鱼、虾，并严格控制植物油的食用量。区域饮食赞成通过食用坚果、橄榄油、山茶油、三文鱼等食物摄入脂肪。

3. 蛋白质：由于区域饮食主要的目的是减脂、增肌，所以这种饮食中蛋白质的能量占比比较高，鼓励多吃鱼、虾、脂肪含量低的瘦肉（比如鸡肉）、豆制品和蛋白粉。

总的来说，在食材上，要尽量选择天然食物，加工食品越少越好。

地中海饮食

20世纪50年代末，科学家在全球进行饮食与慢病的流行病学调查时发现，希腊和意大利南部岛屿上的居民还保持着传统的地中海饮食，与其他一些地区的人相比，这些地区的人更长寿，所患慢病更少。长期坚持地中海饮食可以减少患心脏病的风险，降低中风发作和记忆力衰退的风险。

下面我介绍一下地中海饮食金字塔（图4-1），自下而上一层一层来解读。

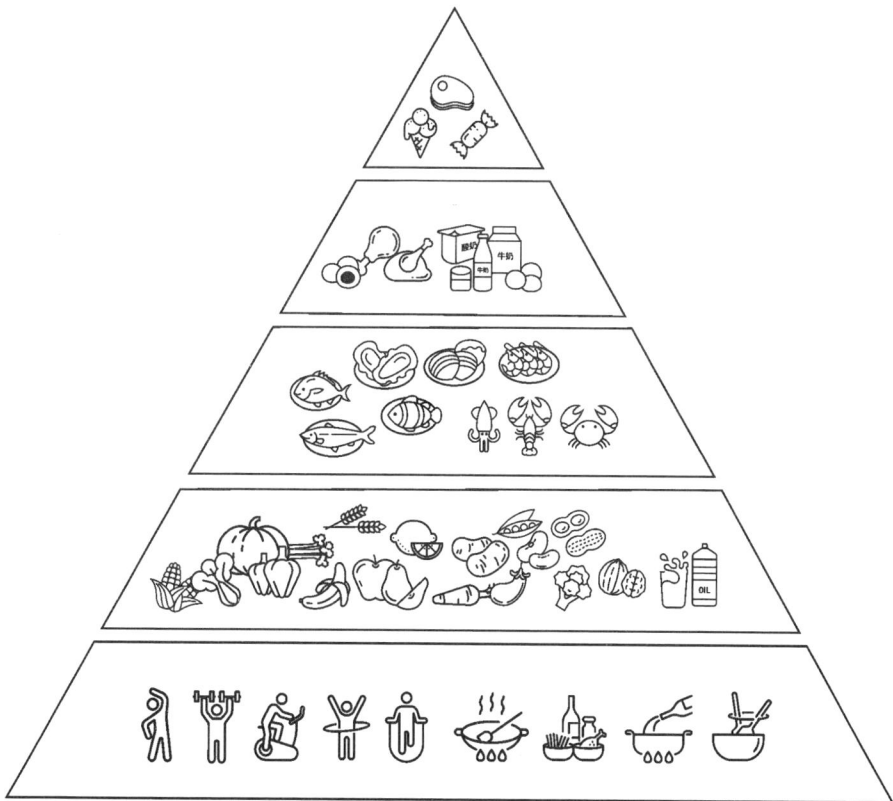

图4-1 地中海饮食金字塔

- 最下面一层：进行适当体育锻炼，享受和家人或朋友一起下厨或聚餐的欢乐。
- 第二层：每一餐都要保证食物多样化，有水果、蔬菜、杂豆类粗粮、全谷物食品，还有天然香草（比如茴香、香芹）、坚果和橄榄油。
- 第三层：每周至少吃 2 次鱼或其他海产品。
- 第四层：每天或每周适量吃奶制品、禽肉类和蛋类。
- 最上面一层：畜类和甜食可以少量吃一点。

你看，这个金字塔里没有细粮，也没有意大利面。也就是说，意大利南部岛屿上的居民是不吃意大利面的，意大利面是现代食品工业的产物，是经过工业加工才能制成的食品。

地中海饮食是一种健康的饮食模式，是控制型低碳水饮食的典范，主张就地取材、吃应季食物。地中海饮食中各种营养素的能量占比无法准确计算出来，总的来说，碳水化合物的能量占比跨度很大，为 20%～40%，脂肪的能量占比比较适中，为 35%～45%，蛋白质的能量占比为 25%～35%。

温和型低碳水饮食

温和型低碳水饮食属于第二档位，碳水化合物的能量占比为 10%～25%，最典型的温和型低碳水饮食是原始饮食。

原始饮食

原始饮食的概念是在 1939 年首次出现的。加拿大牙医韦斯顿·普莱斯（Weston Price）想知道一个简单问题的答案：为什么他接诊的所有患者都有严重的蛀牙问题？为了找到答案，他和妻子访问了五大洲的 14 个国家，惊喜地发现"完美的牙齿"是存在的，越是坚持古老的饮食方式（比如大量食入鱼肉、贝类、牛羊肉）的部落，其居民的牙齿和面部就发育得越好，而部落中的一部分居民采取现代饮食后，比如吃用白面做的食物、罐头、果酱，都会出现典型的身体退化现象，比如龋齿增多、抵抗力下降。

普莱斯医生将自己的研究和所有见闻总结在一起，出版了营养学历史上最重要的、里程碑式的著作之一——《营养与身体退化》（*Nutrition and Physical Degeneration*）。这部著作影响了很多后来的营养学家，也成了当前在西方广受欢迎的原始饮食的基础。

原始饮食的基本要求是尽量仿照旧石器时代人类的饮食方式，在选择食材时主要挑选天然食材，如优质的动物性食物（肉类、蛋类）、应季蔬菜、水果、坚果和种子，不吃细粮和加工食品，谷类、杂豆类粗粮、含精制糖的食品、马铃薯等食物都要避免食用。乳制品也不能吃——在旧石器时代，畜牧业还没有形成。

原始饮食的优点有很多。一是营养密度高，二是你无须担心你吃的食物会引发体内的炎症反应。原始饮食对许多慢病有很好的疗效，可以改善偏头痛、哮喘、湿疹等自身免疫性疾病。

原始饮食不太重视营养素的比例，认为食物的质量比摄入比例更重要。也就是说，原始饮食在食物种类上的要求很严格，但在数量和比例上不是特别控制，随着季节变换。旧石器时代，人类祖先完全靠大自然提供食物，走到哪儿吃到哪儿，有什么吃什么。一年四季中冬天比较难熬，天寒地冻，外面就算再冷他们也要外出打猎，在打猎的路上已经饥肠辘辘，好不容易发现了一个猎物，人类祖先穷追猛打——此时他们体内肯定在进行糖异生，体内储存的脂肪被分解，绝对处于生酮状态。大家终于抓到了猎物，于是马上将猎物抬回山洞里，烤熟吃了。春天可能出现了一点蔬菜，某些花也可以吃，蜜蜂采的蜂蜜也可以吃。到了夏天和秋天，人类祖先可以采集到大量的植物，春天、夏天、秋天这三个季节里体内的酮体是断断续续出现的。

原始饮食不建议食用的食物是旧石器时代的人类祖先没有碰到过的食物，比如加工食品（甜点、奶茶、薯片等）、各种谷类（大米、小米、糙米、燕麦、大麦、黑麦、小麦等）、杂豆类粗粮（红豆、绿豆、蚕豆、黄豆、豇豆、花生等）。根茎类粗粮可以用来代替细粮，但要注意比例不能太高。在乳制品上，不是绝对不吃，而是可以少量、间断地吃，但一定得是纯牛奶或羊奶。另外，还要尽量减少植物油（包括菜籽油、玉米油、花生油、葵花籽油、大豆油、红花籽油等）的食用量。

原始饮食赞成吃的食物是大自然赐予的天然食物，包括大量肉类、各种水果、新鲜蔬菜、蘑菇、海藻、坚果，动物内脏和骨头也是经常出现的食物。原始饮食建议吃草饲动物肉，用原始加工工艺制作的加工肉类也可以在原始饮食中出现，比如熏肉、腊肠、火腿，但是所有用现代食品技术加工的肉类不能出现。原始饮食允许摄入一些天然甜味剂，比如蜂蜜，绝对不允许摄入人造甜味剂。原始饮食对水果的宽容度比较高，各种新鲜水果都能吃，对摄入量也没有要求。原始饮食中可以出现坚果，但是食用量不宜很大。动物油、鱼虾类海鲜是非常推荐的食物。

这样严格的饮食模式在什么情况下采取呢？

原始饮食主要针对自身免疫性疾病，比如红斑狼疮、桥本甲状腺炎、类风湿关节炎、多发性硬化、克罗恩病、银屑病、乳糜泻，还有哮喘、湿疹、脑雾等。

极低碳水饮食 / 生酮饮食

营养性生酮

有一天，我和一些神经内科的医生聊天，讲到生酮饮食可以用来治疗癫痫，我原以为他们多少知道点生酮饮食，没想到有几个医生说："生酮饮食不是用来减肥的吗？"

我告诉他们："100多年前，生酮饮食是用来治疗癫痫的，20世纪70年代，由于苯巴比妥、苯妥英钠等抗癫痫药物的出世，再加上生酮饮食操作起来比较麻烦，生酮饮食就渐渐地被神经内科领域淡忘了。"

这几位医生依然对减肥感兴趣，问我："生酮饮食真的能减肥？据说不让吃主食，还要吃很多油脂，会不会更胖？会不会造成血脂高？"

我苦笑着说："第一，生酮饮食之所以在近些年被重新谈起，并且很多人跃跃欲试，原因是减肥效果好。第二，饮食治疗与药物治疗有诸多不同，其中一条是饮食疗法可以在自己身上实践，药物疗法却只能给患者实践。你自己试试，看看吃很多油脂后是瘦了还是胖了？再抽血化验一下，看看血脂是高了还是降了？观察1个月基本上就能得出结论。"

大家轻松了很多，不过还是有人担心："听说有的糖尿病患者也要采取生酮饮食，我觉得这挺可怕的。"

我说："你的担心是对的，糖尿病患者胰岛的功能已经出现了问题，他们此时采取生酮饮食不太合适。癫痫属于大脑异常放电造成的疾病，所以癫痫患者适合采取生酮饮食。"

生酮饮食属于一种比较极端的饮食模式，以前是以"药膳"的形式用来治疗癫痫。最近，生酮饮食非常火爆，原因是一些研究者发现，采取这种饮食模式一段时间可以减轻体重、逆转代谢综合征、减少或消除糖尿病患者对注射胰岛素的需求量，另外对防治癌症也有帮助。一些健美人士和营养品公司的宣传扩展了大家的认知，同时也把一个本来是医疗用途的饮食模式摆在了大家面前，很多误区和难点也就显现了出来。

生酮饮食是让身体产生酮体的饮食模式，包含好几种饮食法，共同特点是饮食中碳水化合物含量非常低、蛋白质含量适中、脂肪含量很高，目的是诱导酮体产生。

使人体产生酮体的方式有两种。一种是营养性生酮——摄入大量的脂肪、少量的碳水化合物，酮体是摄入的脂肪分解的副产品。另一种是饥饿性生酮——由于长时间进食太少，能量不够，身体只能通过糖异生分解自己身上的脂肪，维持基础体温和运动代谢。此时产生的酮体不但可以作为能量来源被消耗，还能作为体内是否发生脂肪分解的标识。

很多医生非常反对患者采取生酮饮食，原因是在医学院校学习时老师一再强调，酮体是脂肪分解的结果，属于酸性物质，酮体过多会使人产生酮症酸中毒——这代表着一个人体内的酸碱平衡已经被打破，应该进入抢救流程。

营养性生酮属于主动产生酮体，此时人不一定生病，比如现在很多人利用营养性生酮来减肥。我们神经内科治疗癫痫也用的是营养性生酮的方法。

我是神经内科医生，在学营养学知识的过程中了解了生酮饮食，于是在门诊给一些癫痫患者推荐这种疗法。由于我在门诊出诊，不可能跟每个患者都说很多话，也不能在患者回家后监测他们的指标，所以我使用的方法基本上是从第二档位温和型低碳水饮食起步，逐步靠近第三档位。回来复诊的癫痫患者大部分说癫痫发作的频率减少了，也有的患者再没出现过癫痫发作。

是的，作为神经内科医生，用药物来控制病情发作是我们的工作职责。然而，能够在源头上处理问题，在不用药的情况下，让患者的病情终身不发作，才是我们的终极目标。我常说的一句话就是："自从用上营养治疗的方法以后，我觉得比我当年单纯使用药物治疗患者更有成就感。"

对糖尿病患者，我往往用第一档位或第二档位的低碳水饮食，不敢用第三档位的极低碳水饮食／生酮饮食。然而，据说有些非医学专业的人士用生酮饮食治疗糖尿病也取得了一些可喜的效果。作为医生，我依然认为，患者的安全最重要。在安全的基础上症状好转，才算完美。

生酮饮食的机制

正常情况下，身体习惯用葡萄糖持续供能，尤其是大脑必须有持续的能量供应。低血糖时，人首先出现交感神经兴奋的表现，如心率加快、肌肉颤抖、出虚汗、心烦、全身无力。如果不及时处理，大脑持续缺乏能量供应，人就会逐渐意识不清，严重时会昏迷，甚至死亡。

一些人讲："人必须摄入碳水化合物，因为大脑离不开葡萄糖。"这句话到底对不对呢？

咱们来假设一种情况：一个人被困在一个地方出不去，只有水喝，几天之后被救了出来。这个人神志清楚，血糖在正常范围的底线，饿了好几天也没有发生低血糖。请问这个人这段时间的血糖是从哪里来的呢？

那肯定靠糖异生，也就是身体启动了应激机制，让脂肪、蛋白质等能量来源分解、转化为葡萄糖，维持血糖水平。脂肪分解产生的酮体此时作用巨大，可以为心脏供能，还能穿过血脑屏障，为脑细胞供能。

脂肪在没有碳水化合物供能的时候才会分解，不管是身体内部的脂肪还是从食物中摄入的脂肪。作为能量来源的脂肪此时有两个去向，一是直接进入线粒体成为能量的来源，二是进入肝脏转化为葡萄糖，用来维持血糖水平。脂肪酸在肝中氧化分解所生成的三种中间代谢产物——乙酰乙酸、β-羟丁酸和丙酮，统称为酮体。生成酮体的原料为乙酰CoA。乙酰CoA是长链脂肪酸分解形成的。

酮体生成的反应过程如下。

1. 乙酰CoA在乙酰乙酰CoA硫解酶的催化下，缩合生成乙酰乙酰CoA。

2. 乙酰乙酰CoA再与乙酰CoA缩合生成HMG-CoA（即羟甲戊二酸单酰CoA）。

3. HMG-CoA裂解生成乙酰乙酸和乙酰CoA。

4. 乙酰乙酸在β-羟丁酸脱氢酶的催化下，加氢还原为β-羟丁酸。

5. 乙酰乙酸自发脱羧或由酶催化脱羧生成丙酮。

酮体在肝脏中产生，却不能在肝脏中被利用，因为肝脏缺乏分解酮体的酶。酮体进入血液，来到大脑、心脏、肾脏等器官，这些器官的细胞中有分解酮体的酶。

讲一个故事。

有一位营养师，30岁，有IgA型慢性肾小球肾炎，她看我的书《你是你吃出来的》的时候异常兴奋，我在书里讲自己曾经患有和她一样的病，后来通过饮食调理治好了。她找到我请教再三。我觉得她是学食品营养学的营养师，应该能轻松理解营养治疗的方法和价值，所以给她讲了几句接下来一段时间的饮食原则。按理说，按照我说的方法调整饮食，3个月到半年她的尿蛋白就会减少，尿潜血就会消失，但她的情况不是这样的，而是反反复复、时好时坏。她不在北京，偶然和我联系。我一直奇怪于自己的方法对她收效甚微。2年后，她发给我一张她的尿常规化验单，化验单上显示"尿蛋白++""尿潜血+"。尿里面还有酮体！我没有让她遵循生酮饮食，酮体是哪里来的？肯定是饥饿造成的！

我问她尿里出现酮体是怎么回事？

她马上回答："这几天很忙，心情也不好，没怎么吃饭。"

我很生气："你是学营养学的，你是知道修复肾小球的原料是食物中的营养素。你居然让自己饿到分解组织细胞的程度！营养治疗怎么会有效？！"

她马上低头："是的，我错了，以后一定好好吃饭，把身体养好。"

事后，我写了一个详细的营养处方，让她这段时间必须照着做。这次她认真地执行了，1个月后，化验单上的结果是"尿蛋白+"，尿潜血没了。

我们做医生的特别反对患者产生饥饿性生酮。一个人如果经常不吃饭，细胞长期得不到营养素的滋养，很多病就会在这片贫瘠的土壤中滋生，即便采取了最先进的医疗手段，患者依然不能获得健康。

我介绍的生酮饮食（营养性生酮）与让身体被动产生饥饿性生酮不一样，它是让身体主动生酮，让人不感到饥饿或只有短暂时间感到饥饿，通过获取丰富的营养素促进细胞修复。

营养性生酮的基本原理是：饮食中的碳水化合物极少，脂肪很多，蛋白质适量，这样会让人产生饱腹感，不容易饿。肝脏将经口摄入的脂肪分解，产生酮体。当血液中的酮体含量达到 $0.3 \sim 3.0$ mmol/L 时，身体就处于"营养酮症"的状态了（图4-2）。

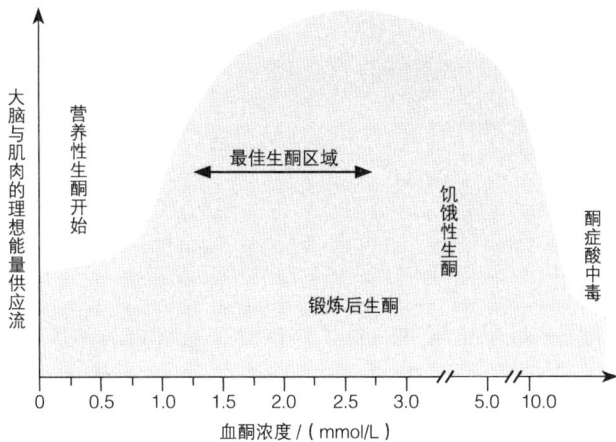

图 4-2　生酮区域划分

酮症酸中毒时患者的血酮浓度超过 10.0 mmol/L，而营养性生酮的血酮浓度在 0.3～3.0mmol/L。

生酮饮食的种类

经典生酮饮食是 100 多年前诞生的。这 100 多年来生酮饮食不断改变，不断调整，衍生出了不同的新的生酮饮食法，尤其是近 20 年出现了很多生酮饮食法，但是万变不离其宗。这些生酮饮食法的共同特点是强调极低的碳水化合物占比，强调一定要以出现酮体为标志。生酮饮食被用于减肥，治疗癫痫、癌症、阿尔茨海默病、2 型糖尿病、孤独症、帕金森病、多囊卵巢综合征等多种疾病。

到目前为止，生酮饮食主要有四种：经典生酮饮食、MCT 饮食、改良版阿特金斯饮食、低升糖指数饮食（图 4-3）。

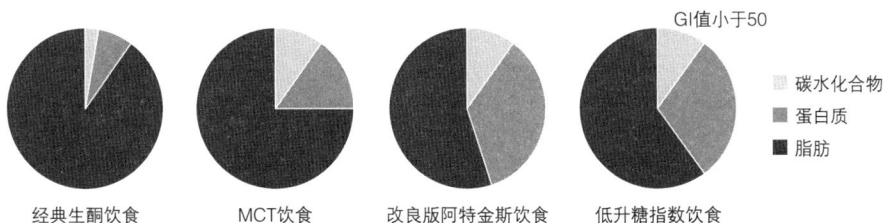

图 4-3　四种生酮饮食中三大营养素的能量占比

很多文献都讲了生酮饮食的适应证、禁忌证、操作方法，大家可以上网搜一搜，我这里不赘述。我简明扼要地介绍下这四种常用的生酮饮食，然后把应用的基本原则分享给大家。

经典生酮饮食

经典生酮饮食是最早出现的一种生酮饮食，通常指医学监督下的碳水化合物摄入占比极低的饮食。早期的时候，经典生酮饮食中脂肪与蛋白质、碳水化合物的摄入量比例约为 4:1，后来大家觉得太难操作，患者很难坚持，逐渐把比例改成了 3:1。

我在这里介绍一下《癫痫生酮饮食疗法》(第 4 版)[①]中的内容，目的是想让大家了解最古老的生酮饮食的步骤。

患儿 4 岁，体重 15 kg，每天需要的总能量是 1 085 kcal[②]。

● 第一步：计算饮食单位，按照 4:1 的比例计算。

"4"是脂肪摄入量占比，1 g 脂肪产生 9 kcal 能量，1 个饮食单位中的脂肪能量是：

$$4 \times 9=36 （kcal）$$

"1"是蛋白质和碳水化合物摄入量占比，1 g 蛋白质和碳水化合物产生 4 kcal 能量，1 个饮食单位中的蛋白质和碳水化合物能量是：

$$1 \times 4=4 （kcal）$$

1 个饮食单位的能量是：

$$36 + 4=40 （kcal）$$

● 第二步：计算 1 085 kcal 中的饮食单位数量。

1 085 kcal 中的饮食单位数量为：

---

① 廖建湘 . 癫痫生酮饮食疗法［M］. 第 4 版 . 北京：人民卫生出版社，2009.

② 儿童的能量需求计算方式与成年人的不一样，根据活动水平、生长阶段和个人体质有很大的不同，4～6 岁的幼儿的能量需求为每千克体重 70～80 kcal。——作者注

$$1\ 085 \div 40 \approx 27\ (\text{个})$$

● 第三步：计算脂肪的摄入量和能量占比。

脂肪的摄入量为：

$$4 \times 27 = 108\ (\text{g})$$

脂肪的能量占比为：

$$108 \times 9 \div 1\ 085 \times 100\% \approx 90\%$$

● 第四步：计算蛋白质的摄入量和能量占比。

根据孩子的运动量、年龄、生长状态，每千克体重对应摄入 1.2 g 蛋白质，那么蛋白质的摄入量为：

$$15 \times 1.2 = 18\ (\text{g})$$

蛋白质的能量占比为：

$$18 \times 4 \div 1\ 085 \times 100\% \approx 7\%$$

● 第五步：计算碳水化合物的摄入量和能量占比。

蛋白质和碳水化合物的总摄入量一共是：

$$1 \times 27 = 27\ (\text{g})$$

蛋白质的摄入量是 18 g，那么碳水化合物的摄入量为：

$$27 - 18 = 9\ (\text{g})$$

碳水化合物的能量占比为：

$$9 \times 4 \div 1\ 085 \times 100\% \approx 3\%$$

看以上步骤时，你会发现总能量和蛋白质的摄入量是先确定的，碳水化合物极少，只有 9 g，脂肪占摄入总能量的约 90%（见表 4-2）。哇，好油呦。

表 4-2　在脂肪与蛋白质、碳水化合物的摄入量比例为 4∶1 时，
4 岁 15 kg 幼儿脂肪、蛋白质、碳水化合物的日摄入量和能量占比

	脂肪	蛋白质	碳水化合物
日摄入量	108 g	18 g	9 g
能量占比	90%	7%	3%

9 g 碳水相当于多少食物呢？差不多相当于一个饺子皮，也就说这个孩子只能通过一个饺子摄入一天所需的碳水化合物，不能吃任何水果、其他主食，还有含有淀粉的蔬菜。

这也太难操作了。数十年来大家在实践中摸索，操作方法不断改进，在经典生酮饮食的基础上衍生出了好几种生酮饮食，比如有中链脂肪酸参与的 MCT 饮食、应用了 GI 值的低升糖指数饮食。

MCT 饮食

与摄入长链脂肪酸相比，摄入中链脂肪酸更容易让身体产生酮体，比起经典生酮饮食，MCT-KD 饮食（Medium-Chain Triglyceride Ketogenic Diet，中链脂肪酸生酮饮食）的脂肪占比小，碳水化合物和蛋白质的摄入量有所增加。MCT 油易吸收、功能效率高、产酮率高，在临床上比较好操作，近些年来已广泛应用于临床治疗。

MCT-TD 饮食（Medium-Chain Triglyceride Targeted Ketogenic Diet，中链脂肪酸靶向生酮饮食）诞生于 1971 年，由胡滕·洛克（Hutten Locher）等人发明，当时的方案中碳水化合物的能量占比达到 20%，蛋白质约占 10%，脂肪约占 70%（其中 MCT 的能量占比为 60%，剩余 10% 的能量则由长链脂肪酸提供）。50 多年来，MCT-TD 饮食不断改进：1989 年，鲁比·H. 施瓦茨（Ruby H. Schwartz）将 MCT 油、碳水化合物的能量占比分别改成了 30%～40%、15%；1994 年，特劳纳/圣迭戈（Trauner/San Diego）团队又对能量占比做了修改，MCT 油占 30%，长链脂肪酸占 45%～55%，蛋白质占 10%～15%，碳水化合物占 5%～15%。

从上述发展过程可以看出，操作者主要在 MCT 油的使用上摸索经验。现在的 MCT-KD 饮食倡导碳水化合物提供 5%～10% 的能量，蛋白质的能量占比为 10%～15%，其余是脂肪；在脂肪中，MCT 油的食用量应从少到多慢慢增加，一直加到患者可以耐受的最大程度。最近有人把碳水化合物的能量占比提升到了 20%，照样出现了酮体，原因是 MCT 油比较好分解，可以让身体很快产生酮体。

MCT 油是什么油?

根据碳原子的数量,脂肪酸可分为短链脂肪酸、中链脂肪酸、长链脂肪酸。短链脂肪酸的碳原子数为 2~6 个,比如酮体里的丙酮有 3 个碳原子,β- 羟丁酸有 4 个碳原子,乙酰乙酸有 2 个碳原子。中链脂肪酸有 8~12 个碳原子,比如大家常提到的椰子油含中链脂肪酸比较多。长链脂肪酸的碳原子数为 14~26个,大家日常从肉、蛋、奶、炒菜油、坚果里获得的脂肪酸一般是长链脂肪酸。

中链脂肪酸还可以细分,根据碳原子数分为 C_8 (辛酸)、C_{10} (癸酸)、C_{12} (月桂酸) 三种。

- C_8:产生酮体速度很快,并有改善肠道菌群的功能。
- C_{10}:是常见的 MCT 油成分之一,身体代谢它的速度不及代谢 C_8。
- C_{12}:椰子油的主要成分,占椰子油中所有中链脂肪酸的一半以上。

用于生酮饮食的 MCT 油主要成分是由 C_8 和 C_{10} 组成的甘油三酯。C_8 的主要功能包括生酮、减肥和消除炎症;C_{10} 在提升免疫力和促进脂类代谢方面有优势。

MCT 油是以天然椰子油或棕榈仁油为原料,经过水解、断链、酯化、精制、除臭等加工过程制得的中链饱和脂肪酸混合物。在生酮饮食中应使用 C_8 含量高的 MCT 油。因此,你如果采取了生酮饮食,那么在选择 MCT 油时就要仔细看看 C_8 的含量。如果 MCT 油含 C_{12},一般就说明该油提炼过程粗糙,成本低。市场上的 MCT 油大多含 C_8、C_{10}、C_{12},优质的含 C_8、C_{10},最好选择只含 C_8 的MCT 油。

MCT 油、椰子油、棕榈仁油的区别

目前大家在市场上买的 MCT 油一般是以棕榈仁油和椰子油为原料,经水解、分馏、酯化等工艺制成的产品。在棕榈仁油和椰子油中,MCT 的含量占脂肪酸总量的 50% 以上（表 4-3）。

表 4-3　棕榈仁油和椰子油中的中链脂肪酸含量占比

| 油的种类 | 各种中链脂肪酸含量占比（以100 g 计） | | | 其他成分 * |
	C_8	C_{10}	C_{12}	
棕榈仁油	4.2%	3.7%	48.7%	43.4%
椰子油	7.3%	6.6%	47.8%	38.3%

*其他成分指长链脂肪酸等成分。

　　MCT 油无论是用棕榈仁油还是用椰子油提取的，从功效、成分、味道各个方面来看，都没有明显区别，只是椰子油的名气要比棕榈仁油大得多，原因是棕榈仁油以前主要用来制作肥皂，大家感觉棕榈仁油不够高级。其实，买 MCT 油时更应该关注具体成分。

　　从表 4-3 中可以看出，椰子油与棕榈仁油的成分和中链脂肪酸含量占比差不多。

　　如果一定要在椰子油和棕榈仁油之间做个选择，那么你可以仔细看一下表 4-3，100 g 的椰子油中，C_8 占 7.3%，而棕榈仁油中 C_8 的占比是 4.2%，C_{10} 的含量也是椰子油更多。我更喜欢椰子油，一方面我喜欢椰子的香味，另一方面椰子油富含饱和脂肪酸，耐高温，用来煎鸡蛋、烙肉饼都很合适，而且椰子油里的 C_8 比棕榈仁油多一些。

MCT 油与 MCT 粉

　　目前市场上 MCT 产品主要有油剂和粉剂两种剂型。油剂主要为乳化剂或食用油脂，优点是其 MCT 的纯度很高，缺点是不太方便食用。粉剂具有携带方便、速溶、应用领域广等优势，近年来越来越受欢迎，主要以代餐粉、能量棒成分、功能饮料成分等形式出现。

MCT 油的优势

　　第一是快分解速度快。中链脂肪酸分解成酮体（短链脂肪酸）要比长链脂肪酸分解成酮体的速度快得多。

第二是吸收效率高。长链脂肪酸在肠黏膜被吸收，之后参与乳糜微粒的合成，进入小肠黏膜下的淋巴管，然后进入淋巴导管，最后进入静脉系统。但是，MCT 在肠道中没有参与乳糜微粒的合成，而是直接从门静脉进入肝脏产生酮体。

第三是通透性好。线粒体既能消耗葡萄糖，也能通过 β- 氧化消耗脂肪酸。长链脂肪酸在细胞质中先通过代谢生成脂酰 CoA。脂酰 CoA 不能随意通过线粒体，在线粒体膜上有肉碱脂酰转移酶 I 和肉碱脂酰转移酶 II，这两种酶先后与脂酰 CoA 结合，然后携带脂酰 CoA 进入线粒体，再次释放掉脂酰 CoA。经过重重关卡，长链脂肪酸才开始在线粒体里被消耗。然而，MCT 体积小，可以直接大摇大摆地进入线粒体产生能量。因此，MCT 油的产能速度很快。

MCT 油的副作用

脂肪酸的长短、饱和程度、是否为必需脂肪酸等决定了甘油三酯的分类，MCT 油的成分是甘油和中链脂肪酸。甘油在肠道内快速积累，浓度变高，形成高渗透效应。甘油浓度变高，肠道内的渗透压增高，导致更多的液体进入肠道，稀释了肠道内容物，使人更容易排便或腹泻。

一次性食用大量 MCT 油后，有些人会出现腹泻、恶心、头痛、烦躁、潮热、胃胀气、肠蠕动异常、喉咙受刺激等副作用，因此，食用 MCT 油要采用以下两种方法：第一，从小剂量开始食用，比如先从半勺开始，根据自身感受逐步加量；第二，避免空腹食用，可以同其他食物一起食用，比如做成小饼、煎鸡蛋。

当然，如果你想排出宿便，食用 MCT 油也是很不错的通便办法。我的好几个患者增加了 MCT 油的食用量后，便秘的难题就解决了。

我通常建议患者这么做：开始时每天食用 20 gMCT 油，慢慢往上加量，加到可以耐受的最大程度；碳水化合物的占比从 20% 开始逐渐降低；我比较在意蛋白质的占比，蛋白质的占比一般在 20% 左右。

改良版阿特金斯饮食

美国医生罗伯特·阿特金斯（Robert Atkins）是最早提出低碳水饮食的专家，阿特金斯饮食是一种里程碑式的著名饮食模式。

1972年，《阿特金斯医生的新饮食革命》（*Dr.Atkins' New Diet Revolution*）横空出世，给当时的主流医学带来了重大冲击。当时主流医学和营养界的观点是：高脂肪饮食会导致心脏病，"低脂肪、高碳水"饮食可以预防心脏病；减肥主要靠的是控制摄入的总能量，增加运动量，让摄入的总能量低于消耗的能量就可以了；每克脂肪提供的能量大于每克碳水化合物提供的能量，因此，减肥时首先应该控制脂肪的摄入量。

阿特金斯饮食的观点是：肥胖和一些与代谢相关的问题，比如2型糖尿病和心脏病，是"低脂肪、高碳水"饮食造成的。阿特金斯是第一位提出"有效控制胰岛素分泌是减肥的关键"的专家。他认为增加碳水化合物的摄入量会刺激身体分泌过量的胰岛素（胰岛素的主要功能是促进机体合成糖原、蛋白质、脂肪），因此只有减少碳水化合物的摄入量，增加脂肪的摄入量，才可能避免胰岛素分泌过量。

阿特金斯饮食经历了很多次迭代，从非常严格地控制碳水化合物摄入量，到逐渐放宽碳水化合物摄入量，再到强调增加多不饱和脂肪酸摄入量、减少反式脂肪酸摄入量、吃足够蔬菜和膳食纤维。

经典生酮饮食中，脂肪与蛋白质、碳水化合物的摄入量比例为4:1或3:1，改良版阿特金斯饮食中则为1:1或2:1。改良版阿特金斯饮食依然要求严格控制碳水化合物摄入量，要求碳水化合物的能量占比一定要低于10%。对儿童来说，通常第1周的碳水化合物摄入量为每日10g，1~3个月后增加到每日15g，后续可根据疗效增加至每日20~30g。成人的碳水化合物摄入量则可以从每日15g开始，1个月后逐渐增加至每日20~30g。不过，改良版阿特金斯饮食放宽了对蛋白质的限制，蛋白质的能量占比可以在30%~35%，剩下的能量全部由脂肪提供。

蛋白质日摄入量的放宽使患者的食物选择变得更多，患者更容易在进食时产生饱腹感，患者的依从性也好了很多。这种饮食模式更加灵活，而且不需要对食物进行严格的称重和计量，大大降低了操作难度。

约翰斯·霍普金斯医院采用的改良版阿特金斯饮食操作方法如下。

1. 让患者阅读与低碳水化合物食物有关的书籍，提供在线低碳水饮食食谱。

2. 在第 1 个月内将患者的碳水化合物日摄入量限制在 10 g（儿童）或 15 g（成人）。

3. 鼓励患者食用高脂肪食物。

4. 让患者补充多种维生素、补钙。

5. 患者记录各种症状每天的发作次数，每周验 2 次尿酮、测 1 次体重。

6. 在第 1 个月内不改变患者的药物治疗方案。

7. 在第 1 个月内不鼓励患者食用碳水化合物含量低的食品，以后可以慢慢增加。

8. 在第 1 个月、第 3 个月、第 6 个月时对患者进行电话随访。

9. 1 个月后，患者的碳水化合物日摄入量可以每月增加 5 g，最高可以增至每日 30 g，此外可以逐渐食用碳水化合物含量低的食品，减少药物（每次 1 种）剂量。

10. 患者在一开始、第 3 个月、第 6 个月时进行血液检查。

低升糖指数饮食

低升糖指数饮食是一种"最年轻"的生酮饮食，源于对碳水化合物进一步的认识。在这种饮食中，约 30% 的能量来自蛋白质，10% 来自碳水化合物，60% 来自脂肪。这里有个必须遵守的规则，那就是食物的 GI 值一定要小于 50。

GI 值是一种关键的生理学指标，能在一定程度上反映含碳水化合物食物升高血糖的速度和能力。食用高 GI 食物容易引起剧烈的血糖波动。低 GI 食物在胃肠停留的时间长,释放葡萄糖的速度比较缓慢,引起的血糖波动较小。

低升糖指数饮食比较好操作,应用范围广,可以用于改善糖尿病、减肥、调节血脂和血压等。我在设计营养处方时几乎都会考虑到 GI 值。

本书的附录 1 罗列了部分碳水化合物类食物 GI 值,供大家查阅。

低碳水饮食小结

表 4-4　低碳水饮食中碳水化合物、脂肪、蛋白质的能量占比

档位	种类	碳水化合物	脂肪	蛋白质
第一档位: 控制型低碳水饮食	区域饮食	约 40%	约 30%	约 30%
	地中海饮食	20%～40%	35%～45%	25%～35%
第二档位: 温和型低碳水饮食	原始饮食 (重视食物质量)	无规定	无规定	无规定
第三档位: 极低碳水饮食 / 生酮饮食	经典生酮饮食	约 3%	约 90%	约 7%
	MCT 饮食	一般 5%～10%	75%～80%	10%～15%
	改良版阿特金斯饮食	低于 10%	60%～65%	30%～35%
	低升糖指数饮食	约 10%	约 60%	约 30%

我喜欢哪种饮食呢?

因为我主要面对的是患者,不是运动员,也不是广大的健康群众,所以我不拘泥于一种低碳水饮食模式,而会根据患者的具体问题对他们的饮食进行调整。

我会对糖脂比进行幅度比较大的调整,让蛋白质的能量占比保持相对稳定。除此之外,我比较在乎患者的耐受性,往往会采用"软着陆"的方式调节患者的饮食,第 1 个月可能是第一档位,第 2 个月可能是第二档位,对患某些脑部疾病的患者会采用第三档位。在选择食材时,我倾向于靠近原始饮食,有时候也会加上 MCT 油。

第五章

低碳水饮食的实际操作

营养诊疗流程

低碳水饮食适用于有代谢综合征或脑部疾病的患者，属于临床营养学范畴的营养治疗方法，医生要根据不同的患者、不同状况，选择不同的档位，所以，不可能所有人共用一个标准。再者，医生只要是给有健康问题的人提供营养建议，就一定要按照营养诊疗流程的步骤走，这样才能给出个体化、可量化的营养处方。

营养诊疗流程是美国饮食与营养学会 2002 年开发的一套流程，可以帮助医生快速地了解患者的营养状态，并给出有针对性的营养指导意见，让患者快速、顺利地完成营养预定目标。

营养诊疗流程一共包括四个步骤。

第一步：营养评定。这是获得健康信息、核实和解释所需资料的方法，可以帮助医生全面了解患者的健康问题，是营养治疗的基础。

第二步：营养诊断。医生根据营养评定的结果、疾病的状态、想要达到的营养目标来综合判断患者的问题，找到得病的上游因素。

第三步：营养干预。医生根据前两步得出的结论与患者的个体特殊情况，确定属于患者的营养方案并逐项落实。

第四步：营养监测与效果评价。设计好营养方案后，患者回家执行。医生要对患者进行随访，以确定是否达到治疗目标或预期效果。

营养评定、营养诊断、营养干预、营养监测与效果评价是一个闭环，随着这个流程的循环往复进行，患者会逐渐养成良好的饮食习惯，症状逐渐减少，直至病情稳定或痊愈。

第一步：营养评定

做营养评定时要获得患者全面的健康信息，要了解现病史、既往病史、用药情况、查体体征和检查结果。同时，医生必须对患者的生活方式进行调查，饮食习惯调查比较麻烦，但是必须做。

在门诊看患者，一定要快，我们神经内科医生看一位患者基本用 10 ~ 15 分钟。然而，要给出适合这位患者的营养处方，医生就要做更多的工作。生活方式调查可以用填表画钩的方法进行，2 分钟就能完成；饮食习惯调查会花很多时间，咱们中国人的饮食习惯很难统计，零零碎碎，每个地方的饮食习惯还各有特色，不像西式饮食，统计一下每天喝几杯咖啡、吃几个汉堡包，再把汉堡包的大、中、小型号搞清楚就可以了。

我在门诊慢慢地摸索出了一份营养调查的半定量频率表（表 5-1），5 分钟就能测出一个人的基本饮食习惯。这份饮食习惯调查表非常适合判断慢病患者的饮食结构。这份表已经用了 14 年，效果很不错，可以分享给大家。

表 5-1　饮食习惯调查半定量频率表

食物名称	是否食用（是则写"1"，否则写"0"）	进食频率			平均每次的食用量（g）
		次/日	次/周	次/月	
米饭					
粥（白米粥、小米粥、杂豆粥、麦片粥）					
干的面食（馒头、花卷、烙饼）					
面条、米线					

食物名称	是否食用（是则写"1"，否则写"0"）	进食频率			平均每次的食用量（g）
		次/日	次/周	次/月	
粗粮（全谷物、根茎类粗粮）					
瘦肉（猪、牛、羊、鸡、鸭）					
肥肉					
动物内脏					
河鲜类（鱼、虾、蟹等）					
蛋类					
牛奶、酸奶					
豆制品（豆浆、豆腐、豆腐脑、豆腐干、豆腐丝等）					
绿叶蔬菜					
新鲜水果					
坚果					
酒类（白酒、红酒、啤酒）					

其他饮食习惯	进食频率			
	次/日	次/周	次/月	基本没有
在外就餐				
吃咸菜				
吃甜食（蛋糕、冰激凌、雪糕、糖果、话梅、果脯、蜜饯、各种无糖食品等）				
吃加工食品（方便面、火腿肠、香肠、罐头、肉松、肉干等）				
喝饮料（含糖饮料、果汁饮料、咖啡等）				
吃油炸食品				
吃辛辣食品				
吃盖浇饭				
喝汤（肉汤、面汤）				

其他饮食习惯	进食频率			
	次/日	次/周	次/月	基本没有
吃海产品（紫菜、海带、深海鱼等）				
吃洋快餐（麦当劳、肯德基、星巴克等）				
口味是否偏重？（请在右侧勾选答案）	不	适中	较重	非常重

说明：

1. 这个调查表是调查你近 6 个月的饮食习惯。

2. 你填写的频率和摄入量是估算值，不可能十分准确。虽然你不可能每一顿饭量都一样，但是在大多数情况下，你每一次就餐所吃的饭菜量不会相差太大。

3. 在填写进食频率时先问自己每天吃几次，如果不确定，就问自己每周吃几次，如果还不确定，就估算自己每月吃几次，如果每月平均不到 1 次，就将频率算作"0"。频率与平均每次的摄入量相乘就能算出某类食物的日摄入量。

4. 碳水化合物存在于粮食类食物（从米饭到粗粮都是碳水化合物）和水果中；优质蛋白存在于肉、蛋、奶、动物内脏中。1 个鸡蛋约含 6 g 蛋白质，100 mL 牛奶约含 3 g 蛋白质，100 g 瘦肉约含 17 g 蛋白质。

5. 油脂的摄入量不好计算，你可以通过以下 4 种食物摄入量来推断：肥肉、动物内脏、坚果、油炸食品。

6. 本表中的蔬菜指新鲜蔬菜（除根茎类粗粮、含淀粉的蔬菜），水果指新鲜水果。

7. 医生最好用食物模具来演示食物分量，让患者有直观的感觉，方便沟通。

尽管大家不能通过表格中下半部分的"其他饮食习惯"的内容计算出具体食用量，但是通过对这些习惯的调查，也能推断出被调查者的一些饮食特点，比如说爱吃豆制品代表植物蛋白的摄入量较大，吃甜食（冰激凌、蛋糕等）和喝饮料的频率代表了碳水化合物、反式脂肪酸、添加剂的大概摄入量。

用这份表可以大概推算出一个人的以下饮食习惯倾向。

- **蛋白质的推算：**主要用动物性食物来推算。咱们中国人饮食多样，而植物蛋白差异太大，范围很广，很难统计清楚。比如主食、豆制品、坚果等都含有植物蛋白，再比如全家人吃一盘豆腐，你自己到底吃了几口呢？因此，植物蛋白的摄入量很难算清楚。而动物性食物无外乎肉、蛋、奶、动物内脏，肉类包括四条腿的畜类、两条腿的禽类、没有腿的鱼类，蛋类包括鸡蛋、鸭蛋、鹅蛋和鹌鹑蛋，奶类主要是牛奶和酸奶。经常有人问我可不可以用奶粉代替新鲜牛奶，我告诉他们："奶粉种类很多，原料往往不单一，可能有一些添加剂，而且每次的饮用量不固定，因此我无法计算出里面到底有多少有效蛋白质。"采用我设计的这份饮食习惯调查表，你可以计算出肉、蛋、奶、动物内脏中蛋白质的大致摄入量。

- **碳水化合物的推算**：用粮食类食物（包括细粮、根茎类粗粮、全谷物）和水果的食用量来推算。大家如果特别爱吃甜食，就要把这部分的食用量也计算进去，尽管算不出一天吃了多少克甜食，但是大家也根据吃甜食的频率，估算出甜食对碳水化合物日摄入量所做的"贡献"。另外，酒算"隐形碳水"。
- **脂肪的估算**：用几种关键食物来估算——是否吃肥肉、炒菜油多不多、吃多少坚果、是否经常吃油炸食品。
- **胆固醇的估算**：主要用鸡蛋和动物内脏的食用量估算，肉类的胆固醇含量不高。在统计鸡蛋的食用量时，要注意被调查者吃的是整蛋还是只吃蛋清不吃蛋黄。

第二步：营养诊断

营养诊断不是疾病诊断。举个例子，冠心病是疾病诊断，有的冠心病患者很胖，有的冠心病患者很瘦，营养状态不一样，根据营养调查、体格检查、化验和辅助检查结果，医生可以得出不同的营养诊断。也就是说，一种疾病诊断可能对应多种营养诊断。

医生从对生活方式的调查中可以知道一个人的能量消耗方向，从营养调查中可以得知这个人的营养摄入状况，看化验、身高体重、人体成分分析等检查结果可以了解这个人的营养状态，再加上了解疾病发展过程、患病的种类，可以得出大致的营养诊断。营养诊断包括以下方面。

1.能量：目前的摄入总能量是多还是少？饮水量是否合适？

2.营养素：饮食中三大能量来源的比例合不合理？蛋白质摄入量是多了还是少了？脂肪摄入量是多了还是少了？缺乏哪种脂肪酸？是否缺乏磷脂？胆固

醇摄入量是多了还是少了？维生素摄入量是多了还是少了？是缺乏脂溶性维生素还是缺乏水溶性维生素？缺乏哪种矿物质元素？膳食纤维摄入量是多了还是少了？

3. 胃肠功能：胃肠功能是否发生改变？能不能经口进食？有没有吞咽问题？有没有咀嚼问题？是消化问题还是排泄问题？

4. 食物与药物相互作用：某些药物会影响身体对营养素的吸收和利用。

5. 是否存在营养不良？

6. 有没有与营养相关的实验室数值改变，比如贫血、白蛋白减少？是否缺乏维生素 D？同型半胱氨酸是否正常？有的医院可以直接测血液中维生素、氨基酸、脂肪酸的具体数值。

7. 造成问题的原因是什么？是因为缺乏营养知识还是因为外界条件有限？是消耗过多还是因为营养供应量不足？

第三步：营养干预

营养诊疗流程的第三步是给患者设计具体的营养方案，这是所有患者最期待的步骤。对医生来讲，设计营养方案要慎重、要考虑全面，注意以下方面。

要有时间段的概念。医生要立体地看待患者，同时还要有时间轴的概念，患者在不同阶段的营养需求是不一样的。我给了患者营养处方之后，一般过 1~2 个月就要随访患者一次，不断根据患者的身体指标变化来调整饮食方案。

营养处方一定是个体化的，不是"千人一方"。现在许多人一提到低碳水饮食就说它是生酮饮食，而且很多人都用同一个方案。我认为这样做不太合适，因为人与人不同，即便是减肥者，不同减肥者的肝肾代谢也不一样。

找出共性的营养问题。有一次我看一位患者的诊断，从上到下数了一下，有 16 项。我把他所有的病历都看了一遍，过往的化验单也看了一遍，又仔细调查了他的生活方式和饮食习惯，得出了属于这位患者的营养诊断：蛋白质和脂肪都摄入不足、碳水化合物摄入过多、蔬菜的食用量不足、几乎不吃水果，另外，矿物质元素、维生素、膳食纤维的摄入量也都不够。所以呀，不管疾病和症状多么复杂，营养诊断都只用抓住两个要点：营养素摄入量的多少和造成营养问题的原因。

1.抓重点：先解决紧急的事情，再解决重要的事情，最后解决长期的问题。如果没有紧急的事，重要的事就排到了第一。不要眉毛胡子一把抓。

2.设计营养方案时要注意以下三点。

- 找到原来的饮食错误并改正。
- 给予身体充分的营养素来修复细胞，包括：整体营养方案要正确，为身体打好基础；确定修复的关键部位，增加相关营养素的摄入量。
- 营养方案可以长期执行，患者可以持之以恒。营养方案一定要有可行性，只有实现计划才能达到疗效。

第四步：营养监测与效果评价

营养诊断流程的第四步是定期随访，看患者执行得如何，以及化验结果和症状的趋势，评估一下这段时间营养调理的效果如何。

能量设计

评估消耗能量

其实人活着本身就是做功的过程，你的身体实际上是所做的功的载体。思考时大脑在做功，运动时肌肉在做功，吃饭后肠道在做功……

有的人说，我什么都不干，不吃不喝，不思考，不运动，是不是就不需要摄入能量了？错了。你的心脏在跳吧？你在呼吸吧？你的体温是不是维持在

36～37℃？激素每时每刻都在影响身体的代谢，分泌激素的腺体时时刻刻在做功。做功需要消耗能量，因此你必须保证身体的能量供应源源不断。

很多营养学教科书的第一章都是讲能量。基本上，轻体力劳动者的能量系数是30，中体力劳动者的是35，重体力劳动者的是40。比如一个轻体力劳动者身高175 cm，标准体重是70 kg，平时没有进行额外的锻炼，那么这个人的一天消耗的能量应该是：

$$70 \times 30 = 2\ 100\ kcal$$

我对一位患者进行具体的能量设计时，往往在运用能量系数的基础上，会加入很多其他的参数。

讲一个故事。

这10年来，我经常在健康管理机构讲课，主讲的内容是慢病管理中营养发挥的作用。课后经常有健康管理师带着搞不定的客户或自己的家人来找我咨询。有一次，一位学员带着一位亲属来我的门诊看病。这位学员掌握了一些营养学知识，会使用一些营养学术语。她带来的女患者年龄55岁，身高155 cm，体重60 kg，面部比较瘦，腰围有些粗，腹部有些软软的脂肪，四肢却很纤细。主诉是失眠、心悸、疲乏无力。既往史有多年的高血压，一直吃降压药，血压基本控制在正常范围。

我的学员说："我给她设计的能量是1 500 kcal。按《中国居民膳食指南》里的均衡比例——蛋白质占10%～15%、脂肪占20%～30%、碳水化合物占55%～60%，我给她设计的饮食方案中，蛋白质占15%、脂肪占25%、碳水化合物占60%。3个月过去了，我觉得她的症状并没有明显好转，所以今天我把她带过来请夏老师指点一下。"

我说："刚才我在采集信息时知道她每天都在运动——快走1小时，而且每周游泳2次。"

这位女患者说："我有高血压，而且肚子比较大，医生说要少吃、多运动，要减肥，所以我每天快走1小时，我觉得必须出点汗才算运动到位。"

学员不太明白："夏老师，这3个月来患者的体重并没有减轻，睡眠质量也没有好转。她有高血压，所以饮食上要'低脂肪、低盐、低糖'，还要多运动。"

我说："她在工作中需要大量用脑（大脑消耗的能量非常大，大脑重量占人体的 2%，大脑的耗氧量占全身耗氧量的 20%，耗糖量占全身耗糖量的 25%），而且她是个做事极其认真的人，这样工作会消耗多少能量？她每天晚上睡眠不好，白天还快走 1 小时，做的家务活也不少。她消耗的能量是按照轻体力劳动者的计算还是按照中体力劳动者的计算？"

学员问："应该按照中体力劳动者消耗的能量计算。那么，我怎么才能准确知道这个人需要摄入多少能量呢？"

我回答："设计摄入能量，关键在于先知道患者消耗的能量。消耗多少就摄入多少，这样就平衡了。你需要计算患者的脑力、体力、基础代谢消耗的能量，每个人在这三个方面都有差别，要因人而异。"

学员说："我明白了。老师，你看她四肢很瘦，肚子较大，有向心性肥胖。经过这 3 个月的饮食管理，她肚子上的肥肉好像没有变化，四肢依然没有长出肌肉，我想问问原因是什么？"

我点点头说："问到要点了，营养处方的实践效果如果不好，就说明能量设计有问题或患者没有好好执行饮食医嘱。你希望患者四肢的肌肉量增加，肚子上的脂肪减少，就要知道增加肌肉量需要摄入什么营养素，肚子上的脂肪到底是哪里来的，以及掌握设计三大产能营养素的比例的技巧。"

一个人每天的能量主要消耗在以下三个方面：基础代谢（约占 65%）、运动（约占 25%）、消化食物（即"食物热效应"，约占 10%）。我分别介绍一下。

基础代谢

人每时每刻都在消耗能量。一个人躺在床上一动不动消耗能量吗？当然消耗，而且消耗很多，这部分消耗能量的途径叫作基础代谢。

基础代谢是维持人体基本生命活动所必需的，是人体消耗能量的主要途径，通过这种途径消耗的能量占总能量消耗的 60% ~ 70%。基础代谢消耗的能量仅用于维持体温、心跳、呼吸，以及各个器官、组织的功能等基本生命活动。

基础代谢消耗的能量和哪些因素有关呢？

年龄。年龄小的人基础代谢率高，老年人基础代谢率低。

身高。安静状态下，身材高大的人基础代谢率比身材矮小的人高。

大脑、心脏、肝脏、肾脏虽然只占体重的 5%，但是这些器官代谢所消耗的能量占基础代谢的 60%～70%；用脑多的时候，消耗的能量会更多。长期睡眠不好的人往往比较瘦，原因是他们睡觉时大脑消耗的能量比别人多。

皮下脂肪、内脏脂肪都是储存能量的地方，而且维持这些脂肪所需的能量很少。

肌肉多的人基础代谢率高，所以拥有更多肌肉通常会意味着消耗更多能量。

营养医生在设计摄入能量时不仅要看年龄、身高、体重、运动量这几个重要参数，还要注意患者的体型、主诉、化验结果。我与患者沟通时总要看一看这个人的体型：肚子大不大？肌肉量是多还是少？还要问一问睡得好不好？

一个人消耗的能量还受其他因素的影响，比如环境因素。在热的时候出汗、在冷的时候抖动都会消耗能量。环境温度在 20～25℃时，人的基础代谢率最低。现在大家长期待在恒温房间里，能量消耗少，很容易发胖。

激素也是影响基础代谢的重要因素。甲状腺激素和肾上腺皮质激素会加快细胞生化反应速率。服用某些药物及交感神经活动等也会影响能量消耗，比如紧张时身体会多消耗一些能量。某些成分（比如咖啡因、尼古丁、辣椒素）同样会影响基础代谢率。基础代谢率的高低有一定的遗传倾向——我认为不要过于强调遗传因素对自身的影响，我更注重后天因素对人的影响，加强管理生活方式及饮食习惯比基因遗传重要得多。

运 动

在计算一个人消耗的能量的时候，运动量是必须问的。

运动消耗的能量约为总能量消耗的 15%～30%。轻体力劳动者按照 30 kcal/kg 计算，中体力劳动者按照 35 kcal/kg 计算，重体力劳动者按照 40 kcal/kg 计算。

考察一个人的运动量不能只看他的工作是体力劳动还是脑力劳动，去不去健身房锻炼，还要看他上下班开不开车，做多少家务活。在同一家公司，不同工种的人消耗的能量也有很大差别。就医院的护士来讲，主班护士通常动嘴不动手，而治疗班、护理班的护士通常需要一天到晚来回走。

整天用电脑、不出门运动的人消耗的能量比下地的农民少很多。即便每天都出门锻炼，不同的锻炼项目和锻炼时长所消耗的能量也有所不同。

营养医生在采集信息时，一定要仔细问患者的运动量，包括患者在单位的工作性质、做不做家务、每天有没有在户外锻炼、锻炼项目、锻炼时长等。如果患者经常健身，医生就要问清楚多长时间健身一次、一次多久、健身项目有哪些。

食物热效应

食物热效应指摄入、消化、吸收食物的过程会消耗能量。蛋白质分解、代谢消耗的能量较大，因此有些人会利用这一点来减肥。我个人认为没有必要——相比于基础代谢、运动、用脑消耗的能量，食物热效应所消耗的能量基本可以忽略。

设计摄入能量

人自古都是从自然环境中摄取各种营养素，一部分单纯是出于给予身体能量支持，比如食用粮食类食物——其中的碳水化合物在身体中分解为葡萄糖，葡萄糖在线粒体内被消耗，产生了能量。蛋白质、脂类（脂肪、磷脂、胆固醇）扮演的主要角色是结构性营养素，当体内葡萄糖不足时才会顶替上去，成为能量来源。酒精提供的能量其实很多，每克酒精能产生 7 kcal 能量，酒精是从粮食或水果中提取的，其能量源于碳水化合物，所以又被称为"液体面包"。

人体是能量转换器，一个人做任何事情（比如思考问题、运动、行走、站立）都需要用能量推动，没有能量也就没有生命。

细胞感知能量

讲一个故事。

我有一位患者，得了肿瘤，做了 3 次手术。她 66 岁，很瘦，身体质量指数（body mass index，BMI）只有 16.4。她说她脾虚，消化能力差。我调查了一下她的饮食，这些年来她一直遵守的原则是：少吃、多运动，饮食上"低脂肪、低糖"，主食主要是南瓜、玉米、薏仁米、麦片等，不吃动物内脏、红肉，每天吃约 500 g 蔬菜，平时一口肥肉都不吃。

我说："免疫细胞需要获得能量才能赶走肿瘤。你吃得这么素，而且吃了很多粗粮。粗粮吃多了伤胃。"

她说："不是说吃粗粮好吗？"

我说："你需要摄入很多能量。你的免疫细胞急需很多能量与肿瘤细胞作战。能量到底是来自动物性食物还是植物性食物？哪种食物的能量更好，能更快被身体利用呢？"

这位患者是个高级知识分子，平时看很多书，面对这样一个简单问题却一脸疑惑。我只好把大家常常犯的错误给她讲一遍。

"食物中的能量源于太阳。植物通过光合作用，把太阳能转化成自身的能量。食草动物不断地吃植物，再通过反刍彻底消化不好消化的食物，这样才能吸收植物中的能量，将这些能量转化成自身的能量。而食肉动物能够直接把猎物的能量转化成自身的能量。"

这位患者还是不明白。她是今天最后一位患者，我看了看表，还有时间，我可以再花点时间把这件事讲明白。

"一群羊在低头吃草。这时候来了一只老虎，它开始追赶羊群。这群羊拼命跑，最后有只没有力气的羊跑不动了，被老虎追上、叼走。其他羊回头看了看，难过万分。但是，这些羊的下一个动作是立即低下头继续吃草。为什么？因为它们要不断补充能量，否则再来一只老虎的话，没有力气的羊就无法逃脱了。由于植物不易被消化，并且所含能量比较少，所以羊不断吃草，把草装进胃里再反刍。咽下去的草继续被分解，植物中的能量才能真正被羊吸收。

"老虎把羊叼走，慢慢吃。几天后，这些高能量的食物被消化得差不多了，老虎再抓个能量不足、跑不动的猎物。

"所以说，食草动物把植物中的能量积攒到自己身上的过程很不容易，而食肉动物可以轻而易举地把其他动物的能量转化到自己身上。只要自己的细胞不饿了，动物就会停止进食。老虎、狮子好几天才狩猎一次，而食草动物天天都要吃草，这代表细胞饥饿的速度不同。

"人是杂食动物，既吃植物，也吃动物。人吃食物的第一目的是获得能量，让自己不饿。细胞有了能量，身体才能有抵抗力。一碗植物性食物与一碗动物性食物比，显然是动物性食物能量更高。"

患者点了点头，若有所思。我乘胜追击，再启发她："植物中哪个部位的能量最多？"

她又懵了。

我慢慢地讲："植物分为根、茎、叶、花、果实、种子，根是吸收营养的地方，叶子是光合作用的场所，茎主要的作用是传输能量。哪个部位能量密度最大呢？当然是植物的种子，种子有传宗接代的使命，种到地里能长成一个新的生命。因此，种子的能量是最多的。

"种子分为三大类，第一类是含碳水化合物多的，比如麦子、水稻。人们把稻子的外皮去掉，剩下的就是白米。如果一个重体力劳动者累了，没有劲了，你是给他吃一个大萝卜，还是给他吃米饭？是给他吃一盆菜还是吃一个馒头呢？"

这位患者终于反应过来了："当然是米饭和馒头能量更多，所以重体力劳动者特别喜欢吃粮食。我们年轻的时候在农村干农活，很累，我们女生一顿饭也能吃三个馒头。"

我继续说："对。第二类种子是外壳很硬、含油较多的种子，就是咱们平时说的坚果。去掉坚果的硬壳，果仁榨出的油就是菜籽油、茶籽油、橄榄油、核桃油等。第三类种子是含蛋白质多的种子，比如黄豆。黄豆可以做成豆腐、豆浆等豆制品。

"500 g 蔬菜能提供 90 kcal 能量，1 勺油的能量也是 90 kcal，两者的能量是一样的。请问哪个容易被消化、吸收，转化为你自身的能量？"

"是油。"

我说："对的，人不是食草动物，没有反刍能力。你如果想通过吃粗粮、蔬菜获得能量，就需要不断地吃，而你胃肠道的消化能力已经很差了。因此，你要获得能量，就要多吃动物性食物，多吃肥肉，先保证自己摄入充足的能量。你现在大敌当前，肿瘤已经产生，免疫细胞等着你摄入的能量武装自己。而且肿瘤患者最好采取'高脂肪、低碳水'饮食。因此，你要好好吃动物性食物，多吃肉、蛋、奶，动物内脏也要吃。"

她终于听我的了，肉、蛋、奶都吃了，整个人有了生气，脸上也有了光泽。她每 3 个月来我门诊复诊，本来肿瘤科医生说她只能活半年，结果 1 年后这位患者不仅活着，还可以到处玩。

我简单汇总一下这个故事里的重点。

- 人需要多少能量是由细胞决定的。
- 植物的能量来自太阳。
- 食草动物的能量来自植物。
- 动物性食物所含的能量比植物性食物的多，并且更容易被人体吸收。
- 植物中能量最多的部位是种子。种子分成三大类：含淀粉多的谷类、含脂肪多的坚果类、含蛋白质多的大豆类。

摄入总能量的计算方法

用能量监测仪来确定一个人消耗的能量当然很好，但是很麻烦，而且很难计算出每天的脑力活动到底会消耗多少能量。我平时都是用以下方法计算摄入总能量。

成年人的标准体重（以千克为单位）= 身高（以厘米为单位）−105

每日摄入总能量（单位为千卡 / 日，写作"kcal/D"）=（身高 −105）× 能

量系数

不管是男性还是女性，基本都可以用这个公式计算每日摄入总能量。

计算出标准体重后，再根据运动量来选择能量系数。一般来讲，轻体力劳动者每标准体重对应 30 kcal 能量，中体力劳动者的为 35 kcal，重体力劳动者的为 40 kcal，卧床的人对应 25 kcal。

- 轻体力活动（75% 的时间坐着或站立，25% 的时间站着活动）：比如在办公室工作、修理电器、门店售货。
- 中体力活动（40% 的时间坐着或站立，60% 的时间进行特殊的职业活动）：比如学生日常生活、驾驶机动车、做电工、安装设备、操作车床、加工金属等。
- 重体力活动（25% 的时间坐着或站立，75% 的时间进行特殊的职业活动）：如进行非机械化农业劳动、炼钢、舞蹈、体育运动、装卸货物、采矿等。

举个例子。男士齐某，年龄 38 岁，身高 175 cm，体重 72 kg，BMI 为 23.5，是轻体力劳动者，身体健康，没有特别需要解决的健康问题，他一天的能量需求是 2 100 kcal。

如果这个人很胖，BMI 大于或等于 28，让他一下子按照标准体重的能量设计来控制自己的饮食，他可能很难坚持下去。这时候，我们可以让他过渡一下，先根据调节体重设计摄入总能量，等体重慢慢降下来以后再按照标准体重设计摄入总能量。

调节体重 =［（真实体重 − 标准体重）/2+ 标准体重］× 能量系数

另外，计算摄入总能量的时候还要考虑年龄因素。50 岁之后，人的基础代谢率开始下降，每 10 年降低约 10%。

三大营养素的能量占比

吃进去的蛋白质

蛋白质是生命中最重要的营养成分之一，不管你采取的是高碳水饮食还是低碳水饮食，摄入蛋白质都特别重要。

《中国居民膳食指南（2022）》指出，健康成年人蛋白质的能量占比应该占总能量的 10%～15%。低碳水饮食一般要求蛋白质的能量占比占总能量的20%～30%。到底占比多少比较合适？蛋白质的能量占比要根据运动量和身体健康状态进行精准调整。每一次设定蛋白质摄入量之前一定要先看看肾功能、肝功能的检查结果，还要看有没有低蛋白血症。如果用脑多、运动多，就要多摄入一些蛋白质。

非蛋白质热卡"保驾护航"

蛋白质是生命的基础，是身体中最重要的营养素之一，是身体结构、调节物质、免疫等重要功能所必需的。有些人虽然很重视摄入蛋白质，但是体能还是不好。举个例子，我的一个朋友出现四肢无力、睡眠质量不好的情况，但是她的化验结果正常。我觉得她摄入的蛋白质不够。她很不服气，说自己每天早上吃 2 个鸡蛋，中午在单位吃些瘦肉。我问她早上除了吃鸡蛋还有没有吃其他食物，她说鸡蛋很有营养，所以就不吃其他食物了。

错在哪里？

蛋白质需要非蛋白质热卡的保护才能真正发挥生理功能，否则就会变成能量来源被燃烧。

碳水化合物和脂肪提供的能量之和叫作非蛋白质热卡。非蛋白质热卡要充足才能保证蛋白质完全被吸收、利用，发挥重要的生理功能。

热氮比指营养剂中非蛋白质热卡与氮的比值，公式如下。

$$非蛋白质热卡：氮 = （100～150）kcal：1 g$$

意思是说 100～150 kcal 非蛋白质热卡可以保护身体中 1 g 氮的储存、利用。6.25 g 蛋白质含 1 g 氮，所以 100～150 kcal 非蛋白质热卡可以保护 6.25 g 的蛋白质。

平时大家很少听说"热氮比"这个词，因为大家平时吃饭很杂，而且经常吃主食、水果，所以不需要计算非蛋白质热卡。医生在医院里面对重症患者的时候，比较重视热氮比。

现在你了解了非蛋白质热卡指碳水化合物的能量和脂肪的能量之和，进一步理解了"热氮比"这个词，就知道要保护好蛋白质就要摄入充分的碳水化合物和脂肪。我特别不提倡将蛋白质作为能量来源，有一些人只吃鸡蛋、牛奶、瘦肉和蔬菜，这样碳水化合物、脂肪都不足，这样的饮食结构往往会伤害身体。

"适量蛋白质"很难拿捏

低碳水饮食非常强调摄入适量蛋白质。

什么是"适量"？一般来讲是 15%～20%，你要根据自身需求调整，如果你的运动量比较大，蛋白质的能量占比甚至需要达到 30%。有的人会说："媒体说高蛋白饮食好，能增肌、减肥。"你要知道，这话是在一定语境下说的。高蛋白饮食适用于肝、肾功能都完好，同时运动量非常大的人。

我每次在给患者设计三大产能营养素比例的时候，先确定蛋白质比例，再确定碳水化合物比例，最后是脂肪比例。

在设计蛋白质比例前，要先考虑以下因素。

1. 年龄：小孩子处于生长发育阶段，肯定需要多摄入蛋白质。老年人的代谢率低，肝肾代谢比较弱，因此要小心地控制蛋白质摄入量。

2. 性别：在给男性设计蛋白质比例的时候，我会设计得稍微高一点。

3. 运动量：在考虑蛋白质的摄入量时，运动量大小是一个不可忽略的因素。

平常运动量比较大的人就需要多摄入一点蛋白质。

4.压力水平：用脑多者需要摄入的蛋白质要稍微多一点。压力不一定来自外界，常常来自自己的思维方式。

5.体重管理需求：胖人在减肥时蛋白质的摄入量不能少，瘦人增重时摄入蛋白质更是重要。

6.身体是否缺乏蛋白质：这点很重要，盖房子先要把地基打好，把坑坑洼洼的地方填好，缺哪种蛋白质就有针对性地多补一点。

7.有没有额外的蛋白质流失，比如尿蛋白阳性。

8.认真看化验结果。肾功能、肝功能的关键指标有问题时，就要小心地设计蛋白质摄入量。如果白蛋白、白细胞、血色素的指标相对较低时，就需要稍微多摄入一些蛋白质。

一个人需要的总能量越多，蛋白质摄入量就越多，这是必然的。举个例子，有一天我和几个在一起锻炼身体的伙伴聊天，其中一位高个子（172 cm）的女士问我："我每天吃1个鸡蛋，喝1袋牛奶，吃50~100 g肉，应该够了吧？"

我说："对你来说肯定不够。"我指了指旁边的另一位锻炼身体的伙伴，她的身高约150 cm："你们俩身高差22 cm，她摄入这些优质蛋白应该够了。你身高172 cm，而且你的运动量比我们几个人大很多，所以你的蛋白质摄入量要多一些。"

这位高个子朋友说："我最近总是关节疼，睡眠不好，这是不是与我身体缺乏蛋白质有关？"

真聪明，能够联想到自己的症状了。我给她竖起了大拇指。

"糖、脂"大战

前文讲了每日摄入总能量和蛋白质摄入量，介绍了非蛋白质热卡，现在我要谈谈非蛋白质热卡里的糖类、脂肪各占多少合适。

"高糖、低脂肪"还是"高脂肪、低糖"?

第二次世界大战之后，经济发达的国家工业发展很快，农业紧随其后。大家的温饱需求得到满足之后，肥胖、糖尿病、心脑血管疾病蜂拥而至。数十年来，大家一直在讨论如何通过控制饮食来减肥、减少心脑血管疾病的发生率。

很多专家认为肥胖是长期采取高糖饮食的结果，也有专家认为这是摄入饱和脂肪酸惹的祸。究竟是糖类还是脂肪对身体的伤害更大？是饱和脂肪酸不好还是植物油有问题？是只限制甜食的食用量还是连细粮的摄入量都要限制？这些年来，科学家们在控制糖脂比上做了不少试验和调查，但是，结果总是那么扑朔迷离。即便是一个简单的动物试验也会因为方法的不同而诱导出不同的结果。

英国广播公司前两年有一期节目，研究人员请一对双胞胎做了个短期的试验，看摄入过量碳水化合物和摄入过量脂肪分别会出现什么样的结果。我把这个试验的过程大致讲一下，之后再详细解释。

试验对象是一对英国双胞胎，都是医生。试验时间是 1 个月。试验项目是他们在这 1 个月中摄入了过多的碳水化合物或过多的脂肪是否会生病和长胖。两位医生事先做了体检，检查项目包括体脂率、胆固醇水平、血糖情况等。他们俩吃的食物很极端，一个人在这 1 个月中一直吃脂肪含量极高的食物，另一个人则吃碳水化合物含量极高的食物。

克里斯是传染病方面的专家。克里斯说："我在学医时认为脂肪是敌人。因为人们认为摄入脂肪会提高胆固醇水平，阻塞血管，导致中风和心脏病发作。"克里斯因此选择了"高糖、低脂肪"饮食，主要吃面包、比萨、甜甜圈、意大利面、土豆、谷类，可以随便吃水果和蔬菜，还可以喝可乐，还可以给食物加白糖，一直吃到他不想吃为止。

赞德是热带医学方面的医生。赞德常在媒体上看到"摄入脂肪对身体有益，糖是敌人"的报道。他说："我在美国长大。在美国，遭受抨击的是糖类。人们不但认为糖类是不健康的，甚至有人认为糖类有毒。"于是，赞德选择采取"高脂肪、低糖"饮食，主要吃奶酪、肉、牛排、带皮鸡肉、汉堡、蛋黄，不管吃多少都可以，但是不能吃任何粮食和水果，也不能吃太多蔬菜。

1个月后，结果揭晓了。摄入糖类多的克里斯体重减轻了 1 kg，其中 0.5 kg 是脂肪，0.5 kg 是肌肉。吃肉多的赞德体重减轻了 3.5 kg，其中 1.5 kg 是脂肪，2 kg 是肌肉。在胆固醇水平方面，两者都与 1 个月前一样。两个人 1 个月前后的空腹血糖都在正常范围之内。

这个故事讲完了。我的解释如下。

1. 只摄入很多糖类和只摄入很多脂肪的人很少，一般人是同时摄入糖类和脂肪。

2. 1 个月的数据表明，在减肥方面，还是多摄入脂肪更容易减肥。并且在这个试验中，多摄入脂肪后，胆固醇和血糖都没有什么变化。

3. 由于试验时间只有 1 个月，时间很短，所以研究人员看不出高糖饮食、高脂肪饮食是否对胰岛素有影响，是否会引起心脑血管疾病等。慢病是数年、数十年持续积累的结果。

糖类、脂肪混合是常态

其实，生活中的饮食都是糖类、脂肪混合的。两者混合之后，食物的口感好，人们很难控制食用量。前文故事里极端高糖饮食和极端高脂肪饮食中的食物让人很难下咽，这两种饮食模式也让人很难坚持，因此两个人在短期内体重都减轻了。然而，现实情况是，大家选择的饮食模式都混合了糖类、脂肪。

中国传统饮食大多数属于"高糖、低脂肪"。以前咱们中国人不太胖，近些年来胖人越来越多，这是脂肪和碳水化合物联手造成的。

以下两种情况的食物属于糖油混合物。

第一种情况是食物里混合着糖类和油脂，如油条、炸薯条、牛肉面、蛋炒饭、炒河粉、冰激凌、包子、饺子、馅饼、手抓饼、蛋糕、面包、炒土豆丝、汉堡包、工业工艺制作的爆米花。

第二种情况是多种糖类食物和脂肪类食物在嘴里混合，如米饭和炒肉、馒头和牛肉、山药和煎鸡蛋、老玉米和鸡蛋炒西红柿。

糖脂比原则

我常对学员们说："做慢病营养调理，调的就是糖脂比。"我这里讲的糖脂比，指一个人确定好每日摄入总能量、蛋白质摄入量之后，饮食入嘴之前的碳水化合物与脂肪的比例。在营养调理过程中，两者的比例要不断地、循序渐进地调节。

调节糖脂比有以下几大原则。

1. 每日摄入总能量和蛋白质摄入量要先设定好。

2. 阶段不同，营养素的比例就会不同。也就是说，你的阶段性目标不同，非蛋白质热卡里碳水化合物比例和脂肪比例的高低就不一样。比如这一阶段的主要目标是抢救生命，那么此时的饮食就应以碳水化合物为主，如果是为了减肥、益脑，脂肪比例就要提高。

3. 根据消化能力确定两者的比例，包括胃的消化能力、肝胆对脂肪的消化能力、胰腺的分泌能力。

碳水化合物吃饱，脂肪吃腻

很多人都担心摄入过多脂肪会胖，认为吃淀粉含量高的食物与肥胖的关系不大。这种观点实际上大错特错。

人体的脂肪来源于两个途径。第一个途径是胰岛素推动的，摄入的碳水化合物越多，胰岛素分泌的越多，脂肪合成越活跃。第二个途径是经口摄入的脂肪转化为乳糜微粒进入血液，利用细胞膜上的脂蛋白酯酶进入细胞。第二个途径没有胰岛素的介入。

我先解释一下第一个途径：多摄入碳水化合物，脂肪合成更活跃。

摄入的碳水化合物多则人体分泌的胰岛素多，胰岛素多则脂肪合成活跃。此外，由于胰岛素分泌量大，血糖会很快下降，使人容易饥饿，甚至在下一餐之前出现低血糖。从体内碳水化合物增多到葡萄糖转移至腹部参与脂肪合成要几个小时到十几个小时，所以人摄入了碳水化合物不会马上感到吃饱，而会在感到吃撑时才停止进食。

讲个故事。

有一天中午，我在食堂吃饭，听到旁边桌子传来呼呼地吃面条的声音，听那声音能感受到吃饭者的享受。我转头一看，那桌坐着的是我们医院的一名保安，他40多岁，正在把一大海碗面条往嘴里倒。他很胖，体重超过了100 kg。他的旁边坐着的是他的领导，我们医院管后勤的主任，他50多岁，肚子大得像孕妇7个月时的肚子。我看了看这位后勤领导今天中午的饮食：1个大馒头加上2份炒菜，其中一份炒菜是尖椒土豆丝，另一份是炖茄子，里面只有一点点肉。我看在眼里，急在心里，但我不能说——人家吃得正开心，我不能扫人家的兴。

半个月后，机会来了。这位后勤领导拿着化验单来向我咨询，他的甘油三酯高，低密度脂蛋白高，而且空腹血糖为7.2 mmol/L。我告诉他不要吃面条，不要喝粥，一顿饭里的细粮不要超过50 g。他马上说："不行，我怕饿，如果这顿饭吃少了，我就会低血糖。"

我说："你可以多吃肉、蛋、奶。"

他瞪大眼睛，不解地说："多吃肉那不更胖了？多吃鸡蛋，血脂不会更高吗？"

我怼了他一句："你现在不胖吗？你现在的血脂不高吗？不吃肉、蛋、奶，你总会感觉饿，而且糖尿病会等着你。"

我的话还是触动了他。过了约2个月，有一天我看见这位后勤领导在医院巡查，肚子小了，面色好了。他看见我，马上迎了过来，高兴地拍拍自己的肚子，说："我按照您说的，不吃面条和粥了，多吃肉和鸡蛋，有时候也喝牛奶，还真是管用。"

我问他："这段时间有没有低血糖？"

他想了一下，说："还真没有，低血糖一次都没有发生。以前稍微晚点吃饭，我就会饿得发狂，要马上吃点东西才踏实。"

我给他比了一个大拇指："你真棒，能控制自己不多吃碳水化合物。过一段时间你再复查一下血糖、血脂，指标也会变好的。"

我再解释第二个途径：摄入外源性脂肪对脂肪细胞的影响。

外源性脂肪进入身体后被肠道吸收，从淋巴管直接进入静脉系统，在血液中循环，而非直接进入肝脏。因此，脂肪细胞会很快获得摄入的脂肪酸。而后，瘦素会迅速生成，进入血液循环，马上被下丘脑感知到。于是，你会产生饱腹感，放下筷子，此时多吃一口含脂肪的食物你都会觉得很腻。

有一些人经常撸串儿、涮火锅，各种调料搞得人忽略了油腻感，一次会摄入很多脂肪，停不下来。非常多的脂肪进入胃里，然后呢？数小时之后，人就会往厕所跑——腹泻。原因是脂肪摄入量超过了胆汁和胰脂肪酶的分解、消化量，肠道只能把这些多余的、不能消化的脂肪排泄出去。

小结一下：多吃碳水化合物含量高的食物，舒舒服服地吃撑了，胰岛素的分泌量就会攀升，数小时之后，在胰岛素的作用下，脂肪细胞吸收过多的葡萄糖并将其转化为脂肪储存起来；多吃脂肪含量高的食物，会迅速产生饱腹感，没吃几口就吃腻了。万一不管不顾地多摄入了脂肪，人体会以腹泻的形式把肠道中的脂肪排出体外。

落实营养目标

在确定好每日摄入总能量、蛋白质比例、糖脂比之后，你还要再往下落实，将能量分配给食物中的蛋白质、脂肪、碳水化合物，有时还包括酒精。

- 蛋白质：每克蛋白质产生 4 kcal 能量。
- 碳水化合物：每克碳水化合物产生 4 kcal 能量。
- 脂肪：每克脂肪产生 9 kcal 能量。
- 酒精：每克酒精产生 7 kcal 能量。

算不算膳食纤维中的碳水化合物呢？我自己的做法是不算，因为过细的计算在临床工作中不太好操作。

假如你需要获得 2 000 kcal 能量，其中蛋白质占 20%，碳水化合物占 30%，脂肪占 50%。那么你到底吃几个鸡蛋、多少肉、多少蔬菜和水果？吃多少主食？

接下来我来介绍怎样落实你的营养目标。

落实蛋白质目标

如果你是个脑力劳动者、轻体力劳动者，体重在正常范围，没有额外参加体育锻炼，体检检查结果基本正常，按照 2 000 kcal 计算，我会给你分配 20% 的蛋白质。

每克蛋白质能提供 4 kcal 能量，那么你一天应摄入 100 g 蛋白质。其中一半，也就是 50 g 分配给动物蛋白。这 50 g 动物蛋白，怎么落实？

1 个鸡蛋约含 6 g 蛋白质。100 mL 牛奶约含 3 g 蛋白质。100 g 瘦肉中，蛋白质约占 17%。

我给你设计的每日蛋白质来源是 3 个鸡蛋（约 18 g 蛋白质）、300 mL 牛奶（约 9 g 蛋白质）、135 g 瘦肉（约 23 g 蛋白质），瘦肉包括禽类和畜类的瘦肉、动物内脏、鱼、虾、贝类。最后基本上这 50 g 动物蛋白全部落实。

为什么不计算植物蛋白？

植物蛋白存在于主食、蔬菜、坚果等食物中。因为我们中国人饮食很杂，种类很多，天南地北的人所吃的食物差别很大，很难算清楚吃了什么植物、吃了多少植物。植物蛋白的多与少对结果的影响不是特别大。不过，你的肝、肾功能如果很差，就要仔细计算植物蛋白的摄入量了。

动物蛋白的摄入量比较好计算。动物蛋白的来源不过就是肉、蛋、奶。

先说蛋类。蛋类的蛋白质含量一般来讲比较固定，1 个中等大小的鸡蛋（约 50 g）约含 6 g 蛋白质。吃鸭蛋、鹌鹑蛋、鹅蛋都行。与鸡蛋比大小，其他蛋类的食用量用同等重量置换的方法就能算出来，比如 4～5 个鹌鹑蛋可以与 1 个鸡蛋置换。

每 100 mL 全脂牛奶里有 3 g 左右蛋白质。酸奶的蛋白质含量与牛奶的差不多，但是奶类饮料的蛋白质含量与牛奶差别很大。很多人图方便，用奶粉来代替新鲜牛奶。由于奶粉种类很多，人们把握不好一勺奶粉到底含多少蛋白质，也搞不清楚牛奶与羊奶等动物奶的区别，所以我总是劝患者购买超市里面的原味全脂牛奶。

肉类包括四条腿、两条腿和没有腿的动物的肉，还包括这些动物的内脏。牛肉、猪肉、鱼肉的蛋白质含量不同，即便是同一种动物，不同的部位的蛋白质含量也不同，前臀尖、里脊、翅膀的蛋白质含量差异很大。简单来说，不管是白肉还是红肉，不管是四条腿、两条腿还是没有腿的动物，只要撇掉脂肪高的部分，就可以被视为优质蛋白的来源。

在计算肉类的蛋白质含量的时候，我通常按照平均值来计算。大多数动物肉（牛肉、猪肉、羊肉、鸡肉、鱼肉）基本上是 100 g 瘦肉中蛋白质占 17% 左右。也就是说一个人如果一天吃了 100 g 瘦肉，那么他从瘦肉中获得的蛋白质大约是 17 g。当然了，如果他每天都吃鸡胸脯或瘦牛肉，那么他饮食中蛋白质的占比会大于 17%。肥肉里面 80% 以上是脂肪，蛋白质很少。

如果你运动量比较大，希望增肌，而且肝肾功能很好，可以把蛋白质再提高一些，但是，一般来讲，不会超过 30%。

优质蛋白来源如下。

1. 动物类

● 蛋类：鸡蛋、鸭蛋、鹅蛋、鹌鹑蛋。

● 奶类：牛奶、羊奶、驼奶，及其液体乳、酸奶、奶酪、奶粉。

● 肉类：畜类（牛肉、羊肉、猪肉、驴肉、畜类的内脏等）、禽类（鸡肉、鸭肉、鹅肉、禽类的内脏等）。

● 水产类：鱼类、虾类、贝类、海参。

2. 植物类

● 蛋白质含量在 20% 以上的植物性食物有大豆、青豆、水面筋、油面筋、豆腐皮、腐竹、烤麸、绿豆、赤小豆、芸豆、蚕豆、扁豆。

落实脂类目标

落实脂肪目标

吃肉不可能只吃瘦肉，肥肉里面有大量的饱和脂肪酸，有益于人体合成磷脂，所以，在计算脂肪摄入量的时候，要先把动物油确定下来。

脂肪来源分为动物油和植物油。

假如你一天需要 2 000 kcal 能量，其中 50% 来源于脂肪，1 g 脂肪可以提供 9 kcal 能量，那么你一天需要摄入约 111 g 脂肪。这 111 g 脂肪怎么落实到餐桌上呢？

这 111 g 脂肪一半分给动物性食物，一半分给植物油。

动物性食物包括肉、蛋、奶。肉类有肥肉、瘦肉、动物内脏、鱼、虾。不同部位的肉脂肪含量不一样，鸡蛋、鸭蛋、鹅蛋的脂肪含量也不同，奶类也分好几种。怎么办？

我的做法是化繁为简。

肥肉里不都是脂肪，纯肥肉里脂肪约占 88.6%，纯瘦肉里也不是没有脂肪。如果我不单独计算瘦肉、鸡蛋、牛奶的脂肪，而把这些脂肪都算在肥肉的脂肪里，那么，111 g 的脂肪中，动物性脂肪是 55.5 g（约 56 g），动物油的食用量就算作肥肉 56 g。

其余的 55 g 为植物油摄入量，其中 30 g 可以用炒菜用油满足——炒菜可以用含单不饱和脂肪酸多的植物油，比如橄榄油、茶籽油，其中 10 g 可以用凉拌蔬菜用油满足——最好用亚麻籽油、胡麻油、牡丹籽油、紫苏籽油，这些油 ω-3 脂肪酸多一些，但是不耐高温。剩下的植物油分配给坚果。大多数坚果里的脂肪占总重量的一半左右（去掉壳），因此吃 30 g 坚果就能满足剩余的植物油摄入量。

以下是常见的脂肪来源。

1. 动物性食物及动物油：猪肉、牛肉、羊肉、鸭皮、鸡皮、黄油、酥油、牛油、羊油、猪油等。

2. 植物油：亚麻籽油、紫苏籽油、牡丹籽油、胡麻油、花生油、葵花籽油、豆油、色拉油、芝麻油、玉米油等。

3. 坚果：核桃、杏仁、松子、腰果、芝麻、南瓜子、西瓜子等。

落实胆固醇目标

血液中的脂蛋白有：乳糜微粒、极低密度脂蛋白、中密度脂蛋白、低密度脂蛋白、高密度脂蛋白、脂蛋白 a。这六种脂蛋白的水平有一半是你在体检的化验结果里看不到的，因为体检抽血都要空腹 12 小时以上。乳糜微粒在餐后三四个小时内就会被脂蛋白酯酶分解，所以人空腹 12 小时再抽血检测血脂，是查不到乳糜微粒的。极低密度脂蛋白和中密度脂蛋白是肝脏合成的，它们被肝脏释放到血液中，很快就会被分解，所以空腹化验数值很低。

肝脏在夜里的工作效率很高，会把在白天吸收的各种物质进行分解、合成、排出。以后你在看体检报告上的化验结果时，要先提醒自己"这是在空腹状态下的化验结果"，再分析血脂四项（总胆固醇、高密度脂蛋白胆固醇、低密度脂蛋白胆固醇和甘油三酯）到底哪项有问题。总胆固醇、高密度脂蛋白胆固醇、低密度脂蛋白胆固醇和甘油三酯的化验结果都指的是半夜里肝脏合成的胆固醇的量，很多人一发现甘油三酯高就说脂肪摄入多了，这肯定是错误的。关于胆固醇的问题，我在这里不多解释，大家可以看我的另一本书——《你是你吃出来的》，里面有专门的章节分析高脂血症与饮食的关系。

落实碳水化合物目标

讲三个故事。

有一天，一位医生来找我咨询一个病例：患者为 50 岁男性，运动不多，吃喝不少，体重 98 kg，身高 175 cm，BMI 为 32，血糖有点高，还没有开始吃降糖药。

这位负责健康管理的医生给他出了个健康管理方案，开了个体化的营养处方，运动上还是保持原来的上下班节奏，一天差不多 5000 步。

1 个月后患者的复诊结果为空腹血糖正常，体重没有变化，人体成分中肌肉量增多了一些、脂肪比例降低了一些，体能稍有好转。可有一个问题，患者的肚子一点没小。

这位医生不明白："为什么他采取了低碳水饮食（碳水化合物占 30%，蛋白质占 20%，脂肪占 50%），腰围却没有变化？"

我告诉她："这位患者的肌肉量增多了，说明蛋白质的比例是对的；他的体重没有变化，说明营养调理后的摄入总能量与以前的没有什么差异；他的腰围岿然不动，说明摄入的糖类的种类没有变化，是比较好吸收的糖类。"

这位医生马上与患者核对饮食。还真的和我说的一样，尽管这位患者的碳水化合物总摄入量比以前少了一些，但是，他依然像以前那样吃米线、面包、米饭。

这个故事告诉大家：采取低碳水饮食时摄入正确的碳水化合物类食物非常重要，否则你就达不到想要的效果。

接下来讲第二个故事。

有一次，我与医院的一位营养师沟通，主要的内容是如何给糖尿病患者设计饮食。

我说："假如一个糖尿病患者一天要摄入 150 g 糖类。请问，怎么在三餐和加餐中分配它们？"

她想了想，说："早餐、午餐、晚餐各 50 g 碳水。"

我问她："你怎么把水果和根茎类粗粮安排进去呢？"

她说："患者如果血糖高就不能吃水果。土豆含淀粉多，患者最好也不吃。"

我问她："细粮的升糖指数高还是水果的升糖指数高？土豆的升糖指数是多少？"

她翻了翻书，说："大致地说，米饭的 GI 值是 83，馒头的 GI 值是 88，苹果的 GI 值是 36，土豆的 GI 值是 62。"

我说："咱们这样安排：早餐吃 100 g 红薯（含约 25 g 碳水化合物）、1 个小笼包（含约 25 g 碳水化合物），午餐吃 200 g 水果（含约 25 g 碳水化合物）、100 g 土豆（含约 25 g 碳水化合物），晚餐吃 200 g 水果（含约 25 g 碳水化合物）、3 个肉饺子（含约 25 g 碳水化合物）。"

她瞪大了眼睛："水果当主食？而且没有米饭、馒头？"

我问她："你担心什么？"

她很认真地说："不吃细粮会低血糖的。而且水果甜，血糖会升高。"

我反问她："水果的 GI 值高还是米饭、馒头的 GI 值高？"

她不说话了。

我要解释一下为什么很多营养师总是很担心患者不吃细粮会低血糖（尽管这会得罪一些人，但是总得有人把这层窗户纸捅破，我就当一次恶人吧）。原因是，有的营养师只学了食品营养学或大众营养学知识，没有学过生理学、生化学及临床学知识，其中有些人即便自己看了医学书，但还是缺乏实践。

1 万年前的人类祖先见到水果是一定会吃的，而且一定会多吃，吃饱为止。那时候的碳水化合物来源主要是水果、蜂蜜。

这个故事告诉大家：食物的 GI 值一定要牢记于心，食物替换要灵活运用。

接下来讲第三个故事。

有一天，一位患者来复诊，她上次来主诉的主要问题是血糖有点高，腹部肥胖很明显，体重超标。我给她设计了低碳水饮食方案：每日摄入总能量中碳水化合物占 30%，蛋白质占 20%，脂肪占 50%。本来约她 1 个月后来复诊，她 3 个月后才来。她觉得身体有力气了，上楼的速度快了很多，这次化验的空腹血糖恢复了正常。但是，她不明白为什么自己的体重变化不大，腰围也没有变小。

我推测是碳水化合物吃多了。我问她："你的主食减少了没有？"

她坚定地说："我按照您上次给的营养建议做的，一天只吃一两（50 g）主食。"

我再问："水果的要求是一天吃 400 g，你做到了？"

她说："我有时候顾不上吃水果。如果能吃 1 次水果，我会吃很多。现在是夏天，我特别喜欢吃西瓜，1 次吃半个。"

我有点好奇："多重的西瓜？"

"我们家买的西瓜一般是 5 kg 的。"也就是说，她一次吃了 2.5 kg 水果。而我给她的建议是一天 400 g 水果，她的食用量相当于我建议的 6.25 倍。

我又问她："红薯、南瓜、土豆、老玉米等都含糖类，你控制得如何？"

她睁大眼睛："不是少吃细粮就行了吗？我们东北的菜很多都有土豆、老玉米，我以为它们都算作蔬菜呢。"

看看，她还是碳水化合物摄入得太多了。

含碳水化合物多的食物有很多种，细粮、水果、粗粮、饮料是常见的糖类来源，还有一些"隐形碳水化合物"，比如勾芡用的淀粉、粉丝、粉条、裹在肉外面的面粉等，大家一不留神就会摄入很多碳水化合物。

这个故事告诉大家：低 GI 值食物和中 GI 值食物也不要放开了吃。

碳水化合物摄入量的具体计算方法如下。

如果你一天需要的总能量是 2 000 kcal，而且你没有糖尿病、高甘油三酯血症等问题，又是个脑力劳动者，没有特殊运动，我会让碳水化合物提供的能量约占总能量的 30%。那么，你该怎么落实呢？

1 g 碳水化合物提供 4 kcal 能量，那么你一天需要摄入 150 g 碳水化合物。

首先，设计水果摄入量。一般来讲，一个人一天的水果摄入量应该是 400 g，这样占去了 50 g 碳水化合物。

根茎类粗粮占 50 g 碳水化合物。因为 100 g 根茎类粗粮含约 25 g 碳水化合物，所以你一天可以吃约 200 g 根茎类粗粮。

现在还剩下 50 g 碳水化合物，我将它们分配给细粮，相当于约 67 g 细粮（100 g 生的细粮中约 75% 是碳水化合物）。然而，要注意，最好不选择白米饭、白馒头、白面条，而选择包子、饺子、馅饼、肉夹馍，这些食物的血糖生成指数比对应的纯细粮低。一般来讲，1 个饺子有 8 ~ 10 g 白面；包子大小不一，你可以将其大小与饺子比较，来估算 1 个包子用了多少面。你如果要吃米饭，就吃鸡蛋炒饭，往里面多放些蔬菜和鸡蛋，也会降低这顿饭的升糖指数。

我不太喜欢让患者吃全谷物粗粮。主要原因是种子类粮食鱼龙混杂，一些粗粮经过了工厂加工，成分复杂，患者也很难掌控食用量。

本书的附录 5 中有常见食物的升糖指数和交换份，大家可以参考。

其他营养素怎么吃？

尽管低碳水饮食强调糖脂比，我还是想单独谈一谈低碳水饮食中与膳食纤维、维生素、矿物质元素等有关的问题。

大家一直说"保持平衡"才能保持健康：保持内外平衡，脏腑之间的平衡……其实，营养素之间也有特别明显的平衡关系（图 5-1）。

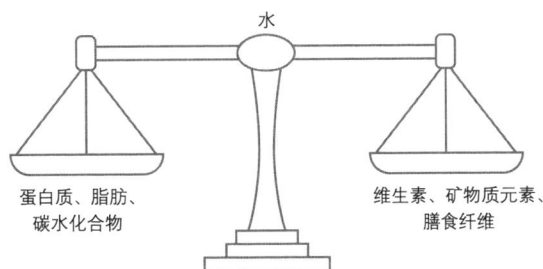

图 5-1　七大营养素的平衡关系

水是中性的，左边和右边各有三种营养素。水左边的是产能营养素，水右边的是不产生能量的营养素，是参与能量分解、代谢的成分。

前文已经讲了太多的产能营养素，这一部分我讲一讲人体必需的、不产生能量的膳食纤维、维生素、矿物质元素。其实，还有一些植物化学物质对人体代谢也非常重要，这类具有生物活性的植物化学物质将来会越来越受到重视，比如多酚类、皂苷类、黄酮类等。

膳食纤维不可少

膳食纤维是生命的基础营养素，被称为"第七大营养素"。一个人一天的摄入量是 25~35 g，相当于 300~500 g 蔬菜里面的膳食纤维量。

有人遵循生酮饮食时强调净碳水，也就是说把膳食纤维里的碳水化合物也算进来，我平时不计算在内的，原因是 500 g 蔬菜的能量是 90 kcal，这 90 kcal 的能量与 25 g 米饭一样，25 g 米饭两口吃完，500 g 蔬菜却要吃好久，所以，我平时在计算能量的时候，膳食纤维的能量就忽略不计了。

如何在低碳水饮食中使用膳食纤维呢？

如果一个人的胃肠功能还不错，我会让他吃 400~500 g 的蔬菜。水果中有很多可溶性膳食纤维，一天吃水果 400 g。如果这个人的营养需求点上要特别强调肠道管理，那么可能在主食上增加一些根茎类粗粮，有的患者还需要增加益生元。注意，这里说的是益生元，不是益生菌。

要不要强调一下可溶性和非可溶性膳食纤维的比例？我认为要看消化系统状态，上消化系统分解食物、结肠在排便过程中起着重要作用，这些是一定要考虑的。含可溶性膳食纤维的食物有：大麦、杂豆类粗粮、胡萝卜、柑橘、亚麻、燕麦等食物。非可溶性膳食纤维主要来源于小麦糠、玉米糠、芹菜、果皮和根茎蔬菜，主要功能是肠道吸收水分促进肠蠕动。全谷物食品含较多的非可溶性膳食纤维，并且凝集素基本上集中在种子的皮里，过多的全谷物食品对于上消化系统不太友好，所以，我在给上消化功能不好的患者开营养处方的时候，很少用全谷物，比较注意可溶性膳食纤维的来源。然而，另一方面非可溶性膳食纤维可降低罹患肠癌的风险，同时可以促进肠道中有毒物质排出，预防便秘和憩室炎，因此，对于结肠有息肉、肠蠕动不畅的人，可以多选择一下非可溶性膳食纤维。

对于糖尿病患者，很多人采取的方法是增加膳食纤维含量，用这种方法来降低餐后血糖，但是，蔬菜吃得过多，或者粗粮吃得很多，会引发胃肠道不适，并且抑制其他重要营养素的吸收。因此，我平时在考虑降低餐后血糖方面，还是用低碳水、高脂肪的结构会获得很好的效果。

有人提出，"低碳水、高脂肪"饮食会造成膳食纤维摄入量降低，可能导致肠道微生物群变化，增加肠道渗透性，导致内毒素血症，引发炎症和代谢紊乱。我觉得说这句话的人根本没有弄明白低碳水饮食的精华，低碳水饮食强调的是碳水化合物与脂肪的比例，这与膳食纤维没有关系，每个人都应该强调膳食纤维的重要性。

国外的一些报道，说红肉吃得多会造成结肠息肉、结肠癌发生率高。关键在于，吃红肉的人本应该多吃菜和水果，这才平衡，吃红肉没有错，错在吃蔬菜和水果太少。

膳食纤维不要食用过量，否则对健康也是不利的：大量补充纤维，可以降低蛋白质的消化吸收率，影响钙、铁、锌等元素的吸收，会增加胃肠道功能的负担。

维生素的选择

维生素在人体中的含量很少，不到1%，但是，极重要，如果没有维生素，人体内很多重要的生命活动无法完成，因此叫作维持生命的元素，简称"维生素"。

人体需要两大类维生素。一种叫作脂溶性维生素，包括维生素 A、维生素 D、维生素 E、维生素 K。这类维生素必须溶解在油脂里才能被吸收。另外一种叫水溶性维生素，包括 B 族维生素和维生素 C。由于水溶性维生素溶解在水中，很容易流失，因此，在天热的季节和体力活动较多的人群要特别注意及时补充水溶性维生素。

维生素在人体内不能合成，也不能相互转化，只能从食物中获取，当身体缺乏维生素的时候会出现很多不适，严重者会出现疾病，甚至会导致死亡。现在很多人在吃营养补充品，其中吃得最多的营养品是维生素类。那吃多了会怎么样呢？

水溶性维生素（B族维生素、维生素C），吃多了会从尿液中排出。

脂溶性维生素（维生素A、维生素D、维生素E、维生素K），吃多了，的确有点麻烦，所以，脂溶性维生素要控制好剂量，或者吃这种维生素的前体，比如胡萝卜素是维生素A的前体。

脂溶性维生素：维生素A、维生素D、维生素E、维生素K

近些年，由于手机和电脑的广泛应用，人体对维生素A的消耗比历史上任何年代都多。维生素A缺乏最常见的症状是眼睛干涩，严重者在夜里会看不清东西。在低碳水饮食中，鼓励多吃动物内脏，这样你可以直接吃到动物合成好的维生素A。也可以炒胡萝卜，或者做成胡萝卜馅饺子、包子，这样胡萝卜素在油脂的伴随下，可以从肠道吸收，转化成身体需要的维生素A。

维生素A除了对眼睛特别友好，对上皮细胞的再生、分化、稳定也起到了非常重要的作用。上皮细胞分布在表皮和人体内部各种管道的内膜上。长期采取低碳水饮食可以摄入很多油脂，防止身体缺乏维生素A——这对预防癌症起到了关键性的作用，同时还可以维护血管上皮细胞的健康，防止动脉粥样硬化。

维生素D现在越来越受重视。维生素D是人体的基础营养素，类似于一个房子的地基——地基不好，房子再漂亮也很可能是危房。

维生素D的受体遍布全身，因此全身各处（包括大脑）都会受到维生素D的影响。维生素D还会影响到情绪。

维生素D缺乏症现在已经成为非常广泛而严重的健康问题，在冬天和春天最为高发，患者中城市居民多于农村居民，女性多于男性。缺乏维生素D的表现有骨质疏松、小儿盗汗、容易过敏、容易感冒、好发肿瘤、常感抑郁等。此外，冠心病、高血压、糖尿病等也与缺乏维生素D有关。

为什么现在缺乏维生素D的人多呢？原因是现在大家基本在室内活动，出门常常坐车或开车，而1万年前的人类祖先都是住在山洞里，白天出去打猎、采集食物，日出而作日落而息。那时候的人类祖先吃了很多动物性食物（蛋类，动物的肝脏、大脑、肺、脾、软骨和皮肤等），从而获得了动物体内大量的维生素 D 和胆固醇。藏在皮下脂肪中的胆固醇在紫外线的照射下转化为 7- 脱氢胆固醇，再经过肝脏和肾脏的羟化作用，转化为有活性的维生素 D_3。我们的祖先体内从来不缺维生素 D，因为他们的食物中不乏肉类，在外面打猎时身体又接收了充足的阳光——获得维生素 D 最好的方法是日晒。较少外出的人需要补充一些维生素 D_3。

在低碳水饮食中，我们会特别注重补充维生素 A、维生素 D，那么维生素 E 呢？

维生素 E 在体内有特别多的功能。

首先是抗氧化功能。维生素 E 可以对抗体内脂类表面的自由基，从而防止动脉粥样硬化、保护大脑组织、防止癌症发生。

其次是修复功能。维生素 E 能强效修复皮肤，减少皱纹的产生，减少瘢痕与色素沉着，另外对银屑病、脱发症有一定的改善效果。其实，维生素 E 最初被发现可以改善卵巢和睾丸的功能，所以被称为生育酚。

最后，维生素 E 可以保护肺泡细胞，降低肺部及呼吸系统遭受感染的概率。

含维生素 E 多的食物有芝麻、核桃仁、花生米、瓜子、瘦肉、乳类、蛋类、动物肝、黄绿色蔬菜。总而言之，种子和动物性食物中维生素 E 较多。

接下来，我简单介绍一下维生素 K。

维生素 K 是凝血因子的辅酶，如果缺乏维生素 K，凝血时间会延长，严重者会流血不止，甚至死亡。维生素 K 还参与骨骼代谢，特别是对老年人来说，他们的骨密度和维生素 K 水平呈正相关的关系。

维生素 K 是脂溶性的，在猪肝、鸡蛋、绿色蔬菜中含量较高。此外，肠道里有一类细菌会为人体源源不断地制造维生素 K_2，所以以前很少有人意识到自己要补充维生素 K。可近几年，由于加工食品的日益增多，很多人肠道菌群紊乱，引发了缺乏维生素 K 的危机。对有骨骼问题的人来说，在补充维生素 D 的同时，最好可以同时补充一些维生素 K_2。

水溶性维生素：B 族维生素和维生素 C

你摄入了很多蛋白质和脂肪之后，是不是很容易上火？上火有什么表现？眼结膜充血，感到烦躁，口腔溃疡，对吧？

你知道吗，这与缺乏 B 族维生素的临床症状非常近似，缺乏 B 族维生素有以下临床表现。

1. 眼结膜充血，口腔溃疡。

2. 大脑的反应能力降低；人没有精神，容易头痛；严重者会感到眩晕，容易烦躁。

3. 出现周围神经炎，表现为四肢手套、袜套样感觉障碍。

4. 食欲不振，消化不良，一些人甚至会出现口臭。

B 族维生素是个大家庭，包括维生素 B_1、维生素 B_2、烟酸、维生素 B_5、维生素 B_6、生物素、叶酸、维生素 B_{12}、胆碱。

B 族维生素在体内的主要功能之一是扮演能量代谢酶的辅酶，三大产能营养素在人体中的分解、吸收、合成，以及最后排出代谢产物，都是在酶的催化下进行的。因此，消耗的能量越多，消耗的 B 族维生素就越多。

B 族维生素的来源非常丰富，我在这里介绍一下几种主要的 B 族维生素藏在哪些食物中。

- 维生素 B_1：种子皮、动物内脏、瘦肉。
- 维生素 B_2：动物肝脏、奶类、蛋类、杂豆类粗粮和绿叶蔬菜。
- 维生素 B_6：动物肝脏、奶类、蛋类、杂豆类粗粮、绿叶蔬菜、全谷物食品。
- 叶酸：动物肝脏、肾脏、蛋类、杂豆类粗粮、绿叶蔬菜、水果、坚果类。
- 维生素 B_{12}：动物肝脏、肉类、蛋类和奶类。

最后讲讲维生素 C。

在前文中，我不断讲抗氧化的重要性，维生素 C 的重要功能之一就是在人体中扮演抗氧化剂的角色。维生素 C 在身体含水的部位抗氧化，比如在血液中、细胞内外。另外，维生素 C 参与胶原蛋白的形成过程，还能促进抗体形成，增加抵抗力。如果体内囤积了毒素（比如铅、苯、砷、某些药物、环境毒素），补充大量的维生素 C 可减弱毒素的强度。

维生素 C 的主要来源有新鲜蔬菜与水果，比如青菜、韭菜、菠菜、柿子椒等深色蔬菜和花菜，以及柑橘、红果、柚子等水果，野生的苋菜、刺梨、沙棘、猕猴桃、酸枣等维生素 C 含量尤其高。

我在设计低碳水饮食方案时，很喜欢用水果来代替主食，还强调每天吃的 500 g 蔬菜中绿叶菜占一半。这样，增强身体抗氧化能力以及解毒能力就有了着落。

矿物质元素不可缺

人体内的矿物质元素有 50 多种，它们虽然含量很少，却有着四两拨千斤的作用。每一种矿物质元素都是我们从食物中摄取的，每一天身体都会通过尿道、肠道、汗腺、皮肤、脱落细胞，以及头发、指甲等排出矿物质元素。缺少任何一种矿物质元素，哪怕是十分微量的矿物质元素，人都会生病。

矿物质元素有以下几点功能。

- 构成体内的"钢筋水泥"：比如矿物质元素钙、磷、镁。它们是骨骼和牙齿的重要材料，相当于钢筋；而磷、硫是构成体内某些蛋白质的成分，相当于水泥。钢筋搭配水泥，建筑才会坚固。
- 维持身体内在压力：比如钠、钾、氯等与蛋白质维持组织的渗透压，实现体内的水平衡。
- 调节酸碱平衡。一般情况下，钙离子、镁离子、钾离子、钠离子属于碱性离子，硫离子、磷离子、氯离子属于酸性离子。
- 维持细胞兴奋：钾离子、钠离子、钙离子、镁离子起到了关键作用。
- 作为辅酶的一部分：比如铁离子和亚铁离子构成血红蛋白和细胞色素酶系，碘离子是甲状腺素的一部分，硒离子是谷胱甘肽过氧化物酶的一部分。另外，一些矿物质元素是酶的激活剂，比如镁离子会激活氧化磷酸化酶类等。

矿物质元素分为常量元素和微量元素，常量元素指钙、磷、钾、钠、镁、氯、硫等元素，在人体内分布广，含量较多，你每天都要摄入。微量元素有铁、碘、锌、硒、铜、氟、铬、锰、钼，以及其他微量元素。

矿物质元素不断被排出，不容易在体内蓄积，因此，身体常出现缺乏某些矿物质元素的情况。低碳水饮食要求人摄入大量的脂肪，不再以碳水化合物为主要能量来源，会更多地消耗镁、钠、钾、钙等常量元素。因此，你一定要知道缺乏这些矿物质元素的临床表现，还要知道可以从哪些食物中摄入这些矿物质元素。

钙元素

缺钙在早期主要表现为神经肌肉兴奋，出现这种症状时，身体虽然已缺钙，但是测出来的血钙浓度是正常的。此时可能出现腿抽筋、睡眠质量差、烦躁、易怒、出虚汗、过敏等症状，有一些人会表现为夜里磨牙、肠痉挛、过敏等，孩子的主要表现还有生长痛、枕秃、出汗多、出牙晚。有骨骼和牙齿缺钙的表现或出现缺钙引起的哮喘、血压高等问题，说明这个人的身体已经处于严重缺钙状态了。

牛奶是钙最好的食物来源。有些人对牛奶不耐受，可以喝酸奶，也可以吃奶酪、虾皮。

镁元素

通常来说，细胞内最多的离子是钾离子，其次是镁离子。镁离子主要集中于线粒体中。

缺镁在早期常表现为胃肠道症状，比如厌食、恶心、呕吐等。缺镁加重时身体会出现相应的神经症状，比如记忆力减退、精神紧张、易激动、神志不清、烦躁不安、手足徐动等。严重时，可能出现癫痫和心律失常。

含镁离子多的食物有绿叶蔬菜、坚果、粗粮和杂豆类粗粮。海产品中的镁离子不仅含量高，而且容易吸收，所以大家可以多吃一些海带、紫菜、裙带菜。

由于镁离子与钙离子、钾离子、钠离子共同维持着神经肌肉的兴奋性，所以如果出现肌肉抽搐，也就是咱们平时所说的"抽筋"，我们就要反应过来自己可能是缺镁、钙、钾或钠了，要赶紧检查一下。

其他矿物质元素

低碳水饮食鼓励吃各种肉类，因此很容易纠正缺铁的现象。锌离子多存在于动物性食物中，在牡蛎中含量最高，其次是动物内脏、牛肉、猪肉、羊肉，蛋类也含有不少锌离子，植物性食物（杂豆类粗粮、蔬菜、水果）中的锌含量很低。所以，采取低碳水饮食时，食物要多样，四条腿、两条腿、没有腿的动物都要吃，动物内脏也要吃，这样就不容易出现缺铁、缺锌的问题。

在给患者开营养处方时，蔬菜一栏中，我会写上"绿叶菜占一半，每周吃一些海带、紫菜、裙带菜等"。其目的是补足镁、碘等重要的矿物质元素。

很多矿物质元素既存在于植物性食物中，也存在于动物性食物中。然而，植物性食物存在很多草酸、植酸，会与矿物质元素结合，影响身体对矿物质元素的吸收。相对来说，动物性食物中的矿物质元素更好被吸收，比如最好从红肉、肝脏、血制品摄取铁元素，身体对菠菜、红枣等食物中铁的吸收率和利用率都较低。

第六章
不适合采取低碳水饮食的人群

不是所有的人都需要采取"低碳水、高脂肪"饮食，有的患者一定要用"高碳水、低脂肪"的比例才能解决问题。哪些人需要这样做呢?

重症患者

在 ICU 抢救的患者，只要生命体征平稳了就需要营养支持。手术后的患者短期内也需要营养支持。由于术后的患者处于应激状态，容易出现恶心、腹胀、无力、发烧的情况，再加上麻醉药会抑制肠道的蠕动，所以患者术后数天内一般会有不想吃东西、消化功能差的情况。

这段时间的营养支持原则与疾病种类的关系不是很大，比如冠心病患者体内放了支架、肿瘤患者接受肿瘤切除术后、脑卒中患者昏迷时，即使患者的病种不同，但是"保证摄入总能量、液体、营养素充足"的最基本原则是相同的。有些患特殊疾病的患者（比如肝病、肾病比较严重的患者，消化道大出血的患者等）所需要的营养支持方法非常复杂。

给重症患者提供营养支持的步骤

第一步：全面了解患者的现病史和既往史，了解住院期间的病情变化和治疗内容，分析住院期间的化验结果变化，还要知道目前主管医生给患者开的药物。

第二步：到床旁观察患者，看患者的神志状态和吞咽能力，观察胃肠道是否可以正常工作？有没有胃轻瘫综合征？如果患者能吃饭，就一定要了解患者这些天吃了什么？吃了多少？还要了解患者有没有引流，因为胸腔积液的引流液里有大量的脂肪和蛋白质，而肠道引流液会含有大量的电解质。

第三步：打通营养通道。营养通道指营养物质进入身体的通路。第一招是经口进食，通过食物或营养补充剂来满足营养素的需求。如果经口进食不能完成营养目标，就要毫不犹豫地立即下鼻饲管（鼻到胃或鼻到空肠），这是第二招。静脉输注营养液是最后一招，如果能用肠道补充营养，就尽量用肠道，如果肠道进入的营养不足，就从静脉输入待补充的营养素。单纯用静脉补充营养的持续时间不宜过长，还要每天观察肠道情况，看看是否可以尽早启用肠道。

第四步：设计营养方案。每一次站在重症患者床边设计营养方案的时候，都要想很多内容，包括：补充液体总量、摄入总能量、蛋白质、非蛋白质热卡、糖脂比、矿物质元素、维生素、膳食纤维。能通过肠道吸收多少营养素？肠道外（用静脉）能补充多少营养素？每一次做重症患者的营养会诊，我都要花1小时。所以，一个好的临床营养科医生，半天只能会诊2～3个重症患者。

营养支持的总原则

三定原则：定液体、定能量、定蛋白

定液体：补充的液体包括经口进食、经鼻饲、经静脉输注的全部液体，要

根据尿量、血压、心脏情况来确定补充液体总量。

定能量：一般来讲，开始的能量比较低，营养支持从每千克体重补充 20～25 kcal 能量开始，逐渐上调，一般要在 7～10 天达到目标数值，多数情况下是维持每千克体重 30～35 kcal。

定蛋白：补充的蛋白质的量一般要占总能量的 15%～25%。此时计算蛋白质的补充量要同时考虑植物蛋白和动物蛋白，把经口进食、经鼻饲、经静脉输注的所有蛋白质都加起来，按照含氮量计算好热氮比。患者的消化能力如果很差，就要适当补充肽类蛋白质或用静脉输注氨基酸。

非蛋白质热卡

此时的糖脂比最好是"高碳水、低脂肪"。患者如果可以进食，一般应选择容易吸收的碳水化合物类食物作为能量来源，比如含糊精多的小米粥、白米粥。脂肪应占 20%～30%，碳水化合物应占 50%～60%。病情越重，患者往往所需要的碳水化合物越多（碳水化合物占比可以高达 70%），脂肪越少（脂肪占比可以低到 15%）。

电解质、维生素供应充足

要想尽办法保证患者体内的电解质含量在正常范围。此时的维生素供应重点是水溶性维生素。长期住院的患者要注意补充脂溶性维生素。

注意保护肠道

这一点对重症患者特别重要。重症患者基本上都会使用抗生素，这对肠道菌群来说是个严重打击。再加上抢救过程中胃肠道血液灌注不足，肠道屏障更容易受损。肠道保护很复杂，展开写甚至可以写一本书。

循序渐进，随时调整

重症患者一般 1～3 天调整一次营养方案，状况稳定的患者可以 7 天调整一次。

举　例

很多人在感染病毒后的数天会发高烧、全身疼、没有食欲，有的人还会腹泻、呕吐——这进一步增加了脱水的危险。在感染病毒的急性期，患者要先保证体液和能量充足。患者虽然此时可能出现应激性高血糖，但这时就不要用"低碳水、高脂肪"饮食来降低胰岛素的负担了，而要理解人体正在调动应激机制与病毒进行殊死斗争，肾上腺皮质激素、胰高血糖素、甲状腺素等升糖激素被全面调动了起来，你要做的是帮助身体打赢这场战争：免疫细胞在一线冲锋，你就赶紧给它们物资，一点都不要耽搁。

- 人体绝对不能缺水。发烧期间，多数情况下一个成年人一天应饮用 3 000 mL 左右的水。
- 多补充电解质。呕吐、腹泻、出汗，或者长期进食太少，都会影响电解质平衡。因此，此时要保证钠、钾、镁、钙、磷等常量元素的供应。补充微量元素此时可以暂时放一放。
- 蛋白质摄入量充足。此时应以碳水化合物为主要的能量来源，让脂肪当配角，根据胃口决定摄入量，从少到多，循序渐进。患者如果血糖高，可以打胰岛素来降血糖。
- 补充大量水溶性维生素。

此时的饮食方案中应包含较多碳水化合物含量高的食物，比如龙须面、皮蛋瘦肉粥、鸡蛋面、馄饨、水果。

鸡蛋肯定不止吃一个。汤面的汤底可以是鸡汤、排骨汤，患者如果对汤上的油脂不耐受，可以将其撇掉。患者如果吃不动水果，可以将其打成汁。患者可以多喝酸奶，一天可以喝多次，也可以喝各种蔬菜汤，汤里一定要有盐。由于退烧的过程中会出汗，所以患者一定要补充钠盐。多数患者在感染病毒一周后，会开始有胃口，想吃东西，这个时候可以增加肉、蛋、奶、油脂和蔬菜的食用量，减少淀粉类食物的食用量，逐渐过渡到正常饮食。

总之，重症患者每天的糖脂比都会有变化，总的原则是碳水化合物从多到少，脂肪从少到多。

体力劳动者

体力劳动者需要大量的能量，因为他们的肌肉细胞更新换代的频率很高，在结构性营养素方面，需要大量的蛋白质、胆固醇、磷脂。虽然身体也很需要脂肪提供的能量，但在非常疲劳的状况下，消化系统的分解能力受到限制，还是简单的碳水化合物类食物更受身体欢迎。另外，由于挥汗如雨，所以体力劳动者要注意补充水和多摄入钠盐，同时注意补充水溶性维生素。

体力劳动者需要增加碳水化合物和蛋白质的摄入量，只要没有出现向心性肥胖、血液中的甘油三酯没有增高，基本上就不用太限制碳水化合物的食用量。体力劳动者可以多摄入动物蛋白，多吃肉、蛋、奶和动物内脏。

体力劳动者应该少摄入脂肪吗？不是的，在闲暇的时候、消化能力强的时候，他们还是要尽可能多食用动物油和优质植物油，否则真会变成"四肢发达，头脑简单"——大脑需要大量脂类，包括脂肪、磷脂和胆固醇。体力劳动者一方面要多吃有能量的食物，包括碳水化合物和脂肪，多补充优质蛋白，同时还要多吃蔬菜和水果，还要多喝含盐、电解质的水，食物种类多样化，这样才能保证摄入充足的维生素和电解质。所以，下地干活的农民在劳作后可以吃很多面条和各种汤类食物，甚至可以吃些咸菜。

消化能力差的人

在设计糖脂比的时候，一定要考虑消化能力。即便糖脂比确定了，在选择食材上还要根据消化情况斟酌半天。

消化系统从上到下，根据消化道的位置，分为消化、吸收、排泄三个部分。消化从咀嚼开始，到十二指肠结束，这部分属于消化道的上端，主要功能是分解食物；空肠和回肠，尤其是空肠，把分解好的分子状态的营养素吸收入血；第三部分是结肠，一方面吸收水分，另一方面把吸收不了的残渣排泄出去。消化系统还包括胰腺、肝脏这样的消化器官。胰腺和肝脏主要参与的是消化食物和营养转化的过程：胰腺通过胰管把胰淀粉酶、胰蛋白酶、胰脂肪酶送到十二指肠，肝脏通过胆道系统与十二指肠相连。当然，肝脏还有许多其他功能，在这里我就不列举了。

讲个故事。

有一次我去会诊，主管医生说这位患者手术后腹胀很严重，我问了问病情，又问能不能吃东西？排便顺不顺畅？一旁的家属说他已经好几天没有排便了。我问患者吃了什么？家属回答："小米粥和鸡蛋羹。"我又问："吃菜了没有？"家属说："他肚子胀，不敢吃菜。水果凉，他也不敢吃。"

我明白了。我跟这位主管医生讲："患者术后用了些抗生素，肠道菌群有些紊乱，所以肚子出现胀气。消化系统分为消化、吸收、排泄三部分，一直没有排便显然是排泄出现了问题。他这几天吃的食物几乎不含膳食纤维。粥是煮烂的米，喝粥解决的是消化问题，现在患者食欲还可以，因此不应该喝粥，而应该补充蛋白质、脂类和膳食纤维，这样可以快速补充营养、培养菌群，解决排便不通畅的问题，对术后伤口愈合很有帮助。"

这位医生改变了治疗思路和方法。很快，患者排便通畅了，腹胀也治好了。

再讲个故事。

有一天，有个患者在咨询中说自己失眠严重，月经不调，而且消化能力很差。我马上要确定的是：她的问题到底是消化问题，吸收问题，还是排泄问题？

她说："是消化不了多少食物，吃一点就饱。尤其是吃点肉就感觉上腹部难受。"

看来问题出在胃、十二指肠，是分解食物的过程有障碍，尤其是分解蛋白质类和脂类食物。常见的上消化系统疾病包括反流性胃炎、萎缩性胃炎、胆囊炎、胰腺炎、某些肝脏疾病。

很多人总是说:"我因为消化能力差,所以常喝粥,尤其是喝小米粥。喝粥养胃。"我遇到这种情况,会反问一句:"喝粥养胃,您这养了好多年,养好了吗?"患者总会笑着摇摇头。

是的,治病不仅仅要治标,还应该帮助患者治本,找到并消除造成问题的原因。

我问这位患者平时怎么吃饭,她说:"主食主要是玉米粥或小米粥,还有南瓜、红薯、老玉米等,一天吃 500 g 左右的蔬菜,一天吃 1 个苹果,1 个水煮鸡蛋。我不喝牛奶,喝了牛奶不舒服。一天吃一点瘦肉,分量大概两根食指这么多。我不吃油炸食品,不吃动物内脏,不吃加工食品。我只能喝热水,喝稍微凉一点的水都会胃疼。"

从饮食习惯调查结果来看,这位患者饮食上的问题明显是植物性食物摄入过多,膳食纤维较多,而蛋白质、脂肪摄入不足。过多的膳食纤维对本来就很脆弱的胃来讲是种压力。

我给她设计的饮食方案是如下。

1.蔬菜的食用量减少一半,粗粮暂时都停掉。蔬菜切得细一些,不要吃太寒的蔬菜和水果。

2.这段时间的能量来源以碳水化合物为主,碳水化合物占比应有40%~50%。可以喝粥,可以吃热汤面,可以吃一些发面类的食物,这些好消化、好吸收的碳水化合物对胃比较友好。

3.增加蛋白质摄入量:蛋白质占比应为 15%~20%。可以从 15% 开始,尽量增加到 20%。动物蛋白要占蛋白质总量的一半,循序渐进,少量多次地摄入,用比较好吸收的动物性食物来搭建消化系统的结构。可以喝酸奶,一天多次,每次少量;一天吃 3 个鸡蛋,做成鸡蛋羹或鸡蛋面;喝各种肉汤,要在锅里把蛋白质多"加工"一会儿,熬煮肉的时间长一些,有助于分解肌肉里的蛋白质。

4.逐渐增加脂肪摄入量:能量占比从 25% 开始,根据消化能力,再循序渐进地增加脂肪比例。

营养不良的人

尽管现在大家的生活条件普遍变好了，但是依然有很多营养不良的人。这些人很少因为营养不良来看病，我遇到的患者主诉睡眠不好、焦虑、抑郁、尿液中出现红细胞和蛋白质等情况比较多。

营养不良患者不一定很瘦，很常见的症状是消化不良，分解食物的能力很差，有的患者便秘，有的患者常年腹泻。患者的血压往往比较低，或者睡眠质量很差。有的患者的化验单上显示肌酐低、总蛋白或白蛋白低于正常范围。有的患者会告诉我，自己是虚不受补，补一点会上火等。

我在给这类患者开营养处方的时候，会考虑两点：需要补充多少营养素？如何解决消化能力差的问题？

能量设计要比标准能量定得高一点，先补充蛋白质和碳水化合物。这类患者消化脂肪的能力很差，因此增加脂肪比例要等体内蛋白质达标之后再说，一般我会设计为蛋白质占18%～20%，碳水化合物占50%左右，剩下的是脂肪。而且，碳水化合物的来源基本上是细粮，水果不要吃多了。等到第2个月消化能力提高了，患者才可以增加油脂、水果的食用量，吃少量粗粮。患者要少吃多餐，往往睡前还要加餐。

第三部分

慢性疾病的营养处方

第七章

代谢综合征

既然要谈代谢综合征，我就先带大家复习一下与新陈代谢有关的内容。

我讲课时常常问医务人员："什么是新陈代谢？"他们努力从尘封的记忆中寻找上医学院校时学过的知识，但是时间太久远了，想不起来了。

我不断提示："代谢什么？""新的代替旧的，怎么代替？"他们还是苦笑着摇头。

机体与环境之间的物质和能量交换以及生物体内物质和能量的自我更新过程叫作新陈代谢，包括合成代谢（同化作用）和分解代谢（异化作用）。

这个定义中有以下三个要点。

1. 机体与环境之间的物质和能量交换：机体指生物体，目前咱们谈的是人体。环境指人的周围环境。人与周围环境交换什么？交换物质，包括空气、阳光、食物，身体还会将代谢出来的物质（比如汗水、粪便、尿液、二氧化碳）排放到周围环境中。交换的能量包括阳光、氧气和食物中的能量。

2. 生物体内物质和能量的自我更新过程：人的一生中，体内大部分细胞都在不断自我更新，通过再生来修复损伤、保持活力。在没有外界干扰的情况下，细胞的生命周期基本固定，比如胃黏膜细胞 3 ～ 5 天更替一次，肺表面的细胞寿命是 2 ～ 3 周，肝细胞能存活 150 天左右，心脏细胞的更新需要约 20 年。细胞的更新过程需要水、蛋白质、磷脂、胆固醇、维生素、矿物质元素等营养物质，还需要能量支撑整个更新过程。

3. 身体中的新陈代谢过程包括同化作用和异化作用两部分。同化作用指身体从外界摄取营养物质并转变为自身物质。异化作用指自身代谢分解的废物被排出体外的过程。

人站在地上，头顶蓝天，获得天空中的阳光、空气、雨露、富氧离子等，获得地面上的植物性食物、动物性食物、水，还有用肉眼看不到的微生物。吃饭不仅仅是让肚子不饿和享受美味，更是获得食物中营养素和能量的过程。当机体的同化作用与异化作用不对等时，就会出现代谢不平衡的问题。代谢不平衡长期没有得到纠正，便会逐渐发展成代谢性疾病。

大多数慢病是代谢性疾病。现在大家都说要"管住嘴，勤动腿"，力求在减少摄入的能量和增加消耗的能量上做文章。然而，这些年来肥胖、糖尿病、阿尔茨海默病等疾病的发病率越来越高。其实，减肥、控糖、调节血脂这些改善代谢综合征基础方法的效果"三分靠运动，七分靠饮食"。对大多数人来讲，运动很难，不是没时间就是没场地，更多的人是没有意志力，而搞明白饮食管理的原则后，改善饮食就容易很多。饮食管理不是"管住嘴"那么简单，饮食既要满足身体对营养素的需要，又要有色、香、味，要有饱腹感，还要达到减肥的效果。这种"既要、又要、还要"的美好追求，采取低碳水饮食基本上就能达到。

低碳水饮食通过把碳水化合物占比降下来、把脂肪占比提升上去，来调整人体同化作用中的糖脂比，从而达到改变代谢综合征走向的效果。

代谢综合征的表现

代谢综合征有什么表现呢？你看看周围的人，就会发现有很多人存在以下特征：向心性肥胖（男性腰围大于 90 cm，女性腰围大于 85 cm），血脂异常（空腹化验结果显示甘油三酯高，高密度脂蛋白胆固醇低于正常范围），高血压（收缩压 / 舒张压大于或等于 130/85 mmHg[①]，或已经确诊患有高血压），高血糖

---

① 在医学领域毫米汞柱（mmHg）、千帕斯卡（kPa）常用作血压的计量单位，换算关系为 1 mmHg≈0.1333 kPa。——编者注

（空腹血糖大于或等于 6.1 mmol/L，或餐后 2 小时血糖仍大于或等于 7.8 mmol/L，抑或已确诊患有糖尿病）。

简单来说就是"五高一低"：高腰围，高体重，高血压，高血糖，高甘油三酯，高密度脂蛋白胆固醇低于正常范围。在中国，通常是向心性肥胖作为必要条件，再加上其他 4 项中的任意 2 项，就可以诊断为代谢综合征。

这些特征为什么总是与很多人形影不离呢？背后的逻辑是什么呢？

相同的表象一定有相同的根基。在一块土地上长出了不同的植物，假如腰部肥胖、冠心病、脑血管病、肿瘤、阿尔茨海默病、多囊卵巢综合征等疾病是植物结出来的果，而现在大家要找病因，就要将视线下移，关注一下土壤——胰岛素抵抗。

好多人认为慢病的土壤是运动少了，大鱼大肉吃多了。然而，你仔细观察一下你周边的家人和朋友，尤其是那些胖人，他们到底是吃了很多主食、甜食，还是吃了很多油脂？如果你是个医务工作者，请仔细问问患者，他们是吃粮食多还是吃大鱼大肉多？

我经常给医务人员讲课，有一次在课程中我想做个现场演示，一眼看中了一个坐在第三排的男性学员，他比较胖。于是我决定把他当作演示的模特。

他是个外科主任，每天都要上手术台，生活基本上还算规律，按时上下班，每天晚上 11 点以前睡觉，除了工作没有其他运动——其实做手术的过程体力消耗挺大的。他不抽烟，偶尔喝一点酒。他 42 岁，身高 175 cm，体重 85 kg，BMI 为 27.76，属于超重范畴，腰围 102 cm。他说单位体检的化验结果里甘油三酯高和低密度胆固醇高，超声检查发现了中度脂肪肝，而且血压偏高，收缩压 140～150 mmHg，舒张压 90 mmHg，目前还没有吃降压药。空腹血糖为 6.3 mmol/L，他也没有吃降糖药。他看过几次内科和内分泌科，医生都说他是"代谢综合征，内分泌紊乱"。

我问他："代谢什么了？紊乱在哪里？"

他回答不上来，我就望向整个会场，请在场的医务人员回答，他们面面相觑，不好意思地笑笑。

好吧，我来解释。

身体每时每刻都在进行代谢，要保持恒定的体温、不断的心跳、组织细胞不断凋亡后的再生，同时，每一天大脑都要运转，肢体都要活动，所有这些生命活动都是靠营养素支撑的。除了水、蛋白质、碳水化合物、脂类、维生素、矿物质元素、膳食纤维，还有很多营养素在食物中广泛存在，并对保持人体健康起到非常重要的作用，比如皂苷、多酚、胡萝卜素、花青素。

在消耗能量的过程中，身体首先消耗葡萄糖，葡萄糖消耗完后，开始燃烧脂肪，身体中的脂肪开始燃烧后，肌肉中的部分蛋白质也会转化为能量。中国人喜欢吃主食，总认为："不吃主食就没有劲。"因为主食能直接给人体提供能量。如果一个人没有进食，几天后这个人瘦了，那么他瘦下来的原因就是皮下脂肪被分解成能量，如果再不进食，他的肌肉和内脏都会被分解成能量——这就会威胁到生命。

蛋白质、脂类是人体的结构成分，正常情况下不会作为能量来源。假设外界环境恶劣，而有个人待在一个室温是37℃的房间里，这个房间里没有电，也没有暖气，人通过烧木柴来保持房间恒温。也就是说，木柴是这个房间里目前唯一的热量来源。如果木柴用完了，该怎么办呢？眼见着室内温度越来越低，只好把家具拿来烧。桌椅烧完了该怎么办呢？把门窗卸下来烧。连门窗都烧完了，房间里彻底没了能量来源。这里的桌椅和门窗就好比人体的脂肪和蛋白质。

讲一个故事。

我有一位男性同事，他47岁，很瘦。有一天他让我看他的体检报告，他的血液生化检查结果非常正常，包括血脂的每一个指标都正常，但是尿常规的酮体指标有3个"+"，他问："我怎么回事？是不是身体出了什么大毛病？"

我问他："你在体检的前一天晚上吃饭了吗？"

他说："最近我不是总听人说晚上最好不吃晚饭嘛，我就没吃晚饭。"

我说："那针对的是减肥的人。你瘦瘦的，而且又爱运动。不吃晚饭的话，身体中的脂肪会被分解，肌肉也会被分解，这样会降低抵抗力的。尿中出现酮体代表体检化验前的那天你的脂肪已经开始分解了。"

我问他有没有什么症状，他说："我的睡眠质量不好，梦多，睡得很浅，容易醒，觉得记忆力近来不太好。我每天中午走 1 小时，周末用半天时间来爬山或打球。"我很佩服他的自控力。

根据他的运动量和症状，我给他写了一个营养处方，他看完之后笑了："我平时的饮食量是您的建议的一半。"他平时的摄入总能量都不够，自己身体上的肌肉和脂肪当然会被分解，难怪他这么瘦，而且尿中出现酮体。

我再加了点内容："你的体质现在属于肾虚型，也就是说身体中的营养储备不足。肾虚型的人会对一些寒性食物不太耐受，而且消化能力差，所以你不要吃很多蔬菜，不要吃很多粗粮，尽量吃一些能量多的脂肪类食物，还要多吃蛋白质含量高的食物，这样肌肉才能长出来。"

他睁大了眼睛："啊，我的饮食和您说的是相反的。我听到许多宣传说，多吃粗粮和蔬菜、少吃脂肪类食物比较好。"

我指了指坐在我对面的一个很胖的人："这种宣传是针对这样的人说的。"

人体就像汽车，碳水化合物就像汽油，为人体供能，而蛋白质、脂类、胆固醇属于结构性营养素，类似于汽车的轮子、方向盘、底盘、座椅等。然而，人体又不同于汽车，人体内部有动态平衡，每一天都会死掉许多细胞、生成很多新的细胞，新陈代谢是生命运行的基础，如果没有及时补充蛋白质、脂类、胆固醇，细胞就会处于亏空状态，会出现"拆东墙补西墙"的情况。

人体会通过自动调节机制去保护最重要的器官和组织。在所有的器官中，心脏、大脑是最重要的器官，头发、皮肤相对来讲最不重要。因此，当结构性营养素不足的时候，首先出现的症状就是脱发、毛发生长缓慢、皮肤干燥、指甲变软。之后，人就会出现肌肉无力，消化能力差，睡眠质量差。假如在这个时候，这个人每天用很多时间锻炼，消耗了大量能量，人体就会把构筑内脏的蛋白质、脂类"抽出去"，送给肌肉使用。此时，内脏的新陈代谢就会受到影响。

简而言之，人体代谢实际上是三大产能营养素分解、合成、利用、排出的过程，在整个过程中出现的问题就叫作代谢综合征。

- 糖代谢过程出现的问题会引发糖尿病或频繁低血糖。
- 蛋白质代谢出现的问题会引发蛋白质缺乏型营养不良，或者高尿酸血症。
- 脂肪代谢出现问题会引发脂质代谢紊乱。

糖代谢紊乱与脂质代谢紊乱有关系吗？

太有关系了！脂质代谢与糖代谢有千丝万缕的联系。糖类、脂类根系相连，糖类可以变成脂类，脂类可以变成糖类。

代谢综合征的核心是胰岛素抵抗，糖尿病、向心性肥胖、高脂血症、阿尔茨海默病都是在胰岛素抵抗这片土地上结的果。其实癌症也与代谢紊乱有很强的关联，所以大家要先把胰岛素抵抗搞明白，然后再进一步了解滋生代谢综合征的土壤，这样才能从根本上改善甚至消除慢性疾病。

胰岛素抵抗

胰腺释放胰岛素后，胰岛素要与胰岛素受体结合才能发挥降血糖的功能，当出现胰岛素抵抗的时候，胰岛素与胰岛素受体结合的能力下降，减弱了葡萄糖被细胞摄取和利用的能力。

出现胰岛素抵抗的时候，机体代偿性地分泌更多的胰岛素，导致血浆中胰岛素水平增高，以维持血糖的稳定。长期出现胰岛素抵抗会引发一系列慢病，比如向心性肥胖、与心血管有关的问题（脑卒中、冠心病、高血压、高血脂、血管内皮炎症、动脉粥样硬化等）、生殖系统问题（不孕症、多囊卵巢综合征、男性不育症或勃起功能障碍）、皮肤问题（黑棘皮病、皮赘、痤疮、肌肉无力）、神经系统疾病（阿尔茨海默病、帕金森病、偏头痛等），以及癌症（乳腺癌、前列腺癌、结肠癌、直肠癌等）。

治疗上述这些疾病会花费大量的医疗费用，并且这些疾病的残疾率高、死亡率高。在医院，针对这些病的治疗方法通常是西医的治疗方法，那就是对抗疗法：血压高了吃降压药，血糖高了吃降糖药，血管堵了放支架，肿瘤长出来切掉等。但是这些方法都属于头痛医头、脚痛医脚——治标不治本。如果一条河上游的问题没有得到解决，补救措施只是在下游打捞污染物，那么治理这条河的工作永远都很辛苦，并且事倍功半。

出现胰岛素抵抗的原因

胰岛素受体不敏感的原因有以下几点。

第一是摄入了过多的碳水化合物。碳水化合物是人体主要的能量来源，然而如果摄入量超出了人体的需求，此时即便胰岛素水平提升，努力促使葡萄糖进入细胞，细胞内部的能量系统反馈的信息也只是"够了，别进来"，然后让胰岛素受体停工，从而稳住进入细胞内部的葡萄糖总量。

第二是运动过少。运动过少会促进胰岛素受体不敏感，因为细胞不需要很多能量，不需要开放很多进入细胞内部的葡萄糖通道。

第三是被动接触有害物质而患病。许多因素会使人体对胰岛素变得越来越抵抗，比如受到感染、酸中毒、承受过大的压力、吸烟及接触二手烟。

第四是长期接受大剂量的胰岛素治疗。

判断胰岛素抵抗的方法

你如果有向心性肥胖、高血压、血脂异常、糖代谢紊乱、多囊卵巢综合征、肌肉无力等慢病，就要马上意识到自己可能有胰岛素抵抗。有些检查项目可以让你确认自己是否有胰岛素抵抗，比较简单的方法是做口服葡萄糖耐量试验和胰岛素释放试验。

口服葡萄糖耐量试验

测量空腹血糖，然后口服 75 g 的葡萄糖，再测量之后 30 分钟、60 分钟、120 分钟、180 分钟的血糖。健康人的空腹血糖在 3.9 ~ 6.1 mmol/L，餐后 0.5 ~ 1 小时血糖达到高峰，但不超过 11.1 mmol/L，餐后 2 小时的血糖在 3.9 ~ 7.8 mmol/L，餐后 3 小时的血糖恢复至空腹水平（3.9 ~ 6.1 mmol/L）。

胰岛素释放试验

与口服葡萄糖耐量试验一起做，测量的时间点与之相同。健康人的基础血浆胰岛素为 5 ~ 20 mU/L，口服葡萄糖后 0.5 ~ 1 小时血浆胰岛素升至峰值，可为基础值的 5 ~ 10 倍，多为 50 ~ 100 mU/L，然后逐渐下降，3 小时后降至基础水平。

从以下这张图（图 7-1）可以看出，胰岛素水平与血糖变化是同步的。

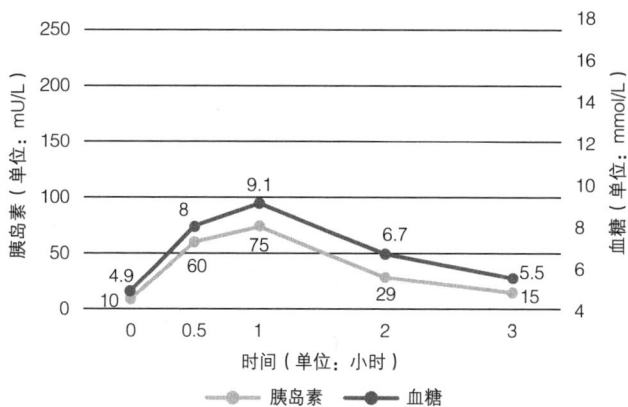

图 7-1　正常情况下胰岛素、血糖变化的模拟曲线图

下图（图 7-2）表现的是典型胰岛素抵抗患者的胰岛素、血糖变化。可以看出患者尽管血糖数值是正常的或稍高于正常值，但是体内胰岛素浓度很高，并且胰岛素升至峰值的时间相对后移。

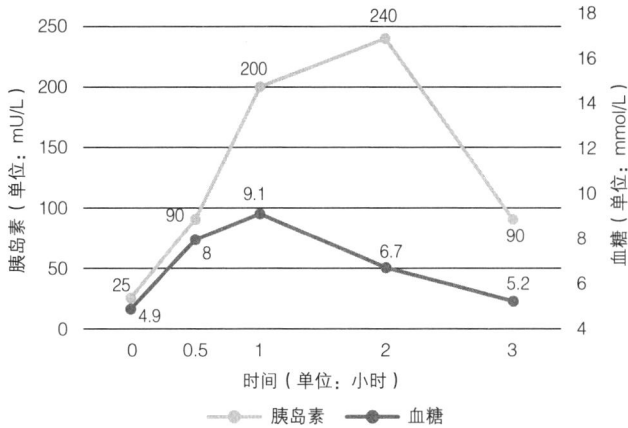

图7-2　出现胰岛素抵抗时胰岛素、血糖变化的模拟曲线图

很多 2 型糖尿病后期患者分泌胰岛素的能力很差，做胰岛素释放试验后会发现代表胰岛素浓度的曲线很低，然而胰岛素峰值的位置依然向后移。这说明他的身体还是存在胰岛素抵抗。

胰岛素抵抗指数

胰岛素抵抗指数是用于评价一个人胰岛素抵抗水平的指标，这个指标较为常用，计算方法如下。

$$胰岛素抵抗指数 = 空腹血糖 \times 空腹胰岛素 \div 22.5$$

健康人的胰岛素抵抗指数为 1，随着胰岛素抵抗程度的升高，胰岛素抵抗指数会高于 1。数值越高，身体对胰岛素的抵抗就越强，说明身体需要更多的胰岛素来保持血糖平衡。

代谢综合征的土壤

你如果有胰岛素抵抗，去医院看内分泌科，医生会说现在没有什么好的药物来治疗这个病，要你增加运动量、减肥、戒烟、限酒。至于你问如何通过改善饮食来逆转病情，绝大多数医生都会告诉你："饮食要清淡，管住嘴，多运动。"在学习营养学以前，我就是这样向患者说的，然而后来经过多年学习，我才发现管住嘴哪有那么容易。要管什么？要吃多少？是血糖更重要还是细胞健康更重要？如何通过饮食管理逆转糖尿病？

慢病的形成"三分在运动，七分在饮食"，现在人们的体力劳动少了，运动量不够肯定是造成胰岛素抵抗的因素之一。影响更大的因素是饮食，出现胰岛素抵抗的主要原因是碳水化合物摄入量大于人体细胞的需求量。糖尿病管理一直提倡"五驾马车"——调整饮食结构、增加运动量、监测血糖、服用药物、患者教育——的综合管理模式。这"五驾马车"中，调整饮食结构占据首要位置。

讲一个故事。

2005年，我认识了一位50多岁的女士，胖胖的，患糖尿病多年，吃着两种降糖药。她自从知道自己有糖尿病后就一直坚持运动，试图通过饭后百步走来降低餐后血糖，但是她的血糖依然很不稳定，经常出现低血糖。她的饮食很清淡，她不吃肥肉、动物内脏、水果，一天吃1个鸡蛋、一点点瘦肉、很多蔬菜。她知道我学习了营养学，马上来向我讨教。我那时在营养学方面还处于刚启蒙的状态，知道多少就告诉她多少，一直到2015年我退休。

这10年来，她不断地来找我，我不断地把我知道的知识传授给她。我给她调节了饮食结构，把她最喜欢吃的粮食的食用量压得低低的，让她采取低碳水饮食，增加动物脂肪。渐渐地，她的血糖不再上蹿下跳，所需药量一点点减少，最后彻底摘掉了糖尿病的帽子。2016年，她告诉了我一个好消息：她做了口服葡萄糖耐量试验和胰岛素释放试验，试验结果与健康人一样。

小　结

1.人体代谢实际上是三大产能营养素分解、合成、利用、排出的过程，整个代谢流程出现了问题就叫作代谢综合征。所以，要解决代谢综合征的问题，就要先把这三大产能营养素进进出出的原理搞明白。人体生理功能正常运转不是物理现象的堆积，而是通过生化反应新陈代谢的过程。

2.血液中的许多化验项目都能反映出三大产能营养素代谢的平衡问题。血糖增高，说明碳水化合物的摄入量大于消耗量。蛋白质和脂类的功能更多反映在维持细胞组织结构、参与酶的催化反应等方面。

3.摄入的过量碳水化合物会以脂肪的形式储存在体内（肝脏合成的甘油三酯增多，腹部脂肪增多）。当碳水化合物满足不了人体的能量需求时，脂肪会顶替上来，成为燃料，给人体提供能量。

4.代谢综合征的核心是胰岛素抵抗，这片土壤上会长出很多"果实"，向心性肥胖、甘油三酯高、血糖高、阿尔茨海默病等问题都会呈现。

5.出现胰岛素抵抗的主要原因是碳水化合物摄入过多。

6.在蛋白质、脂类的摄入量达标的条件下，才可以增加运动量。

第八章
向心性肥胖

人类从进入工业时代后，超重和肥胖逐渐成为人们挥之不去的阴影。科学界在认识并解决肥胖问题上做了诸多尝试。以前一直流行的减肥方法是控制能量摄入，让摄入的能量低于消耗的能量，然而这种方法很难长期执行，而且反弹率非常高。低碳水饮食，特别是生酮饮食在减肥中发挥的作用已经被大多数人认可，可以让体重快速降低，这使得很多年轻人把低碳水饮食作为一种时尚饮食，各地出现了很多采取低碳水饮食方法的减肥机构。

减体重就是减脂肪？

讲个故事。

有一次我在医院讲课，到答疑环节时，一位护士举手提出了一个问题："我很想减肥，请问吃什么食物能帮助减肥？"在座的医生护士都对这个话题感兴趣。

我问她："你是单纯想减轻重量，还是减脂肪？"

她愣了一下："减脂肪。"

我再问："减什么部位的脂肪？"

她又愣了一下："减肚子上的脂肪。"

对的，减肥不要总是盯着体重，而要盯着腹部脂肪，不要总看 BMI，更要看腰臀比。很多爱运动的人虽然体重超标，但是脂肪比例很少，而一些不爱运动的人，体重可能正常，但脂肪比例很高。

肥胖的人储存了过多的脂肪，体内脂肪细胞体积增大和（或）脂肪细胞数增多。健康成年男子的脂肪组织重量约占体重的 15%～20%，成年女子为 20%～25%。成年男子的脂肪组织重量占比超过了 25%，成年女子的超过了 30%，即为肥胖。腹部脂肪增多与很多代谢性疾病关系密切，因此我们不仅要看全身的脂肪组织重量占比，还要看脂肪分布的位置。

怎样知道自己的腹部脂肪多不多呢？最简单的方法就是看腰臀比，拿一根皮尺，量一下自己的腰围——成年男性腰围大于或等于 90 cm、成年女性腰围大于或等于 85 cm 为肥胖，再量一圈臀围。腰围除以臀围，成年男性的结果不应该大于 0.9，成年女性的结果不应该大于 0.8。

有条件的话，你还可以用人体成分分析仪来测量体脂率。该仪器可以数字化地显示肌肉量和体脂率。

减肥的关键是减少腹部脂肪，而不是减少肌肉量。如果你仅仅是体重高于正常，而脂肪量并不超标（许多运动员就处于这种超重状态），恭喜你，你不需要减肥。由于肌肉的密度比较大，所以肌肉多的人比肌肉少的人重一些。

有一种人非常危险。他们的体重很正常，甚至可能低于正常值，但是肌肉少，肚子大，腹部总是有软软的赘肉。这种人很容易生病。

肥胖的始作俑者

很多人以为肚子上脂肪多是摄入的脂肪惹的祸。其实，腹部脂肪的增多与食物中的脂肪没有直接关系，而与胰岛素有非常紧密的联系。血糖化验检测的是血管里流动的葡萄糖的浓度，把血管里正在流动的葡萄糖加起来，平均也就是 5 g 左右。你摄入的主食中的能量都到哪里去了呢？胰岛素把这些能量藏起来了。

胰岛素的受体主要在肌肉细胞、肝细胞和脂肪细胞上。胰岛素通过结合这三类细胞表面上的胰岛素受体，在降低血糖水平方面发挥功效。

肌肉细胞表面的胰岛素受体与血液中的胰岛素结合，打开细胞膜上的葡萄糖通道，组织间液中的葡萄糖进入肌肉细胞，一方面为肌肉收缩供能，另一方面以肌糖原的形式储备一部分能量。肌糖原占肌肉总重量的 1%~2%，全身总量约 400 g。如果坚持运动，肌糖原的储备量会增多一些。如果一个人不运动呢？或者这个人蛋白质摄入量长期过少，肌肉单薄无力呢？肌肉细胞消耗和储存葡萄糖的能力就会减弱。

肝糖原是葡萄糖的库房之一，然而这个库房的空间有限，只能储存 100 g 左右的葡萄糖。对大多数按时吃饭、顿顿吃主食的人来讲，合成肝糖原来降低餐后血糖的效果也很有限。

只有脂肪细胞的合成是没有上限的。胰岛素激活脂肪细胞表面的脂蛋白酯酶，让血液中流动的脂肪渗进脂肪细胞，让流动的脂肪变成固定的脂肪。血液中流动的脂肪在不同的时段有所差异，餐后主要是经嘴吃进去的食物的脂肪，空腹的时候是肝脏合成的脂肪。

吃的淀粉越多，血糖上升的势头就越猛，胰岛素分泌量就越大（患 1 型糖尿病时除外）。胰岛素促进身体合成蛋白质、脂肪，同时促进肝脏合成极低密度脂蛋白，极低密度脂蛋白里主要是载脂蛋白、磷脂、胆固醇、甘油三酯。肝脏把极低密度脂蛋白排放到血管中，极低密度脂蛋白激活脂肪细胞表面的脂蛋白酯酶，把甘油三酯送给脂肪细胞。之后，极低密度脂蛋白很快变成了体积小的低密度脂蛋白。这样，一条合成、运输、储存脂肪的产业链就形成了。

体内胰岛素增多是肥胖的推动者，而促进胰岛素分泌的主要因素是摄入大量碳水化合物。不信的话，你可以观察一下认识的人，喜欢吃细粮又很少运动的人，肚子上的脂肪总是那么多。

有些人喜欢吃碳水化合物含量高的食物。开始阶段，胰岛素分泌量大，脂肪合成顺利，然而胰岛 B 细胞如果长期疲劳，最后就会筋疲力尽。当胰岛 B 细胞彻底累倒，分泌胰岛素的速度就会赶不上血糖的上升速度；血糖不能储存在体内，只能随着尿液排出体外。胰岛素分泌量明显减少的时候，合成脂肪的过程失去了推动力。这时，这些人虽然血糖变高了但是体重变轻了。很多人因为体重突然变轻去医院检查，才发现自己得了糖尿病。然而，这些人一旦打了胰岛素，脂肪细胞的合成途径就会再次被激活，又会胖起来。

所以呀，胰岛素分泌量增多才是肥胖的始作俑者。

归纳一下，摄入过多碳水化合物会引起身体分泌大量胰岛素，随后葡萄糖在肝脏里转化为脂肪，接下来血液中的甘油三酯增多，最终导致腹部囤积脂肪，形成向心性肥胖。

讲一个故事。

有一次我到一个单位讲课，课后单位组织聚餐。我一进餐厅就发现同桌有三位彪形大汉。他们又黑又胖，其中一位看起来有 100 kg 以上，向心性肥胖非常明显。

吃饭的时候，桌子上的一大桶白米饭转了一圈又一圈。他们三位顶不住米饭的诱惑，纷纷盛满米饭，吃得很香。那位最胖的先生足足吃了三碗。看到其他人惊讶的眼神，他一旁的朋友解释说："我们这位老兄有个习惯——三碗不过冈，这'三碗'指的是三碗米饭。"这位最胖的先生说："吃米饭是我从小的习惯，没有吃米饭就相当于没吃饭。不吃肉没关系，必须吃米饭。"看着他享受米饭的样子，再看看他那摇摇晃晃的肚子，我一时无语，不知道该怎样劝导。

内源性瘦素

内源性瘦素是一种由脂肪细胞产生的激素，是由 167 个氨基酸组成的蛋白质类激素。注意，这是由脂肪细胞分泌出来的激素。

既然有内源性瘦素，是不是还有外源性瘦素？是的，曾经出现过外源性瘦素——一种化学合成物质。内源性瘦素在 1994 年被发现。后来，研究人员找到了与内源性瘦素产生有关的基因。研究人员当时特别兴奋，认为只要给人体注入瘦素，就可以消除饥饿感，肥胖问题就可以解决了。然而，研究人员试图给超重或肥胖的人使用外源性瘦素做减肥疗法的所有实验都宣告失败了。因此，这些年关于外源性瘦素的信息比较少见。

脂肪细胞分泌的内源性瘦素释放到血管里，之后去哪儿了呢？它们去了下丘脑，向下丘脑汇报身体中的脂肪储存量的饱和程度。血液中的瘦素浓度上升到一定程度，下丘脑的饱食中枢就会被激活，人就会产生"已经吃饱"的感觉，因而抑制了食欲，放下碗筷。

大家都有这样的经验：吃脂肪类食物，没吃多少就饱了。采取低碳水饮食的人会告诉你自己的饭量比以前的减少了很多。我讲一下原理。

食物中的脂肪经过处理成为脂肪酸，在肠壁上合成乳糜微粒。乳糜微粒进入肠壁下面的淋巴管，然后进入血液循环，遇到脂蛋白酯酶后被进一步分解。脂肪酸进入脂肪细胞，脂肪细胞分泌瘦素，下丘脑的饱食中枢接收到瘦素的信号。

脂肪细胞从食物中获得脂肪酸，分泌内源性瘦素，向下丘脑传递信息，这一系列动作在就餐过程中很快完成。胰岛素的峰值在餐后出现，但是持续时间要长于瘦素，有胰岛素抵抗的人体内胰岛素浓度持续在高位的时间会更长。瘦素针对的是脂肪，瘦素分泌量的增多，为的是让你停下筷子；胰岛素针对的是葡萄糖，胰岛素分泌量的增多，为的是把血糖峰值压下来，然而如果压得过深，就会出现低血糖。

你希望身体多分泌些瘦素呢？还是多分泌些胰岛素呢？

低碳水饮食减肥实践

近些年，很多减肥人士开始采取低碳水饮食，并获得了很好的效果。在低碳水饮食中，饮食结构比摄入能量更重要，人不能只用物理的能量守恒定律来判断自己要摄入多少能量，更要关心饱腹感、幸福感和长期健康，要相信身体细胞的智能——只要细胞获得了足够多的能量，它们就会迅速发出信号，告诉你停止进食。

国外好几种流行的减肥方法，比如说麦吉减肥法、哥本哈根减肥法、杜肯减肥法等都是建立在低碳水饮食基础之上的。这些减肥方法各有千秋，但是基本原则都是一样的：少摄入碳水化合物，少吃加工食品；减少过量葡萄糖转化为脂肪，促使血浆中的胰岛素水平降低，促进脂肪分解，最终让身体脂肪逐渐减少。

饥饿感与饱腹感

人的饥饿感从哪里来？

大多数人都认为，胃里没有食物，人自然就会感到饥饿，所以多吃食物人就不会饿。真是这样吗？

讲一个科学研究。

有两组空腹的人。在相同的时间内，A 组通过静脉输注脂肪酸，结果没有产生饥饿感，而 B 组通过静脉输注葡萄糖，结果很快感到了饥饿。

同样处于空腹状态，能量来源不同，反应不同。原因是什么？

胃的容量变化很大，由空腹时的 50 mL 可以增大到进食后的 1 500 mL。胃容量感受器在胃壁肌肉里。胃容量被食物撑大的时候，胃壁中的感受器通过迷走神经反射性地减小胃底和胃体平滑肌的张力。这样可以保持胃内压力不变。

很多"大胃王"一次性能吃大量食物。你问他为什么吃这么多食物，他会告诉你他"很容易饿"。如果你一顿饭以吃肉为主，尤其是吃肥肉多的肉，你会发现自己没吃多少就饱了——有没有饱腹感和胃里是不是充满了食物没有明显的关联。

一个人一顿饭摄入了很多淀粉，只吃很少的动物性食物——比如吃一大碗牛肉面，面条很多，牛肉两片，上面撒上星星点点的蔬菜，这样的牛肉面色香味都很到位——但就是不禁饿。他的胃会被撑得很大，面条中的淀粉会快速被淀粉酶分解为葡萄糖，葡萄糖会激发身体释放胰岛素，以达到降低血糖的效果。如果这个人有胰岛素抵抗，那么过多的葡萄糖就会被挡在细胞外面。然而此时，胰岛素依然在履行自己的职责——把血液中的葡萄糖降下来。当血糖降到3.9 mmol/L 以下，这个人就会出现低血糖反应：心慌、气短、出虚汗、全身无力、手发抖。低血糖的人会饥不择食，赶紧抓点淀粉类食物来吃。这样会使人陷入一种恶性循环：摄入淀粉，血糖上升，胰岛素分泌量增多，出现低血糖反应，再摄入淀粉，血糖再上升……

所以，吃每一顿饭时，你都不要过度惊动你的胰岛素，并且身体需要的各种营养素都要充分摄入。当然，食物还要好吃，这顿饭才能打高分。

很多白领中午会购买盒饭，目前大多数外卖盒饭（以下称"标准盒饭"）的食物结构是 100 g 米饭、200 g 蔬菜和 50 g 肉类。因为很怕下午会饿，他们往往都会把整份盒饭都吃完，宁愿吃撑一点。你可以看到，那些吃标准盒饭的白领们并没有吃多少肉，也没有去喝酒，却依然肚子圆圆。

其实，想要有饱腹感不一定非要吃得很撑。举个例子：眼前有两个碗，大小一样，一个碗里盛满米饭，另一个碗里盛满肥肉。请问，哪一碗你能吃得下去？有饱腹感和感到吃撑的原理不同，前者是化学传导，后者是神经传导。

很多营养师在给客户设计饮食时，总是按照食物的能量来计算，脂肪的能量高，所以要少给，他们允许患者喝粥（赞成喝粗粮粥），让患者吃很多蔬菜，把胃撑得满满当当。这些营养师往往没有注意到食物中不同的营养成分在人体中的代谢途径不同，人体反应不同。

我们应该倒过来想问题：细胞需要什么营养，我们就吃什么食物。

你如果喜欢吃主食，就要想一想选择什么样的食物才能让胰岛素少释放一点？如何让餐后血糖不飙升？如何让自己持续数小时不饥饿？

秉着以人为本的原则设计食谱，身体才能真正受益。

低胰岛素饮食基本原则

如果你不想刺激身体分泌过多的胰岛素，我认为你必须遵守以下几条饮食原则。

1. 你可以接受的饮食模式：设计的饮食方案，其中的食物可以买到，在学校或食堂可以吃到。

2. 食物好吃并且饮食结构合理：吃不好吃的食物坚持不了几天。调理身体是个慢活，建立正确的饮食结构会终身受益。

3. 有饱腹感：吃饱饭是人类最基本的生理需求。这里说的"有饱腹感"不是指吃撑。常言道"饭到七分饱"。一个人总把自己吃撑了才感到踏实，是因为身体中的细胞处于饥饿状态。

4. 吃不易让自己很快感到饥饿的食物：餐后至少 3 ~ 4 小时没有明显的饥饿感，而且不出现低血糖反应，这样的饮食结构才算优质。

5. 坚持这样的饮食模式一段时间，可以达成营养目标，身体更健康，大脑反应更迅速。

6. 在尽量不影响平时工作和生活的节奏，不耽误日常工作、不明显改变运动量的情况下减肥，才够幸福。

限制能量行不通

有一天我见到了一个朋友，我们 2 个月没见了。这次见面，她吓了我一大跳。她瘦了很多，轻飘飘地走过来，说起话来声音一改往日的清脆，居然也是轻飘飘的，她的肌肉松弛了，面色没有光泽。她说自己这 2 个月在一个健康管理机构进行减肥，他们给她规定了什么能吃、什么不能吃。我赶紧问了问什么不能吃？她一口气说了一大堆：动物的油脂、动物的皮、油炸食品、加工食品、甜食、细粮；脂肪一定要少摄入，蒸蔬菜时滴上两滴油就可以了；喝的牛奶必须是低脂肪的，一天吃 1 个煮鸡蛋，不能用油煎鸡蛋，一天吃 500 g 以上的蔬菜，饿了就吃高纤维饼干，多喝水。

我看着她那有气无力的样子，琢磨着这种减肥方法让人害怕。

再讲一个故事。

我有一个朋友，是位 50 岁的男士，身高 170 cm，体重 84.4 kg，BMI 为 29。他患高血压、高尿酸 5 年了，患向心性肥胖 10 年了，近来空腹血糖稍微增高，为 6.6 mmol/L，甘油三酯高于正常范围，为 4.5 mmol/L。减肥机构跟他说必须减肥，否则会出现心脑血管疾病，于是他决定参加减肥训练营，交了费。

减肥机构给他的建议是采取低能量饮食，让摄入的能量少于消耗的能量，并且增加运动量，给他设定的每日摄入总能量是 1 200 kcal，碳水化合物约占60%，蛋白质约占 15%，脂肪约占 25%。减肥机构还给他发了两大包饼干，是那种膳食纤维含量很高、脂肪含量很低，还含大量工业添加剂，口感特别好的饼干，让他在饥饿难耐的时候吃。

他之后没有和朋友聚餐，也没有饮酒，但是在半个月后发生了痛风。也就是说，他一边减肥，一边痛风发作，只好靠吃药来降低尿酸。

1 个月后，他的体重减轻了 4 kg，血糖恢复了正常，然而感觉自己很虚弱。人体成分分析仪显示他的肌肉量少了、腹部的脂肪量基本上没有变化，甘油三酯降了一点点。看来减的这 4 kg 是水和肌肉的重量。这让他很烦恼，他努力克制不吃含油脂多的食物，不喝酒，不和别人聚餐，饿了就吃高纤维饼干、喝水，忍饥挨饿熬了 1 个月，还痛风发作了一次，结果该减掉脂肪却没减掉。

所以，用限制能量的方法减肥，短时间内体重可能减轻，然而时间长了后，你会发现自己肌肉松弛了，抵抗力下降了，如果你扛不住饥饿的痛苦，采取报复性进食，肥胖就会反弹。

这些年，减肥机构像雨后春笋般涌现，有些减肥机构采用的是比较传统的限制能量法帮助客户减肥。他们严格控制客户的摄入总能量，在"制造能量差"上做文章，认为只要控制住摄入的能量，增加输出的能量，产生"能量差"，客户就能够减肥。

但是，人体代谢是生物化学层面的代谢模式，而非物理层面的能量守恒定律，大家用生理学、生化学的理论才能解释为什么爱吃素的人很胖、爱吃肉的人很瘦，才能理解促进脂肪储存的是胰岛素施展的"魔法"。

减肥前的功课

很多减肥机构在给客户提出减肥建议的时候都同时要求"吃"和"动"：一边管住嘴，一边增加运动量。很多人坚持不下来，有一些人甚至因为这样的"强制性管理"损伤了身体。

就"吃、动平衡"这一点来讲，要先把"吃"这件事做好，先吃后动，让细胞不缺乏蛋白质、脂类、维生素、矿物质元素等营养素，把高碳水饮食改掉，然后再开始运动。这样，身体就做好了运动的准备，才不容易受伤。在运动后，还要根据运动量相应地补充蛋白质、磷脂、胆固醇、维生素等营养素。

在给一个人具体的减肥方案之前，要先做许多功课。

1. 了解对方的身体状况，比如肝肾功能运转情况。因此，正规体检是必须做的第一件事。

2. 知道对方的需求，比如有的人希望在不影响每日工作的基础上减肥，有的人希望减肥速度快一点。

3. 减肥的过程尽量做到不影响对方的工作和生活。

4. 了解对方为了减肥做了多少努力。

5. 一定要做营养调查，找出客户关于减肥的误区。

6. 运动方式必须特别详细。我有一位患者，从她的化验单和查体情况上看，她的运动量应该挺大的。然而，她说自己不上班，也不做什么运动。我仔细问了半天才知道，原来她有三个孩子，每天光干家务活就得从早忙到晚。

减肥时的糖脂比

现在有的减肥机构把蛋白质的能量占比设置得很高。有一次，有个营养师告诉我，在他所在的减肥机构给客户的减肥方案中，蛋白质的比例占到了约40%。这吓了我一大跳，30%的蛋白质对大多数人来说就已经非常多了，除非那位客户每天都在健身房锻炼，或者每天跑几公里。

我面对的客户几乎都是慢病患者或亚健康人群，来咨询的肥胖者或多或少有健康问题，比如血脂高、动脉粥样硬化、肺结节、乳腺问题、脑卒中、高尿酸、高血糖等。

改善单纯性肥胖的营养原则

如果一个人没有明显的脏器代谢问题，仅仅是肥胖，这种肥胖就叫作单纯性肥胖，给单纯性肥胖者设计饮食方案的时候，我有以下三大原则。

第一是控制摄入总能量。我会根据他的运动量和现在的 BMI 来确定他的每日摄入总能量。

第二是必须保证他每日摄入充足的蛋白质。如果他的肝肾功能正常，那么蛋白质的比例就在 20% ~ 25%。如果他的运动量很大，那么蛋白质摄入量就可以再往上调一点，但最好不要超过 30%。

第三是"低碳水、高脂肪"。确定糖脂比时要考虑很多因素，比如用脑程度、运动量、某些疾病的改善方向等。脑力劳动者不要采用低脂肪饮食，因为大脑中的脂类（磷脂、胆固醇）占 2/3，需要及时补充脂类来让大脑正常运转。经常运动的人要注意预防低血糖，还要让线粒体消耗碳水化合物和消耗脂肪的反应切换顺畅。

我在给患者设计减肥方案的时候，不会在第一次见面时就选择生酮饮食。碳水化合物的起始比例一般在 30% 左右，之后调整到 20% 左右，对极个别患者，我会逐渐降低到 10% 左右。蛋白质的比例在 20% 左右，除非这个人的运动量很大。话又说回来，运动量很大的人很少是胖人。确定完蛋白质和碳水化合物的比例，剩下的是脂肪的比例。

观察了1个月之后，我会根据患者的反应来调整饮食方案，如果没有什么特殊问题，碳水化合物的比例会降到20%左右，脂肪的比例会升到60%左右。

有人会说："生酮饮食不是减肥的好方法吗？"

是的，生酮饮食可以让人快速减肥，如果增加运动量，减肥的速度就更快。然而，大家要知道生酮饮食开始的10天左右，细胞必须克服对碳水化合物的依赖，打开脂肪的产能通路。人在这个过程中会很不舒服，甚至影响工作。你如果不上班，又急于减肥成功，身体内部没有什么特殊的健康问题，当然可以直接采取生酮饮食。

吃肥见瘦小故事

有一次，我和几个护士一起吃饭，看见一个胖胖的小护士正在用开水涮一盒快餐。小护士圆圆的脸上长着几个红色的痘痘。我瞥了一眼她的饭盒：里面有约150 g的半盒米饭，约100 g炒菜，炒菜是老玉米粒炒豆腐，还有一点点京酱肉丝。我问这位小护士："你这些都能吃掉吗？"她点点头。

看到她脸上有很多的痘痘，我又问："你吃辣椒吗？"

她说："不，以前吃过辣椒。现在因为脸上长了太多痘痘，不敢吃了，所以我点了份京酱肉丝，这道菜不辣。"

我问："你一天大概能吃多少蔬菜？"

她说："我从小就不爱吃蔬菜，这次盒饭里面的蔬菜已经算多的啦。"

我再问："你喜欢吃甜食吗？爱喝饮料吗？"

她笑了，眼睛一亮："我酷爱吃甜食，饮料偶尔喝。"

旁边的几位护士马上出面揭发："她几乎每天都吃点心、蛋糕、饼干等，那些是她的最爱。"

我又问这位护士："你为什么用开水涮盒饭呢？"

她说："这不是为了减肥嘛，把食物表面的油脂冲一冲。"

旁边的几位护士都用期待的眼光看着我，希望我来解释一下，把油脂冲掉到底对还是不对？我给医务人员讲营养治疗的话题时总是特别兴奋，于是清了清嗓子："你脸上长痘痘是因为体内太多的垃圾没有地方排出，只好从备用通道——皮肤排出去。你吃了太多垃圾食品，又不爱吃蔬菜，大便就不通畅了，从直肠和尿道清理垃圾的两条通道已经不畅通了。你现在吃的盒饭里有很多碳水化合物，比如玉米，京酱肉丝里的调料也含很多碳水化合物。"

小护士点点头，有点不好意思。

我继续说："甜食含大量的碳水化合物、反式脂肪酸和各种工业添加剂，摄入太多的碳水化合物会造成脂肪合成增多，摄入反式脂肪酸也会造成肥胖，各种工业添加剂是身体排毒的负担。所以，你减肥总会失败，皮肤总是出问题。"

这位胖胖的小护士点点头："是的，我还以为我少吃肉、少吃油脂就能减肥呢。去年我还吃了减肥药，结果也没有减下来。"

我最后补充的一句话让所有的人都傻了："你应该多吃动物油。你点的外卖，炒菜的油一般都是含ω-6脂肪酸多的植物油，这些植物油吃多了，会引起炎症，使你很容易过敏或出现血管炎症。"

一句话刚落地，几个人一起喊了起来："不是多吃多不饱和脂肪酸好吗？不是说应该少吃肥肉吗？"

得，一句两句跟她们说不清楚。我只好对这位急着要减肥的护士说："这样吧，你先按照我说的做。1个月后，你的皮肤和腰围都会有明显的变化，你们几位当旁观者，看着她变化，咱们用事实说话。"

后来呢？

3个月后，我再次见到了那位护士，她的脸白白净净的，肌肉也有力了。她说这段时间按照我说的做，体重减了2 kg，不仅腰围小了，而且不容易饿。

那么当时，我和这位护士说了什么呢？其实就是以下几句话。

1. 不要吃任何加工食品，不要喝任何饮料。

2. 少吃细粮，尤其是粥、面条、馒头、米饭等很容易让人发胖的主食。可以吃饺子、包子、馅饼，但是一顿饭的食用量不要超过50 g。

3. 蔬菜一天 500 g。可以用水果代替主食。

4. 一天吃 2 个鸡蛋，喝牛奶 300～500 mL，肉类基本上都可以放开吃。可以吃动物油和动物内脏。

5. 按以下顺序吃饭：先吃蔬菜和动物性食物，最后吃主食或水果。

减肥营养处方

有一天，我遇到了一位老朋友，她告诉我说她老公最近胖得厉害，有 100 kg 了。我认识她老公，身高 182 cm，是个老板，经常应酬、喝酒，是北方人，酷爱吃面食。我给这位老朋友写了一个营养处方。20 天后，她给我打电话过来："我老公这 20 天减了 6 kg，也就是 12 斤，这减肥的速度太快了，如果 20 天减 6 kg，是不是 3 个月后，这个人就减成'纸片'了？"

哈哈哈，她真有想象力。我告诉她："你放心好了，他减肥到一定程度就减不了了。"果然，她老公的体重到了 80 kg 之后就没有继续减了。

我把写给这个人的营养处方列在下方，供大家参考。我要强调的是，这位先生 58 岁，他的饮食习惯我也很清楚。他的血糖正常，甘油三酯高，低密度脂蛋白胆固醇高，有脂肪肝。他每天散步 1 小时，不吸烟，但是经常饮酒。

好的，在以上前提下，我给他写了以下营养处方。

1. 保持目前的运动量不变。

2. 每天饮水 3 000 mL。

3. 尽量不喝酒，如果喝酒，一定要少喝，一顿饭中喝的白酒不能超过一两（50 mL），并且这顿饭不要吃主食。

4. 营养目标：一天摄入 2 300 kcal 能量，其中蛋白质约占 23%，碳水化合物约占 25%，脂肪约占 52%。

5. 饮食细节（表 8-1）

● 粮食类食物：细粮 92 g（最好选择炒饭、包子、饺子、馅饼、肉夹馍，尽量不吃粥类、白米饭、白馒头、发糕和面条。一般来讲一个饺子含 8～10 g 面粉），根茎类粗粮 100 g，最近不吃全谷物粗粮。

- 水果：一天 400 g（相当于 2 份）。

- 蔬菜：一天 500 g，其中绿叶菜占一半。不包括含淀粉的蔬菜。

- 蛋白质类食物：一天吃 3 个鸡蛋，喝 400 mL 牛奶，吃 280 g 肉类（其中 1/4 是肥肉，包括牛肉、羊肉、猪肉、鸡肉、鸭肉、动物内脏、鱼、虾）。

- 一天吃 30 g 植物油（选择茶籽油或橄榄油），10 g 亚麻籽油（做凉拌菜时用），30 g 坚果。用 10 g 椰子油煎鸡蛋。

- 最近不吃的食物：不要喝酒，不要吃加工食品和不喝饮料。关于主食，不要喝粥，不要吃面条、面包、发糕。不要吃盖浇饭。每天最多吃 100 g 根茎类粗粮，不要多吃。不要喝低脂牛奶和脱脂牛奶。

- 最近建议吃的食物：脂肪类食物（动物油基本上都能吃，植物油最好选择茶籽油、橄榄油、亚麻籽油、椰子油）。把规定的肉、蛋、奶吃足。鸡蛋最好用椰子油煎，牛奶选择全脂牛奶或酸奶。一天吃 400 g 水果，不要吃多了。蔬菜要选择新鲜蔬菜。

表 8-1　饮食结构建议示例

进食时间	主食类	水果类	蔬菜	鸡蛋	全脂牛奶	肉类	坚果
早餐	细粮 42 g	200 g	100 g	2 个	200 mL	30 g	—
中餐	细粮 50 g	—	200 g	—	—	150 g	—
下午加餐	—	200 g	—	—	200 mL	—	30 g
晚餐	根茎类粗粮 100 g	—	200 g	1 个	—	100 g	—
总结	细粮 92 g 和根茎类粗粮 100 g	400 g	500 g	3 个	400 mL	280 g	30 g

特别提醒：这是个身高为 182 cm 的男士的营养处方。他有一定的运动量，每天散步 1 小时，生化检查结果显示只有血脂问题。如果你的年龄、身高、运动量或异常化验结果与这位男士的不一样，就不能照搬这份营养处方。任何一个变量都会影响营养处方的设计。临床营养学与大众营养学最大的不同就是要

因人而异，即便是同一位患者，营养处方也要随着患者的问题不断调整，不能一劳永逸。

减肥的营养关键点

减肥减的是脂肪，不要只盯着体重。比如，有运动习惯的人群在减肥的过程中肌肉会增长，肌肉增长的时候体重有可能也增加，但他们看上去一定变瘦了，身上的脂肪也少了。

不能饿着，不能出现营养不良的情况。从食物中摄取的营养素是细胞新陈代谢和修复细胞损伤的原材料。减肥的前提一定是不能让身体受伤，最好缓慢地减肥，没有特殊情况不要尝试快速减肥。减肥的时候出现了不适症状，比如月经消失、失眠，走路都走不动了，肯定是有问题的，很可能是因为没有充分摄入营养素。健康状况出了问题，说明减肥的方法很可能不对。一天的摄入总能量要能基本满足人体的需求，而不能刻意地减少，制造能量差。在保证摄入总能量足量的基础上，再摄入适量的蛋白质，设计好糖脂比，把碳水化合物的比例降下来，增加脂肪的摄入量，才能保证自己在不感到饥饿、营养不缺乏的情况下健康减肥。

掌握吃饭的技巧。

第一个技巧是调整吃饭顺序：先吃菜，再吃肉、蛋、奶，最后吃主食。

第二个技巧是少吃多餐。一天的总能量确定，蛋白质、碳水化合物和脂肪摄入量确定，蔬菜、水果的食用量等都确定的前提下，可以把每次的摄入量减少，增加进食次数，而且要注意，每一餐的饮食结构不能变。

第三个技巧是遵循"211"法则。"211"指一餐中的饮食结构，一餐分为四等份，2份是蔬菜，1份是蛋白质类食物，1份是碳水化合物类食物。注意，要选择低 GI 值的碳水化合物类食物，蔬菜不包括淀粉含量高的食物（像牛肉炖土豆、尖椒土豆丝里的土豆要归入碳水化合物类食物）。

"16+8"饮食是比较简单的减肥法。在 8 小时的进食时间内按照以上几点好好吃饭；在 16 小时的非进食时间中把人体内多余的脂肪消耗掉，这期间可以喝水、喝茶。

我不太赞成"5+2"轻断食。现在有一种很流行的减肥方式是"5+2"轻断食：工作日五天照常吃饭，周末两天每天只摄入很低的能量，其目的是让你可以利用周末两天消耗一下脂肪。

一周 5 天都在按照原来的不良饮食习惯吃饭，只靠 2 天的能量差来减肥，其实没有从根本上解决问题。减肥就是知道自己的生活方式和饮食习惯错在哪里，改变就可以了。比如平时摄入过量碳水化合物造成的肥胖，或者吃了很多甜食，又或者喝了很多饮料造成自己腹部肥胖，那么就针对性地减少碳水化合物的摄入量，而不能 5 天遵循不良饮食习惯、2 天消耗能量。

有的人会坚持时间特别长的断食（比如辟谷很久），我也很不赞成这种减肥方式，这样很伤身体。

碳水化合物的比例一定要降下来。碳水化合物的能量占比在 25% 以下才可能动员你的身体消耗脂肪，减掉肚子上的脂肪。同时，你还要注意碳水化合物的种类，尽量选择低 GI 值的碳水化合物类食物。一定要清晰地、明确地知道胰岛素分泌量增大是肥胖最主要的原因；降低碳水化合物的比例，不惊动胰岛素，是你吃每一餐时都要敲响自己的警钟。

第九章
糖尿病

在糖尿病药物被发明出来之前，限制碳水化合物摄入量无论是对 1 型糖尿病还是 2 型糖尿病都是最重要的降糖方法。即使是在糖尿病药物被广泛运用的今天，降低碳水化合物摄入量仍然是 2 型糖尿病的首选治疗方法，是 1 型糖尿病药物治疗最有效的辅助手段。研究表明，采取降低碳水化合物摄入量的方法来平衡血糖安全有效，即便患者的体重没有下降，依然有降糖效果。

我有很多糖尿病患者在饮食管理和生活方式指导的帮助下，血糖波动小了，所需药物减少了。有的患者体重降低了，有的患者体重没有变化，然而腰围基本上都变小了，四肢的肌肉增多了——我常常戏称这是"肥肉变成了瘦肉"。

盯血糖还是盯胰岛素？

改善 1 型糖尿病的营养思路

在通过营养治疗改善糖尿病时，最需要被关注的是胰岛素分泌量和胰岛素受体功能，而不是单纯地将血糖维持在正常范围。

讲一个故事。

我有一个 40 岁的朋友，4 年前我认识他的时候，他告诉我他有 1 型糖尿病，是 20 多岁时诊断出来的。他做过胰岛素水平测试，几乎没有分泌胰岛素的能力，数十年来一直在打胰岛素。半年前我再次见到他，发现他胖了很多，走路慢，反应速度也慢半拍。我问他血糖怎么样，他说："血糖很平稳。我在用胰岛素泵控制血糖。"胰岛素泵就埋在他的肚皮下，非常智能，可以根据血糖值随时调节胰岛素注入量，让血糖稳定在一定范围之内。

他现在有两个突出特点：一方面他的血糖很平稳，另一方面他在发胖，步伐和反应速度在减慢。

血糖平稳是靠什么做到的？是"吃、动平衡"的结果还是药物增加的结果？他每天打 36 个国际单位的胰岛素，而且胰岛素泵随时根据血糖高低来调节进入血液的胰岛素的量。显然，血糖平稳是胰岛素泵的功劳。

他现在的肥胖、反应速度变慢是什么原因造成的？肯定是胰岛素抵抗造成的，同时线粒体代谢不良，导致细胞的能量转化能力弱，细胞内部的工作效率低。

他一边打胰岛素降低血糖，一边出现明显的胰岛素抵抗。不打胰岛素，血糖会飙升，打胰岛素，他又有线粒体功能不良和腹部脂肪堆积的情况——这好像是个死结。有没有什么办法，既让胰岛素的注入量减少，又能减轻胰岛素抵抗？有呀，那就是采取低碳水饮食！

我问他最近的饮食和运动情况。他说："我这三年基本上没有特意去运动，就是上下班。饮食上和别人差不多。"

和别人差不多？！他可是糖尿病患者哟。

我说："你血糖平稳是靠皮下注射的胰岛素，但是你的健康状态越来越差，说明你有明显的胰岛素抵抗。你陷入了一种恶性循环：采取高碳水饮食，然后注入大量胰岛素，身体开始合成脂肪，引发肥胖，出现胰岛素抵抗。你现在血糖正常是大量葡萄糖与大量外用胰岛素相互抵消的结果，摄入的碳水化合物越多，需要的胰岛素越多，胰岛素抵抗就越严重。由于身体存在胰岛素抵抗，葡萄糖很难进入细胞，同时线粒体需要的营养素不足，产能效率低，你就会出现肌肉无力、脑细胞运转减慢等问题。"

我给他设计了一个低碳水饮食的方案。1 个月后，他的体重减了 2.5 kg，腰围小了，在血糖平稳的前提下，胰岛素注入量减少了一半。他觉得自己走路有力了，思维清晰了。他给我发了条微信："我终于明白，减轻胰岛素抵抗才是关键，我以前只盯着血糖。"

1 型糖尿病是胰岛 B 细胞自身免疫系统缺陷或胰岛 B 细胞因免疫异常而被破坏，导致胰岛素绝对缺乏而引起营养物质代谢性异常疾病，临床上发病率占糖尿病总发病率的 5%。

从病因上讲，1 型糖尿病绝大多数是自身免疫性疾病、生活方式和遗传因素共同参与的结果。该病尤其好发于 10～16 岁之间的青少年。

从症状上讲，1 型糖尿病有轻有重，轻者很容易被忽视，重者会出现明显的多饮、多食、多尿、消瘦的"三多一少"症状，有时会引起急性的严重代谢紊乱、感染性疾病、慢性并发症（微血管病变、动脉粥样硬化性心血管疾病等）等问题。

在营养管理方面，如何干预 1 型糖尿病?

在干预 1 型糖尿病时，第一，要关注免疫因素。第二，在设计营养处方时，在代谢平衡上下功夫。第三，考虑胰岛素注入数量时，不要不设上限，而要尽量摸到下限。

现在，医院要求年轻的糖尿病患者检测自身的胰岛素抗体，包括抗胰岛素抗体、抗胰岛细胞自身抗体、谷氨酸脱羧酶抗体。如果这些抗体指标呈阳性，再加上胰岛素分泌量明显减少，患者就可以被诊断为 1 型糖尿病。

为什么免疫细胞会攻击自身的胰岛细胞，导致胰岛细胞损伤和死亡呢? 身体中的免疫细胞应该用来对外保护自己，同时清理自身代谢的垃圾，不应该对自身的细胞、组织发起攻击呀。

原因是体内促炎因子增多。促炎因子会诱导自身免疫细胞去攻击胰岛细胞。

为什么身体会产生促炎因子呢?

讲一个故事。

有一天，我接诊了一位25岁的糖尿病患者。她是东北人，她的妈妈推着她进了诊室。这位25岁的年轻人已经患脑血栓1年了，左侧肢体瘫痪。她14岁的时候，有一天在上课期间晕倒，被送到了医院。她住院20天，被诊断为1型糖尿病，之后就一直靠打胰岛素来降低血糖。10年后，糖尿病的并发症出现了，大脑血管堵塞，导致她偏瘫了。她虽然只有25岁，却得了老年人常得的疾病。

这个女孩子长得白白胖胖的，尽管左侧肢体行动不便，但还保留语言表达能力。我仔细地问了一下她，14岁时到底是什么引发了胰岛细胞受损。她自己说："那时我上初中三年级，中学离家较远，我中午不能回家，家长给了不少零花钱，我就自己在外面吃。"

我很好奇，问："除了学校的午餐，你还吃什么？"

她笑着说："学校的午餐不好吃，我没吃。我都是在外面吃，什么好吃就吃什么，泡面、麻辣烫、甜点、奶茶、面包、可乐之类的吧。"

我瞪大眼睛："你这么吃岂不会变得很胖？"

她说："是的，我就像气球那样一下子就胖了起来，体重到现在也没有减下去。"

我又问她："你平时排便怎么样？"我在寻找炎症根源。

她说："我大便不成形，经常拉肚子，要么一天拉好几次，要么有的时候好几天都排不了一次大便。"显然，她肠道菌群失调，有肠漏。肠漏指肠壁有一些漏洞，包括缝隙增大、渗透性增强，肠道内的物质进入了血液，会引起感染、器官功能障碍等一系列病理现象。肠漏是人体产生促炎因子最常见的原因。

我再问她："东北人特别喜欢吃乱炖、老玉米、坚果、酸菜馅饺子等，你爱吃吗？"

这个胖姑娘笑了笑，说："我才不吃那些菜，不好吃。"

推着轮椅的妈妈说话了："我们一直很宠我家姑娘，她想吃啥都随她。"

我推断出她胰岛细胞受损的原因了：胡乱吃东西造成肠道菌群紊乱，引起肠道黏膜损伤，引发了肠漏。肠道内的炎性物质因而进入了血液，引起了自身免疫反应，最终损伤了胰岛细胞。

感染慢病大多是因为身体内部而不是外部出了问题。外界的感染源（比如病毒、细菌）对所有人几乎是无差别袭击。很多因素都可以使身体产生促炎因子，最常见的是肠道菌群紊乱和肠漏。另外，工业添加剂、农药残留、高碳水饮食等都会引起体内炎症，摄入过量亚油酸也是体内炎症增加的因素之一。

现在这位患者的胰岛 B 细胞已经受损了，靠注射胰岛素来稳定血糖，已经偏瘫了。此时，我该设计怎样的营养方案呢？

思路涉及两个方面。一方面让血糖平稳，不要忽高忽低；另一方面，重新调整身体的内环境。

比较好的饮食模式是低碳水饮食中的原始饮食，关注食物的 GI 值，所有会引起炎症的食物绝对不能再吃，还要特别关注肠道的健康。

对 1 型糖尿病患者来讲，采用原始饮食尽管不能让胰岛 B 细胞起死回生，但是可以获得稳定的血糖，让细胞获得充足的营养，身体代谢逐渐恢复正常，避免出现糖尿病并发症。

改善 2 型糖尿病的营养思路

在 2 型糖尿病的早期，胰岛素分泌量相对不足；到了后期，胰岛素分泌量绝对不足。胰腺分泌胰岛素的质量下降，自然无法有效降低血糖，患者只能打外源性胰岛素。

打胰岛素是治标，从源头上解决问题才是治本。深挖病因，消除病因，才能真正地解救胰岛 B 细胞。

从病因上来讲，目前发现的 2 型糖尿病的病因有以下五点。

1. 高碳水饮食：会导致胰岛素分泌过量，长此以往会减弱胰岛素受体的敏感性。

2. 缺乏运动：体育锻炼可以增强胰岛素敏感性，缺乏运动则反之。

3. 长期精神压力大、焦虑或抑郁等：这些都可能导致胰岛素抵抗进一步加重。

4. 慢性感染和炎症：这些因素会影响胰岛素的分泌量和敏感性。

5. 年龄和家族遗传：随着年龄增长，身体对胰岛素的敏感性会逐渐减弱。如果你的家族中有 2 型糖尿病病史，那么你自己患病的风险也会增加。你似乎无法控制这一项危险因素。其实，你只需要做自己可以控制的事情，让事情尽量往最好的方向发展就可以了。

营养治疗是源头治理

治疗糖尿病，要从源头上治理，方可让患者获益终身。一条河被上游造纸厂排放的污水污染了，你是用一些药水中和污染物？还是关闭上游的造纸厂？

我想所有的人都会说："关闭造纸厂。"说得容易做得难，难在改变自己的认知，管住嘴、迈开腿，还在于放松心态、早睡觉。

这里我就"管好嘴巴"这一点说明白。

糖尿病患者进行营养管理的总原则

1. 降低碳水化合物比例，同时关注食物的 GI 值。

2. 保证细胞结构性营养素的供应。选择优质蛋白、胆固醇和有益脂肪。比如多吃鸡蛋、牛奶、动物内脏、红肉、鱼、虾、贝类。

3. 摄入足量的维生素、矿物质元素。保证细胞代谢相关酶的活性。

4. 保护好肠道屏障，维护好人体生态环境，减少炎性物质经过肠道进入血液的机会。

5. 减少自由基的产生，增加抗氧化能力。

6. 在细胞和线粒体基本性能已经完好的情况下，开始增加运动量。

这些年我自己帮助许多糖尿病患者进行食疗，通过采取一段时间的低碳水饮食，患者首先发现自己血糖平稳了，血糖不再上蹿下跳。在血糖接近正常范围的基础上，患者在医生的指导下开始减少降糖药，多数情况下 1 个月后患者的体重和腰围都会有所减小，所需的降糖药也会相应减少。3 个月后做口服葡萄糖耐量试验检查，查葡萄糖的同时查胰岛素或 C 肽，多数患者会发现自己分泌胰岛素的能力会有所增强。

这么多年来，我自己的体会是要先理解生命，为什么细胞膜上的胰岛素受体变得不敏感了？为什么糖尿病患者总觉得饿？为什么大量糖尿病患者一方面吃药把血糖稳定在医生满意的程度，另一方面糖尿病并发症还是接二连三地发生？

我认为要从源头上解决问题，只有了解了生命活动的整个过程，你才能帮助身体良好运转。

采取低碳水饮食可以稳定血糖

研究显示，血糖波动大对糖尿病慢性并发症的危害甚至比持续性高血糖更严重。因此，减小血糖波动是所有糖尿病患者要先实现的目标。近年来，动态血糖监测仪的出现使监测血糖波动变得方便、可视化，患者可以用实时数值来评估自己的血糖波动特征。

血糖波动大的判断指标

血糖波动指体内血糖水平在高峰和低谷之间波动的不稳定状态。血糖波动包括一日内的血糖变化，也包括数小时内血糖的变化。

如何判定血糖波动大呢？关注两个数值，"4.4"和"2.2"。

一天内血糖波动幅度最大不超过 4.4 mmol/L，即一天中最高的血糖减去最低的血糖之差不能超过 4.4 mmol/L。三餐后 2 小时内血糖与对应餐前血糖之差的绝对值的平均值不能超过 2.2 mmol/L。比如某患者三餐后血糖分别是 11 mmol/L、12 mmol/L、13 mmol/L，对应餐前血糖为 4 mmol/L、5 mmol/L、6 mmol/L，则餐后血糖波动平均为：[（11-4）+（12-5）+（13-6）]/3=7（mmol/

L），远远高于 2.2 mmol/L，则视为餐后血糖波动较大。

假如一个人在一天之内空腹和餐后的血糖变化差距较大，有过山车样的血糖波动，那么这个人患心血管疾病、糖尿病、肾病、视网膜病变及神经系统并发症的风险就更大。较大的血糖波动会损伤血管内皮，提高氧化应激水平，激活凝血系统，引发炎性反应，加剧慢性炎症等造成血管损伤，增大出现糖尿病并发症的风险。一个糖尿病患者可以带病生活数年甚至数十年，而低血糖可能在几个小时内结束一个人的生命。而且多次发生低血糖会使脑细胞因一次又一次受到打击而死亡，导致脑功能受损，阿尔茨海默病可能因此早早到来。

哪些因素会导致血糖波动大？

1. 胰岛 B 细胞功能减退：糖尿病患者自身的胰岛 B 细胞功能减退甚至衰竭，导致体内胰岛素不足，血糖调节能力低，血糖容易大幅波动。胰岛 B 细胞功能减退越严重，血糖波动幅度越大。许多患糖尿病多年的患者不敢吃很多种食物，造成体内营养储备枯竭，胰岛细胞功能减退，结果多吃一点食物血糖就高，少吃一点食物血糖就低。

2. 饮食不正确：影响餐后血糖的主要因素实际上是一顿饭的饮食结构及食用量，因此在重视食物搭配的同时，患者一定要注意吃哪类食物会使血糖升高、吃哪类食物会抑制血糖上升速度。

3. 用药不当：服用降糖药物所引起的低血糖也是血糖波动大的诱因之一，用药不当会加剧血糖波动。

此外，患者情绪不佳、有睡眠问题、酗酒、最近受到感染等因素都会加剧血糖波动。

饮食上的注意事项

我在这里讲的饮食上的注意事项，主要是防止餐后血糖快速上升，让患者在两餐之间或在夜里尽量不出现低血糖。

1. 每一餐都要搭配好饮食结构：摄入碳水化合物会提升血糖，摄入膳食纤维可以抑制餐后血糖升高,因此绝大多数糖尿病患者都会注意在每一餐多吃些蔬菜。其实,同时摄入脂肪和蛋白质也可以明显地抑制餐后血糖升高。在我给患者的饮食建议中,我会把饮食搭配好——既有主食、蔬菜,也有肉、蛋、奶。

2.关注碳水化合物类食物的GI值:要特别小心高GI食物和中GI食物。我经常教患者用水果代替细粮,原理就是吃天然食物不容易让血糖升高。细粮可以吃,患者可以把细粮做成混合食物,比如富强粉馒头的GI值是88,而用富强粉做的三鲜馅饺子的GI值是28。

3.关注一顿饭中碳水化合物的摄入量:比如在一顿饭中,吃25 g米饭比100 g米饭对血糖的影响更小。因此,患者要少吃多餐。

4.关注碳水化合物类食物的加工程度:烹饪时间越长,做得越软烂,食用后越容易引起较大的血糖波动。比如米糊就很容易引起较大的血糖波动。过度加工使食物中的淀粉变成了糊精或直接成了麦芽糖,很容易被肠道吸收。

5.增加膳食纤维、脂肪和蛋白质的摄入量:这三类营养素与碳水化合物一起摄入会明显降低餐后血糖。

减轻胰岛素抵抗是关键

胰岛素抵抗是细胞的自我保护

复习一下,胰岛素抵抗指细胞膜上的胰岛素受体不敏感,造成葡萄糖在细胞外堆积,不能进入细胞转化成能量的现象。

产生胰岛素抵抗的时候,葡萄糖在组织间液中堆积,等着进入细胞,成为线粒体的能量来源,类似于一个工厂外面堆着很多煤,工厂的大门却只开了一点点缝,外面的煤一点点进来——原因是锅炉燃烧能力有限。如果大量的煤一窝蜂地运到工厂里,会堵塞工作通道。胰岛素抵抗就类似这种现象。发生胰岛素抵抗时,细胞外部堆积着能量,细胞内部消耗能量的线粒体功能受限,导致机体代谢能力低。大家可以看看那些血糖高的患者,常常会说一句话:"没有力气"。

其实，胰岛素抵抗是细胞对自己的保护手段。设想一下，很多葡萄糖涌进细胞里，而线粒体的运转能力有限，葡萄糖堆积在胞浆里，由于渗透压的作用，水分子就会进入细胞，细胞膜会很快被撑破。

导致人体胰岛素抵抗的原因有两方面：一方面，这个人大量摄入碳水化合物，葡萄糖涌入血液；另一方面，线粒体运转效率低，葡萄糖在细胞外进不去。

胰岛素抵抗往往出现于患者发现自己患糖尿病之前的 10～20 年，早期是胰岛 B 细胞大量分泌胰岛素，直到有一天，胰岛 B 细胞疲劳了，释放胰岛素的数量开始减少到一定程度，此时，你还是吃 100 g 米饭，但是，血糖却已经高出正常，这个时候，医生会告诉你"糖尿病诊断成立"。从糖尿病的发展过程来看，胰岛素分泌量会渐渐减少，而胰岛素抵抗从发现糖尿病之前到糖尿病后期都会存在。对于 2 型糖尿病来讲，在初期，胰岛素分泌量和胰岛素抵抗程度成正比，空腹胰岛素水平每升高一个微单位，胰岛素抵抗程度就会增加 20%。可到了后期，胰岛 B 细胞分泌能力减退，胰岛素分泌量减少，但胰岛素抵抗"岿然不动"。

一个人产生胰岛素抵抗，意味着他的细胞是在缺乏能量的情况下生存的。这个人可能很胖，每次吃饭都吃得很多，然而他很容易饿，常感到全身没有力气。他背着脂肪到处走，细胞却缺乏能量——这种情况叫作细胞饥饿。

逆转胰岛素抵抗

要逆转胰岛素抵抗，就要遵守以下几项基本原则。

1. 降低碳水化合物的摄入量：过量的碳水化合物造成身体释放过量的胰岛素，而细胞不欢迎太多的葡萄糖，于是身体反馈性地形成胰岛素抵抗。因此，从源头上彻底根除胰岛素抵抗，就必须降低碳水化合物的摄入量。

2. 为线粒体提供营养素，增强细胞的代谢能力。补充结构性营养素增强酶的活性，同时增强线粒体的抗氧化能力。

3. 增强细胞对能量的需求：多运动，使细胞需要更多的能量，反馈性地增强胰岛素受体的灵敏性。

保护线粒体

线粒体是细胞中负责能量代谢的细胞器，也是体内产生并消除自由基的主要场所。它如同汽车的发动机，发动机的质量、性能是评价一辆车优劣的关键指标，因此保护好细胞的发动机对提高生命质量至关重要。我接诊过一位患者，他每天都运动，试图通过多消耗能量来降低餐后血糖。他每天走路一定要走到1万步，经常筋疲力尽地回到家里。他是在消耗自己的能量，而没有好好保护产能器官线粒体。

以下是一些保护线粒体的方法。

1.健康饮食：饮食应包括足够多的蛋白质、脂类、维生素、矿物质元素，特别是 B 族维生素、矿物质元素等，有助于线粒体正常运转。

2.运动：适度的体育锻炼可以增强线粒体的能力，增加线粒体的数量。

3.减少自由基的产生：线粒体产生的自由基会对其本身造成损伤，因此，控制自由基的产生和及时清除自由基举足轻重。产生自由基的原因如下。

- 缺氧：吸烟、慢性支气管炎、环境的氧气浓度低等因素会造成身体缺氧。
- 各种外源性污染物：比如电离辐射、大气污染、紫外线等。
- 体内代谢产生的自由基过多：出现代谢紊乱、受到创伤、受到感染、身体缺血、细胞缺氧、有炎症反应等会使体内的自由基增多。
- 合成化学物质进入身体：比如接触农药、合成洗衣粉，使用抗癌药，食用含防腐剂、膨胀剂、食用色素、保色剂等工业添加剂的食物。
- 食用不当烹饪方法制成的菜肴也会增加体内的自由基：比如食用经高温烹调、油炸、烧烤、腌制过的食物。
- 心理压力过大会让脑细胞高速运转，从而增加大脑氧自由基。
- 过度运动：过度运动会使身体产生大量自由基。
- 饮食上的错误：摄入过多的 ω-6 脂肪酸、过多的精制碳水化合物。摄入反式脂肪酸和各种添加剂。

4.补充抗氧化剂：食物中的抗氧化剂复杂多样、相互配合、彼此强化，会使抗氧化的整体效果远远超过各自效果之和。重要的抗氧化物质有维生素 E、β-胡萝卜素、维生素 C、硒元素、锌元素。近些年发现的抗氧化性强的物质有银杏提取物、辅酶 Q10、谷胱甘肽、黄酮、花青素等。

总之，通过采取健康的饮食、进行适度运动、减少自由基、减轻毒素损伤，以及补充抗氧化剂等方法，可以有效保护线粒体。

糖尿病患者饮食中的糖脂比

每一次给糖尿病患者设计营养方案的时候，我一定会先做以下几件事。

第一，搞清楚患者是否在吃降糖药或打胰岛素。没有吃降糖药或打胰岛素的人，胰岛素的分泌量是身体自行调节的，吃降糖药或打胰岛素是外在干预手段，需要不断监测化验指标和调整药量来平衡血糖。

第二，我常常告诉在吃降糖药或打胰岛素的患者："让空腹血糖和餐后血糖稍微高一点。最好让餐后血糖保持在 6 ~ 10 mmol/L，如果血糖到了 6 mmol/L，要赶紧减少降糖药的药量，否则会出现低血糖。"低血糖比高血糖危险得多。

一般来讲，我一开始不会让患者增加运动量，而会建议他们在保持原有运动模式的基础上先调整饮食。然而，饮酒、吸烟和熬夜等不良习惯从一开始就要严格限制。

好，现在我来介绍糖尿病患者该怎样采取低碳水饮食。

对糖尿病前期患者，以及正在吃降糖药或打胰岛素的糖尿病患者，我会先看病史、看化验结果，准确评估患者各个脏器的功能。假如患者肌酐高于正常范围，肾功能有问题，那么在下一步确定蛋白质比例时，就一定要考虑这个因素。如果患者患有重度脂肪肝或有严重的肝硬化，那么我在分配碳水化合物比例时就会多动动脑筋。

如果患者的肝、肾功能都还可以，那么我第一次设计的能量比例一般是约

20%的蛋白质、约30%的碳水化合物、约50%的脂肪。在第一次问诊时，我只对接下来1个月的饮食提出建议，1个月后患者必须复诊，我再观察患者这个月的血糖变化、患者对饮食的适应程度等。这1个月非常重要，是调整饮食与药物的关键期。这个月之内的运动量基本上要维持原状，患者必须早睡，要关注自己的感受，比如对体能、睡眠状态、消化能力的感受，还要测量、记录自己体重和腰围。患者如果血压高，还要记录血压的变化。

这段时间内，没有吃降糖药或打胰岛素的患者，隔三岔五做一下血糖检测就可以了。可如果患者正在用药，或者正在打胰岛素，我就会嘱咐他们要每天监测血糖。我每次都要讲："最近监测血糖要勤一些。采用了我的饮食建议之后，你餐后血糖上升的幅度会明显减小，你降糖药的药量就要相应减少。"

在第2个月，我会根据患者上个月的执行情况和血糖检测结果来调整一下饮食。大多数患者都说血糖稳定了，药量减少了1/2，没有出现低血糖。有的患者会很兴奋地告诉我他（她）的体重减轻了，腰围小了。我会很关注他们是否常常觉得饿。大多数患者都会说，他（她）在往常觉得饥饿的时间点没有再出现饥饿的感觉。

此时，患者会问我一堆饮食上的细节，我还需要解答一些饮食误区。

那么第2个月的糖脂比是否要改变呢？

根据上个月的执行情况和血糖稳定情况，我可能把碳水化合物减少一些。在能量占比上，约20%是蛋白质、约25%是碳水化合物、约55%是脂肪。为什么我说的是"可能"而不是"肯定"？因为每位患者的情况不同，患者的消化能力、执行能力都可能有问题。遇到不同困难，就要找到相应的解决方法，慢慢来，只要方向对了就不怕路远。

举个例子。

患者李先生，53岁，患高血糖13年，曾经用过二甲双胍、消渴丸。他一直希望用改变生活方式来调理身体，于是每天都运动，努力控制饮食。他已经半年没有服过降糖药了，但是结果并不理想：血糖忽高忽低，餐后血糖高得很明显，空腹血糖有时候正常，有时候稍高。由于运动量大，李先生出现了膝关节疼痛，运动时腿经常抽筋。他最近经常咳嗽，时常感到全身无力。

既往史：血压正常，血脂异常（总胆固醇和低密度脂蛋白胆固醇高），没有吃药。

基本情况：身高 160 cm，体重 60 kg。BMI 为 23.4，收缩压 130 mmHg、舒张压 80 mmHg。

生活方式调查：李先生的工作属于轻体力劳动，他最近膝关节疼痛，不能多运动，一天的行走步数在 4 000 步左右。李先生按时睡觉，不熬夜。他做事认真，工作和家庭的压力都不大。他不吸烟、不饮酒。

饮食习惯调查如下。

粮食类食物：早餐吃米线，约 50 g。午餐和晚餐吃米饭，1 次约 150 g。很少吃粗粮。

蔬菜：一天约 500 g。

水果：隔一天吃约 150 g 水果，总是担心吃水果会让血糖升高。

蛋白质类食物：一天吃 1 个煮鸡蛋；隔一天喝约 200 mL 牛奶；一天吃瘦肉约 100 g。鱼虾类食物隔一天吃 1 次，1 次约 50 g。

脂肪类食物：不吃肥肉，不吃油炸食品，不吃动物内脏。一周吃 2 次坚果，1 次约 25 g。

其他：从来不吃甜点，不喝饮料。偶然吃点饼干，他说自己吃的是"无糖饼干"。

这样的饮食习惯，是不是大家口中标准的"低脂肪、低糖"饮食？但你们仔细看看，其实这位李先生每天吃的糖类并不少，饮食中的碳水化合物比例一点也不低。

患者体重标准，血压正常，但是有 10 多年的糖尿病病史。患者不想靠吃药来让血糖恢复正常，因此非常努力地运动，饮食也非常清淡。然而，糖尿病一直纠缠着他，总胆固醇和低密度脂蛋白胆固醇总是高于正常范围，他一直在做心理斗争，纠结于自己要不要吃降脂药。

了解糖尿病患者的病情，不仅要了解他的血糖、血压、肥胖程度，还要知道他体内储备了多少胰岛素。

我给这位患者做了口服葡萄糖耐量试验和胰岛素释放试验。这位患者的空腹胰岛素在正常范围之内，然而胰岛素峰值不是出现在餐后 0.5 ~ 1 小时，而是在餐后 2 小时，他的胰岛素抵抗指数是 2.81，体内显然存在胰岛素抵抗。

此外，这位患者的胰岛素释放量峰值是空腹胰岛素的 2.75 倍，而健康人应该是 5 ~ 10 倍。显然这位患者还存在胰岛素分泌不足的情况。

患者信息基本上收集全了，下一步是营养诊断。从患者的营养调查结果来看，蛋白质、脂肪、胆固醇摄入不足，碳水化合物摄入过多，而且食用高 GI 食物比较多。患者总想通过增加运动量来消耗葡萄糖，由于运动过量，他的膝关节已经受伤。

经过 4 个月的低碳水饮食，患者所有的症状都消失了，腿抽筋和疲劳感没了，咳嗽、咳痰消失了。血糖变得非常平稳，没有出现低血糖现象。他重新复查了口服葡萄糖耐量试验和胰岛素释放试验，结果显示他的胰岛素释放能力比治疗前增强了很多。

我可以在这里展示一下写给他的营养处方，供大家参考。还是要提醒一下，如果大家的问题和他的不一样，千万别照搬这张处方。

我给他的营养建议是：每日摄入 1 800 kcal 能量，20% 是蛋白质、30% 是碳水化合物、50% 是脂肪，也就是每天要摄入 90 g 蛋白质、135 g 碳水化合物、100 g 脂肪。饮食细节及饮食结构建议（表 9-1）如下。

1. 粮食类食物：一天 80 g 细粮，100 g 根茎类粗粮（比如土豆、南瓜、山药、芋头、红薯），不吃全谷物（最近不吃玉米、红豆、绿豆、麦片、糙米、薏仁米等）。

2. 蔬菜：一天 500 g（不包括土豆、南瓜、山药等粗粮），其中绿叶菜占一半。

3. 水果：一天 400 g（相当于 2 份水果）。

4. 蛋白质类食物：一天吃 3 个整蛋，喝 300 mL 全脂牛奶或酸奶，每天吃 155 g 肉类（其中 1/3 是肥肉，包括牛肉、羊肉、猪肉、鸡肉、鸭肉、鱼肉、虾肉和动物内脏）。

5. 脂肪类食物：一天用 25 g 橄榄油或茶籽油（炒菜用），10 g 亚麻籽油（凉拌菜用），吃 30 g 坚果。

6. 这段时间应该避免食用的食物：

- 不要喝粥（包括粗粮粥）。不要吃面条、发糕、米线。
- 加工食品和饮料。包括各种饼干、面包，即使包装上标着"无糖食品"字样也不要吃。
- 剩菜。不能用菜汤代替蔬菜。
- 低脂牛奶和脱脂牛奶，也不要用奶粉代替新鲜牛奶。

7. 这段时间应该多食用的食物：

- 各种动物油和好的植物油。
- 一周吃足 200 g 动物内脏，300 g 鱼虾类食物。最好用椰子油煎鸡蛋或做蛋炒饭。牛奶选择原味全脂牛奶或酸奶，也可以自己做酸奶。
- 新鲜蔬菜、水果的种类尽量多。
- 主食可以吃炒米饭、炒河粉、包子、饺子、馅饼。一个饺子用的面粉是 8～10 g。根茎类粗粮一天可以吃约 100 g，不要多吃。可以把水果当作主食。

8. 食物大致分配原则：注意每一餐的食物搭配。

表 9-1　饮食结构建议

进食时间	粮食类食物	水果	蔬菜	鸡蛋	牛奶/酸奶	肉类	坚果
早餐	细粮 40 g	100 g	100 g	2 个	150 mL	—	—
中餐	细粮 40 g	100 g	200 g	—	—	100 g	—
晚餐	根茎类粗粮 100 g	—	200 g	1 个	—	55 g	—
晚上加餐	—	200 g	—	—	150 mL	—	30 g
总结	细粮 80 g 和根茎类粗粮 100 g	400 g	500 g	3 个	300 mL	155 g	30 g

糖尿病患者不宜采取生酮饮食

几乎所有的医生都不建议糖尿病患者采取生酮饮食，原因是医生知道糖尿病的严重并发症之一就是糖尿病酮症酸中毒，这是需要急救的疾病。

我自己在给糖尿病患者进行营养治疗的时候，一开始一般将碳水化合物占比设定为 30%～40%，之后最多降到 20%。现在社会上有很多机构利用生酮饮食帮人减肥，我总是对此很担心。在这里，我特别要提醒一下大家，已经确诊糖尿病的人和没有确诊糖尿病的人可能都很胖，但是两者可能出现的酮症酸中毒的危险性可不一样。

已经确诊糖尿病的胖人可能出现酮症酸中毒，而没有糖尿病的胖人在采取生酮饮食的时候不太容易出现酮症酸中毒。

为什么？

原因是糖尿病患者的胰岛 B 细胞分泌胰岛素的能力可能已经很弱了，而单纯性肥胖患者的胰岛 B 细胞功能此时还在代偿期——尽管两者都产生了胰岛素抵抗。

当人体产生酮体的时候，与糖异生有关的酶很活跃，可以把脂肪、蛋白质、乳酸、甘油等非糖物质转化为葡萄糖，糖异生的推手是升高血糖的激素。糖异生发生后，血糖开始上升，这个信息立即传给了胰腺组织，胰岛 B 细胞马上分泌胰岛素，用来平衡血糖。尽管此时血糖升高不是摄入碳水化合物所致，而是分解非糖物质所致，胰岛素依然要出来平衡血糖。此时酮体出现，血糖就会稳定。然而，如果患者胰岛 B 细胞分泌胰岛素的能力很差，此时没有足够的胰岛素来抗衡糖异生引起的血糖升高，就会导致酮体量和血糖值同时升高，严重时会出现糖尿病酮症酸中毒。

糖尿病酮症酸中毒有什么表现？

在早期，也就是代偿期，患者多尿、口渴等症状加重，明显乏力。随着病情进展，患者逐渐出现恶心、呕吐、脱水现象，之后呼吸频率会增快、呼吸深大。由于有丙酮会从呼吸道排出体外，所以患者呼吸时可能有类似烂苹果气味的酮臭。病情进一步加重，会有生命危险。

因此，我特别提醒：生酮饮食可以用于没有患糖尿病但体形偏胖的人，不可以用于 1 型糖尿病患者和 2 型糖尿病患者。

小 结

1. 1 型糖尿病的发病多与免疫机制有关。体内炎症主要是肠道炎症所致。因此，饮食管理是重点，要特别关注肠道健康。加工食品一律要戒除。

2. 治疗 2 型糖尿病方面，采用降糖药来降低血糖是治标，营养管理是治本。

3. 不管是 1 型糖尿病还是 2 型糖尿病患者，其营养摄入必须充分，保证全身各个器官的功能正常运转。

4. 2 型糖尿病营养管理的重点有以下几点。

- 总能量要按照运动量来计算。多数情况下，碳水化合物的比例是 30%，脂肪占 50%。蛋白质占 20%。碳水化合物摄入量的占比低可以减轻释放胰岛素的压力。增加蛋白质和脂肪的摄入量可以逐渐增强胰岛 B 细胞合成胰岛素的能力。

- 注意保护线粒体，促进线粒体发挥正常功能，从而代谢更多的能量。

5. 稳定餐后血糖的技巧有以下几点。

- 每一餐的结构组成最好遵循"211"法则。

- 每一餐要多吃蔬菜，同时更重要的是多吃优质脂肪和蛋白质。

- 用水果或者混合性主食代替细粮，比如用饺子、馅饼代替馒头、面条，用炒饭代替白米饭。

- 一定要熟悉食物属于哪种碳水化合物。

- 一定要知道碳水化合物类食物的 GI 值。

● 一定要了解碳水化合物类食物的交换份。

6. 不赞同糖尿病患者采用生酮饮食。

7. 所有的糖尿病患者在采用低碳水饮食进行营养管理的开始阶段，必须严密监测血糖，防止低血糖的发生。如果血糖下降，要立即减少降糖药物的使用，甚至停用降糖药物。

第十章
高甘油三酯血症

前沿的循证医学研究结果表明，甘油三酯升高与心脑血管疾病发病风险增加存在因果关系，且这种因果关系独立于低密度脂蛋白胆固醇之外。也就是说，甘油三酯升高本身就与心脑血管疾病发病有关，不管低密度脂蛋白胆固醇是否升高。

很多疾病都与甘油三酯升高有关，包括肾病综合征、脂肪肝、糖尿病、肥胖症、胰腺炎、甲状腺功能减退等。这些疾病都与摄入过量碳水化合物有关，同样的土地种出了不同的果实罢了。

记得 20 多年前，那时候我还不懂临床营养学，在神经内科出门诊的时候，我发现了一个规律：甘油三酯高与糖尿病的关系非常密切，往往是甘油三酯升高在前，糖尿病要过几年才会暴露出来。

为什么两者成了"难兄难弟"？当时的我不懂。后来我学了营养学，又把生物化学、生理学等方面的书拿回来翻上了几遍，这个问题就迎刃而解了。

甘油三酯高代表患者目前的碳水化合物摄入量超过了消耗量，此时你要了解他目前到底有多少运动量，包括在单位或学校的运动、通勤和上下学的运动、家务运动、额外的锻炼，还要了解他目前碳水化合物类食物的摄入量和频率，包括细粮、粗粮、水果、加工食品、饮料的数量，还有患者饮不饮酒。

了解了这些内容之后，就可以开始设计这个人的总能量了。多数情况下，我一开始暂时不会改变患者的运动量，只减少碳水化合物的摄入量，碳水化合物的比例一般设为25%~30%左右，蛋白质设为20%左右，剩下的是脂肪。我主要强调限制碳水化合物的摄入量，要学会挑选合适的碳水化合物类食物。在饮食中先去掉饮料、加工食品和高GI值的碳水化合物类食物，粗粮和水果一般要留下，但是要限制食用量，另外还要找到一些患者喜欢并且不容易升糖的混合食物当主食，比如饺子、包子（薄皮大馅）、馅饼（最好是肉馅饼）。当然，我还会关注患者的肠道菌群情况。患者有无贫血、有无便秘、抵抗力强不强等问题是一定要考虑在内的。

讲一个故事。

我最近看了一个男性患者，年龄35岁，有血压偏高的情况16年了，也就是说他19岁开始血压就偏高，并且一直没有吃药。半年前他因为头晕，去医院检查，发现自己血压很高，医生要求他立即开始吃降压药。这次他不仅仅发现自己有血压问题，还有尿蛋白阳性、尿潜血阳性、甘油三酯高（4.7 mmol/L）和尿酸高的情况。他的心脏也出现了问题，超声结果显示二尖瓣和主动脉瓣有轻度反流。

这位患者吃了降压药，血压基本上得到了控制，下一步该怎么办呢？他才35岁。在网上搜索了半天，搜到了我写的书——《你是你吃出来的》，于是找到我，做了一次远程咨询。

他的工作是程序员，每天没有刻意运动。他身高175 cm，体重84 kg，BMI为27.4，属于超重，他的腰围为105 cm，明显是向心性肥胖。他不吸烟、不饮酒，以前喜欢喝饮料，近半年因为发现血压高了，所以不敢喝饮料了。他每天晚上11点以前睡觉，每天能睡8个小时到9个小时，心态很好。

仔细地调查饮食习惯很有必要。

先说说主食：他早上吃三个包子，中午吃150 g米饭，晚上吃150 g馒头；他经常吃面条，有时候吃面包。他一周吃3个鸡蛋，不喝牛奶，喜欢喝豆浆，有时候还要喝咖啡（喝的是不加糖的那种）。他一天吃250 g蔬菜，隔一天吃一次水果。在肉类方面，这位患者一天吃50 g瘦肉，由于自己比较胖，所以不敢吃肥肉和动物内脏，也不吃油炸食品。在加工食品方面，他有时候会吃方便面，有时候吃饼干等点心。

我告诉他："你吃了太多的细粮，所以很容易肥胖和甘油三酯高。"

他很不解："甘油三酯不是脂肪吗？我很少吃脂肪。"

我问："你抽血是在什么时间？是不是空腹？"

"对呀。"他点点头。

我说："一般来讲，一个人吃完一顿饭 3~4 个小时后胃会排空，对吧？你抽血之前已经 12 个小时没有吃东西了，是在空腹状态下抽血的。此时，抽出来的脂肪是肝脏在半夜里合成的脂肪。肝脏把你吃进去的主食转化成甘油三酯，然后将它们送出肝脏；它们在血液中流动时，被抽血验了出来。"

我继续讲："你动物性食物吃得太少，蛋白质和脂类的摄入量都不足，水果、蔬菜吃得也不够，你唯一吃得多的是粮食类食物。因此，你的肾脏和心脏出现了问题，还患上了脂肪肝。"

患者好像明白了："我们家是北方农村的，从小我们都是吃粮食长大的。"

我说："你现在在城市里工作，主要用脑力，所以，你不应该吃很多粮食。蛋白质和脂肪是人体的必需营养素，蔬菜、水果也都是人必须吃的食物，你却吃得很少。"

我给他开了营养处方，现在我把处方的内容展示一下。

总能量为 2 000 kcal，每天摄入蛋白质 100 g（20%）、碳水化合物 125 g（占 25%）、脂肪约 120 g（约占 55%）。

每天吃 500 g 蔬菜，200 g 水果，3 个鸡蛋，220 g 肉（其中 1/3 是肥肉），喝 500 mL 牛奶。对粮食类食物，每天吃 65 g 细粮，200 g 根茎类食物。每天食用 60 g 植物油：25 g 橄榄油或茶籽油，15 g 亚麻籽油，20 g 椰子油（煎鸡蛋用）。

不能吃方便面等加工食品，最好停喝咖啡。不要吃面条、面包。不要喝粥。

鼓励吃各种蔬菜。特别要注意多吃紫菜、海带、裙带菜。鼓励吃各种肉类（如鱼、虾），鼓励吃动物内脏。鼓励吃动物油。

3 个月后，他去医院复查，之后告诉我说"肚子小了，有精神了，血压没有继续增高"。他的化验结果显示，尿蛋白消失了，尿潜血有一个"+"号，甘油三酯为 0.7 mmol/L，在正常范围之内。

再讲一个故事。

曾经有一位姓向的先生来找我咨询。他 62 岁，是个知识分子。他得过肺癌，血脂也特别高，有中度脂肪肝。他的甘油三酯一直很高，吃了非诺贝特就好一点，药一停甘油三酯就又上去了，他不知道该怎么办了。他的女儿正好看过我写的书，就让他来找我进行远程会诊，我就给他写了一张营养处方。2 个月之后他来复查，甘油三酯从原来的 20 mmol/L 降到了 2.0 mmol/L，看上去精神特别好。向先生高兴得不得了，他第一次不用药物就让血脂恢复了正常，肚子小了，身体也越来越好。

小结一下：

1. 空腹抽血化验出来的甘油三酯是半夜里肝脏合成的脂肪，不是吃进去的脂肪；

2. 肝脏把碳水化合物转化为脂肪，然后通过低密度脂蛋白和极低密度脂蛋白移出肝脏；

3. 肝脏合成的甘油三酯增多，代表碳水化合物（碳水化合物类食物包括细粮类、粗粮类、水果类、酒精类、加工食品，等等）摄入过多，同时也代表运动量不足；

4. 降低甘油三酯最简单的方法就是采用低碳水饮食；开营养处方时，碳水化合物摄入量一开始的占比为 25%～30% 是比较合适的，之后可以根据复诊时的化验结果、运动量的变化、患者的耐受程度再调节。

第十一章
脑部疾病

———————————————————————————————————

2004 年，我开始学习营养学，那个时候我还没有转入临床营养科，只是个喜欢研究营养学知识的神经内科医生，我会调查每一位患者的饮食习惯，大量的调查结果颠覆了我原来的理念。我们神经内科医生被灌输的理念通常是心脑血管疾病、高血压、糖尿病、肥胖症等疾病的发生，都是由于患者吃多了大鱼大肉，因此，在治疗期间，患者要采取"低脂肪、低盐、低糖"饮食、多运动。然而，患者往往告诉我的是"不敢吃油脂，红肉只吃一点点"。我问患者平时都爱吃什么主食？他们几乎都会回答："喝杂粮粥，吃米饭、馒头、面条。"我举着自己的手掌问患者："一天您吃的肉相当于我这只手的几分之几？"患者看了看，回答："三根手指那么多吧。是瘦肉，我不吃肥肉。"

我让患者把碳水化合物摄入量降下来，增加肉、蛋、奶的摄入量。渐渐地，低碳水饮食加上原来的神经内科的药物治疗，让患者受益颇深。患者每个月都会来复诊、取药，我会耐心地指导患者的饮食。这样，我积累了很多脑部疾病的营养治疗经验。

多数情况下，脑部疾病患者都适合采取低碳水饮食。我在为他们设计低碳水饮食方案时，不会套用某一种固定的低碳水饮食模式，大致的方向是地中海饮食、低升糖指数饮食、MCT 饮食相结合。我通常以地中海饮食为基础，在分配碳水化合物比例时采用低 GI 概念，在分配脂肪比例时适当应用 MCT 油。我很少直接用第三档位的生酮饮食，原因是大多数慢病不需要生酮，采取第一档位和第二档位的低碳水饮食模式就能产生很好的疗效。

脑部疾病主要分成六大类：脑血管病、脑组织病、脑肿瘤、脑外伤、先天性脑病、代谢性脑病。

1. 脑血管病：动脉粥样硬化、脑缺血（脑梗死、腔隙性脑梗死、短暂性脑缺血发作）、脑出血（蛛网膜下腔出血、脑实质出血）等。

2. 脑组织病：阿尔茨海默病、癫痫、帕金森病、焦虑抑郁症、精神分裂症、多发性硬化、抽动秽语综合征等。

3. 脑肿瘤

4. 脑外伤

5. 先天性脑病

6. 代谢性脑病：全身的疾病引发的脑部问题，比如长期饮酒引发的韦尼克脑病、糖尿病酮症酸中毒、低钠血症引发的意识障碍等。

这六类神经内科常见病中，前三类脑部疾病（脑血管病、脑组织病、脑肿瘤）比较适合采取低碳水饮食。

脑血管病

脑血管病包括缺血性脑血管病和出血性脑血管病，脑出血和脑血栓的病理基础基本相同。目前在神经内科的治疗过程中，没有专门针对脑出血的饮食方案，也没有专门针对脑缺血的营养套餐。

脑血管病的发病过程分为三个阶段：①脑卒中发病前，也就是还没有发生脑卒中，在这个阶段，患者要消除各种危险因素；②因脑卒中发病而住院；③脑卒中发病后的康复阶段，在这个阶段，患者一方面要预防脑卒中再次发作，另一方面要提高生活质量。我们应当依据发病的三个阶段提供相应的营养支持方案。

从营养治疗的角度来讲，脑血管病患者主要分成两类：一类是处于危重状态，需要获得营养支持的患者；另一类是病情稳定，需要调节内环境的患者。多数情况下，危重症患者可获得 1 个月左右的营养支持，随着患者出院后进入康复阶段，患者的饮食结构应当逐渐过渡到低碳水饮食。

在脑血管病预防和康复过程中，基本上都要采取低碳水饮食。在这里，我重点介绍一下患者住院前后的营养治疗步骤，以及如何用正确的饮食来预防脑卒中。

上游管理是治本

从图 11-1 可以看出，脑血管病是疾病发生、发展的下游，也就是呈现出来的病理表现。中游显示出的是导致脑血管病发生的危险因素，是可以通过化验查出的生理失衡现象。中游的生理失衡囊括了代谢综合征的大多数症状：血压高、甘油三酯高、高密度脂蛋白胆固醇低、向心性肥胖。

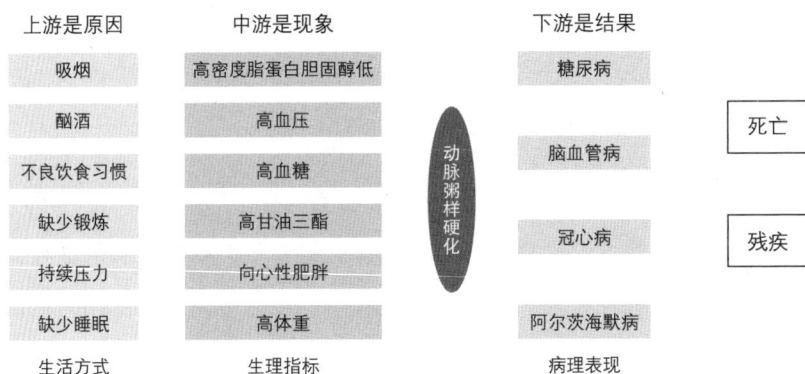

图 11-1 疾病发展的上游、中游、下游

造成中游生理失衡的原因是上游的生活方式，常年"高碳水、低脂肪"饮食、运动不足会引发胰岛素抵抗。患者如果平时还情绪不佳、熬夜、吸烟或酗酒，多种因素重叠，最后就可能发生脑卒中。因此，要预防脑血管病，积极地采取低碳水饮食就是至关重要的一步。

针对脑血管病的糖脂比设计

不管是脑出血还是脑缺血，预防方法基本上是一样的，重点要放在控制危险因素上。

脑卒中的危险因素很多，有的人只有单一因素，有的人有多重因素。如何把复杂的问题简单化，让大家用简单、容易实施的方法消除危险因素？我推荐大家采取地中海饮食。这些年来，有很多研究成果表明长期采取地中海饮食可以很好地逆转代谢性疾病和冠心病。另外，采取地中海饮食也可以保护脑血管免受损伤，降低发生脑卒中和出现记忆力减退的风险。

讲一个故事。

有一天，我给一位脑卒中患者看病，他有多年的糖尿病，有 5 年的冠心病，他的肾脏近 2 年有点受损，肌酐有点高。他吃了很多药，目前最困扰他的是走路时头晕，全身没有力气。他的血压、血糖、血脂是靠药物维持正常水平。他的化验结果显示他有点贫血，白细胞偏低。胸部 CT 扫描结果显示他有肺结节。

他给我看了一个健康管理机构给他的饮食建议："您的肾脏受损，建议您严格控制蛋白质摄入量；您的血糖高，要控制碳水化合物和脂肪的摄入量；您有心脑血管疾病，平时一定要少油、少盐。"

人的能量来自三类物质：碳水化合物、脂肪、蛋白质。这位患者被要求少摄入碳水化合物、蛋白质、脂肪，那他吃什么呢？我很好奇。患者说："我每天吃很多蔬菜，吃一点水果。主食是粗粮，每天还会吃 1 个水煮蛋，约 50 g 瘦肉，再喝 1 杯脱脂牛奶。没了。"我问他："体重有什么变化？"患者说："体重减轻了很多，现在的问题是我总饿，饿得没劲。"

我给他设计了一个低碳水饮食方案。1 个月后他来复诊，说的第一句话是："夏医生，您的方案真好，没让我挨饿。血糖也没上升。"

人吃饭的第一个目的就是消除饥饿感，第二个是享受美味，第三个是让食物中的营养滋养自己的身体。假如一个营养方案的设计违背了人的天性，再好的想法也只是梦幻泡影，很快就会破灭。

那么，我给他的建议是什么呢？

总能量按照轻体力劳动者计算。关键是三大产能营养素的比例。由于他的肌酐有点高，处于慢性肾病 3 期，所以，我将蛋白质占比设定为 15% 左右。因为他有糖尿病，不宜摄入太多碳水化合物，所以我将碳水化合物占比设定为 35% 左右，这样脂肪就占 50% 左右。要特别重视蛋白质的质量，植物蛋白摄入量要尽可能低，动物蛋白主要从鸡蛋、牛奶中获得，肉类选择猪、牛、羊的肉，而不是鱼、虾、贝。碳水化合物来源选择水果、根茎类粗粮、炒米饭。此时，不赞成他食用普通白面制成的食物，而是食用低蛋白面粉。当然，所有的加工食品他都不能吃。地中海饮食里通常包含丰富的坚果类食物，但是对这位患者来说，这类食物在这段时间内一点都不能吃。

脑血管病是各种慢病常年发展的结果，而一个人可能同时患多种慢病。在饮食上，我的建议有以下三点。

1. 计算好总能量。难点在于设计三大产能营养素的比例。在设计具体的比例时，要考虑到很多参数，根据患者这段时间的具体营养要求来设计，不能追求一劳永逸。

2. 尽量选择天然食物，根据身体代谢状态调整食用量。比如这位脑卒中患者，肾脏已经出现了一些问题，由于蛋白质的代谢产物要从肾脏排出，所以此时一定要减少植物蛋白摄入量，而对脂肪总量和动物蛋白摄入量的要求可以较为宽松。

3. 设计好饮食方案之后，患者一定要复诊。我每一次在给患者设计饮食方案的时候，都会告诉患者方案适用于未来的 1 个月或 2 个月，最长不会超过 3 个月。在这段时间，患者要观察自己生理表现（比如血压、腰围、体重）的发展方向。复诊之前要把相关的化验项目做完。

吞咽困难也可以采取低碳水饮食

有些脑卒中患者有吞咽障碍，有的患者饮水呛咳，有的患者完全不能吞咽，需要鼻饲来解决饮食问题。此时在营养上该注意些什么呢？

很多家属给患者吃糊状食物，比如烂面条、粥、鸡蛋羹。然而，由于这类食物种类单一，长期采用这种饮食方式会造成患者出现营养不良和血糖波动大的问题。

其实，吞咽能力差不等于患者的营养需求减少了，而且这些患者往往本身就有免疫力差、褥疮、白蛋白低于正常值等问题，正是非常需要摄取很多营养成分的人群。正确的饮食建议如下。

1. 营养设计：根据患者的身体状况，计算出这段时间每一天的摄入总能量。在不考虑吞咽问题的前提下，设计三大产能营养素的比例，把膳食纤维、维生素、矿物质元素等营养素一并考虑进去。营养设计的基础还是"低碳水"，一定要把血糖、肾功能、白蛋白等化验结果看明白，要观察排便、排尿、排汗等情况，在此基础上设计营养方案。

2. 方案落地：利用好家电。要充分使用绞碎机，比如将 1 个煮鸡蛋、1 个苹果、200 mL 牛奶、10 g 坚果一起放在绞碎机里打成糊，这就制成了一碗非常有营养的奶昔。使用绞碎机时要注意，有些食物残渣要剔除，比如鱼刺、骨头。鸡蛋、黄瓜、胡萝卜、坚果等食物很容易被搅碎，可以多选择这些食物。还可以利用酸奶机自制酸奶。如果酸奶从冰箱里拿出来有点凉，可以在常温环境中放一会儿，喝酸奶的时候再放点亚麻籽油、紫苏籽油等含 ω-3 脂肪酸的油，或者把鱼油加进去。

3. 鼻饲：如果患者长期需要依靠鼻饲来补充营养，家属也可以自己制作营养丰富的营养液。第一步依然是计算好各种营养素的摄入总量，然后分次将食物打成液体，缓慢多次推入鼻饲管里。只要推进鼻饲管里的液体是符合人体需求的、有营养的，这个人就可以在这种饮食方式的帮助下生存很多年。

高血压的综合治疗

高血压的成因比较复杂，患者不仅仅有饮食上的错误，往往还有运动少、抽烟多、脾气急、经常熬夜等问题。常有患者来向我咨询与高血压有关的营养问题，以为吃了某种食物就能把血压降下来，我总要详细地了解这些患者平时的生活方式：几点睡觉？是否运动？脾气怎么样？还要详细地调查他们的饮食习惯。每种由上游的生活方式引起的不良生理失衡表现都需要采取相应的措施加以控制，吃对了食物也无法解决运动少、情绪不佳、抽烟、饮酒等造成的问题，吃某一种食物也不能达到合理搭配食物的效果。

高血压的治疗方法是"标本兼治"：一方面用降压药把血压稳定在正常范围，另一方面找到引起患者长期高血压的生活方式上的错误，让患者直面自己的问题，知道高血压的根源在哪，再给出适合患者的营养处方。

多数情况下，如果患者的肾功能正常，我就会将蛋白质比例定在18%左右，碳水化合物比例为 30% ~ 40%，脂肪比例为 40% ~ 50%。如果患者血糖高、运动少，碳水化合物占比还要再减少些。

大多数高血压患者可以吃的食物有蔬菜、水果、牛奶、鸡蛋、各种肉类。牛奶、酸奶、奶酪非常重要。另外非常赞成患者吃一些海带、紫菜、裙带菜。因为缺钙、缺镁会促进血管痉挛，引起血压高，所以患者平时在饮食上要注意补充钙元素和镁元素。高血压患者要注意增加 ω-3 脂肪酸的摄入量，假如患者的尿酸在正常范围或肾功能没有受损，那么增加鱼、虾、贝类食物就很有必要了。维生素 C、钾元素、膳食纤维的摄入量对血压也有明显的影响。患者要特别关注排便情况，可以多吃含膳食纤维多的食物。但是如果有些患者每天吃很多蔬菜和粗粮，喝的水也不少，大便却依然干燥，这个现象很可能就与脂肪摄入过少有关了。

有些食物不太适合高血压患者吃，例如富含简单碳水化合物和含盐多的食品，包括米线、面条、盖浇饭、腌制食品、各种饮料、辛辣食物和其他加工食品。

高血压有许多亚型，你如果是一位给高血压患者调理营养的专家，就要了解这几种亚型，要明白每一种亚型都与营养有关。高血压亚型包括：①收缩压和舒张压都高的高血压；②收缩压高、舒张压正常的高血压；③收缩压正常、舒张压高的高血压；④伴有同型半胱氨酸高的高血压；⑤伴有其他疾病的高血压。不同高血压亚型的患者该如何补充营养？在我的《你是你吃出来的》一书里有详细的说明。

如果高血压患者的肌酐升高，就应当控制植物蛋白摄入量，同时相应增加脂肪摄入量，饮食中的脂肪比例高对肾病患者非常有利。

针对高密度脂蛋白胆固醇低的饮食模式

高密度脂蛋白胆固醇低于正常范围是代谢综合征的表现之一，是心脑血管疾病的危险因素之一，目前没有药物可以提高高密度脂蛋白胆固醇水平。我自己在临床实践中发现，饮食疗法是一个很好的选择。

如何通过饮食调整呢？

首先大家要知道，高密度脂蛋白胆固醇有两个来源——肝脏合成和小肠合成，既有外源性的又有内源性的。仔细看一下高密度脂蛋白里的成分：胆固醇占 15%～20%，磷脂占 25%～32%，蛋白质约占 50%。蛋白质占了约一半，这一点特别重要。

高密度脂蛋白胆固醇低于正常范围的人很多，这与人们在饮食上"重视碳水化合物、轻视蛋白质"有关。针对高密度脂蛋白胆固醇低的情况，我的操作方法是：运动量少的患者需要增加运动量；在能量占比上提高蛋白质的比例；至于糖脂比，要考虑其他因素，比如患者的胖瘦、血糖、甘油三酯，以及患者的症状。

脑组织病之阿尔茨海默病

阿尔茨海默病的发病机制

患上阿尔茨海默病的人不仅仅有老年人，也有中年人，甚至还有年轻人。

先讲一个故事。

10 年前，我在门诊见到了一位 22 岁的大学生，他有非常典型的阿尔茨海默病症状，但从头颅核磁共振的结果中看不出明显的问题，腰椎穿刺术的结果也没有问题。他在当地医院用了一段时间的肾上腺皮质激素，症状依然没有改善。这个大学生每天坐在教室里，很安静，人不动，脑子也不动，吃饭要别人催，学习成绩一塌糊涂，学校只得劝退他。

我调查了一下他上大学后的生活方式，发现他很明显犯了饮食上的错误。自从上大学之后，他依着自己的性子，每天吃很多细粮，一天吃约 250 g 蔬菜，偶尔吃一点肉类，一周吃 1 个鸡蛋，水果一点都不吃，牛奶那更是碰也不碰。

我问他："你在大学期间为什么不吃肉、蛋、奶？为什么吃很多粮食？"

他淡淡地说："嗯，是的。"根本没有解释。

我再问："你是怎么从老家来到北京的？"

他指了指外面："舅舅。"

他对时间、地点的感知能力都很差，他的舅舅把他带到北京，帮他挂的号。

我跟他沟通起来很费劲，问他很多问题，他总是面无表情地、淡淡地、简单地回答我。

我给他写了一张饮食处方，大致包括增加动物性食物食用量，增加蔬菜、水果的食用量，不吃细粮。我把这些内容详细地向他舅舅做了解释。半年后，这位年轻患者的情况开始好转，大脑功能逐渐恢复了正常。后来，他去广东打工，同时开了一家网店，销售家乡的土特产。

后天因素对阿尔茨海默病的发生、发展起到了重要作用。后天不良的生活方式破坏了内环境，使脑部存在慢性炎症，是阿尔茨海默病发病的基础。要预防、改善阿尔茨海默病，让患者的脑细胞恢复正常功能，就一定要控制病因，要先让体内的慢性炎症减少。慢性炎症是平时不良的生活方式所致，吃过多的加工食品、接触食物中残留的农药、食用过多的亚油酸类植物油、过度用脑等都会促进炎性因子在脑组织中累积。

患者一方面要消除伤害大脑的各种因素，另一方面要补充脑细胞所需的营养素，比如磷脂、胆固醇、必需脂肪酸、维生素（胆碱、维生素 B_1、维生素 B_{12} 等），以及矿物质元素锌、铁、钙、镁等。

中枢神经系统神经元的衰退与线粒体功能障碍有非常密切的关系，阿尔茨海默病患者的神经元凋亡率要比健康人高 40 倍左右。因此，保护线粒体是重中之重。

针对阿尔茨海默病的低碳水饮食方案

多数情况下，脑部疾病的营养方案都倾向于摄入比较少的碳水化合物和比较多的脂肪、蛋白质，也有人提出用生酮饮食来治疗阿尔茨海默病，因为酮体可以成为大脑的能量来源。我学习了营养学知识后，也在阿尔茨海默病患者身上试用了营养方案，收到了意想不到的积极效果。

营养治疗不像药物治疗那样立竿见影，需要长期坚持才能见到曙光。有一次，我在门诊接待了一位中年女性患者，她说 10 年前我给她妈妈看过病，这次她来咨询与自己身体相关的营养问题。她先拿出了她妈妈 10 年前的门诊病历让我看，那熟悉的字迹和本子把我带回我在神经内科门诊时那繁忙的工作回忆中，本子上写的大致内容是这样的："患者 72 岁，近 3 年记忆力下降、失眠、烦躁，生活上需要别人提醒和照顾，核磁共振结果显示脑萎缩，没有高血压、糖尿病既往史。"当时我给患者提出了一些营养建议，患者回家执行了。10 年过去了，家属说："我妈妈的状态很好，比当年好很多，现在生活基本上可以自理。我们全家都非常感谢您。这次我有些不舒服，所以赶过来找您，希望您给我出个营养方案。"也就是说，她妈妈现在 82 岁，大脑状态比 72 岁时的要好，我好开心。我笑着送给她一句话："方向对了就不怕路远。"

在给阿尔茨海默病患者设计营养方案的时候，我不会采取生酮饮食。为什么？按理说多给脂肪、蛋白质、胆固醇对大脑来讲不是"久旱逢甘霖"吗？然而，实际操作时，阿尔茨海默病的患者很难落实方案。

讲一个故事。

我遇到过一位 64 岁的阿尔茨海默病女患者。她儿子学习了生酮饮食，知道在国外的治疗实践中，生酮饮食非常适合脑功能衰退的患者，于是非常认真地指导他爸爸给他妈妈采取生酮饮食：所有的细粮都不让她吃，只允许她吃肉、蛋、奶和蔬菜，让她吃很多油脂。5 天后，患者很烦躁，坐不住，开始在家里大闹。怎么办呢？小伙子发现她妈妈只要吃了点米饭、馒头就不闹了，但是同时酮体也消失了。过了 2 周，他再次对他妈妈采取生酮饮食，她过了几天又大闹一场，他再次让她摄入碳水化合物，患者的情绪又再次平复。小伙子不明白，于是约了我的远程会诊。

我听完之后告诉他："生酮饮食的确适合大脑出现问题的人。然而患者长年摄入碳水化合物，线粒体代谢脂肪所用的 β- 氧化通道不通畅，在切换代谢通道的过程中，患者很不适应。她是位阿尔茨海默病患者，缺乏自控力，所以过不了这个关。你让她摄入碳水化合物之后，脂肪分解立即停止了，酮体马上消失，她的线粒体又可以用葡萄糖了。"

小伙子问我："那怎么办？她就不能用生酮饮食了？"

我告诉他："就目前的状态，她最好采取第二档位的低碳水饮食。碳水化合物的比例从 30% 开始，逐渐向 20% 滑动，这样既可以让酮体不出现，又可以让碳水化合物和脂肪轮流成为能量来源。脂肪一定要选择优质脂肪，还要注意保持肠道畅通。"

他按照我说的方法做了。半年之后，他告诉我他妈妈的认知能力好了很多。

对阿尔茨海默病患者，我有以下几条设计饮食方案的原则。

1. 不要让患者出现营养不良。阿尔茨海默病患者记不住自己到底有没有吃饭，即便刚吃完饭，也可能说还没有吃饭。这要求照护者记住患者几点吃的饭，吃了什么。另外，阿尔茨海默病患者往往牙口不好，咀嚼困难，照护者要在处理食物上想想办法，人体需要的营养素和能量一定不能少。

2. 摄入总能量一般按照标准体重 30 kcal/kg 计算，蛋白质一般占 20% ~ 25%，碳水化合物占 25% 左右，剩下的是脂肪。根据患者的耐受程度，碳水化合物比例应逐渐减少，但是一般不低于总能量的 10%。

3.用套餐的方法把各种食物按比例摆好，不要让患者自己挑选食物。

4.注意增加优质脂肪的比例，优质脂肪包括动物油、含单不饱和脂肪酸多的油（亚麻籽油、橄榄油）、含ω-3脂肪酸多的油（亚麻籽油、紫苏籽油、鱼油）。多吃一些深海鱼，注意要用没有刺的鱼，别指望阿尔茨海默病患者自己会挑鱼刺。对于这类患者，我一般都会加一些椰子油。

5.一定要重视补充胆固醇，多吃些鸡蛋黄、各种动物内脏。多数情况下我会要求患者一天吃3个整鸡蛋，一周吃约200 g动物内脏。

6.一定要重视肠道菌群平衡，不要让患者出现便秘和腹泻。必要时增加益生菌、益生元类产品。

7.多吃含抗氧化营养素比较多的食物。

8.不要吃的食物：白米粥、白面包、白米饭、白馒头、各种点心和饮料、咸菜。

9.赞成吃的食物：各种肉类、蛋类、奶类、动物内脏、新鲜蔬菜、水果、坚果，主食选择根茎类粗粮。如果患者酷爱吃细粮，可以让患者吃几个饺子。米饭做成鸡蛋炒饭比较好，但一定要控制好量。

10.患者吃饭的时间、内容，还有喝水、大小便的次数，照护者都要记录下来。

脑组织病之癫痫

100年前，人们在临床上发现了生酮饮食的抗癫痫作用。这是人类第一次以饮食治疗某种特定疾病的典型案例。

我是神经内科医生，接触到了非常多的癫痫患者。我1983年开始上班，那时候起我就知道发生癫痫是因为大脑神经元异常放电，作为医生我熟知癫痫的诊断和分类，用药物治疗癫痫也算得心应手。数十年来，抗癫痫药物有很多新进展，但是患者依然在增多，很多患者用了多种抗癫痫药物还是会发作，影响学业和工作。患者和家属的痛苦和无助我们看在眼里，但是我们也无可奈何，只能多安慰几句。直到2007年，我在寻找治疗癫痫的营养治疗的过程中，突然看到了希望，那就是生酮饮食。

讲一个故事。

有一次，一个5岁小男孩来看病，他2岁时得了脑炎，智力没有受到多大影响，但是留有癫痫后遗症，近3年来一直在吃抗癫痫药，大概1个月发作一次剧烈的抽搐。医生诊断为继发性癫痫，也就是说他癫痫发作是大脑疾病引起的，一般来讲，这样的癫痫很难控制，我对继发性癫痫的治疗也总是比较悲观。孩子的爸爸妈妈带着孩子来咨询，想知道到底能不能用生酮饮食来控制癫痫。

我先调查了孩子的饮食习惯，发现他细粮吃得太多，天天喝粥，只吃一点点蔬菜，一天吃1个鸡蛋，吃肉不多，不喝牛奶。我把以往每一次跟癫痫患者讲的话重复了一遍，妈妈很认真，边听边做笔记，一旁的爸爸却拿出了一个小火烧给孩子吃，我赶紧阻止："我已经说了不要吃细粮，你怎么还给他吃？"

孩子爸爸笑了笑："我怕他饿。"

我很严肃地跟他讲："你们夫妻俩一定要配合好，否则孩子会钻空子，这样的话饮食治疗是达不到效果的。孩子如果饿了，自己会喊饿，你们可以给他喝牛奶或买个鸡腿吃。外出时可以带几个鸡蛋，随时拿出来给孩子吃。总之就是不要总往他嘴里塞这些细粮。"

后来几年，我和他妈妈保持着联系，知道后来这个孩子的癫痫症状全部消失了，抗癫痫药物慢慢地都停掉了。而且，他上学后是他们班身高最高、体格最壮的孩子。

从引导患者采取生酮饮食的角度来讲，我在门诊做得虽然不够标准，但是有效，患者接受度高，设计方案覆盖面广。而且，患者每个月都会来复诊，这样有些问题就可以一步一步地解决。当然，如果在患者执行过程中，有专业人士不断为他们答疑解惑会更好。

控制神经元过度兴奋

癫痫的类型十分复杂，共同的特点是脑内某些神经元兴奋性异常增强和阵发性放电，由于电信号传播的范围不同，患者的表现不一样。因此，减弱神经元的兴奋性就成了治疗癫痫的切入点。目前的药物基本上都是在抑制兴奋性神经递质或阻断电信号的传播通路。那么，在饮食上有没有一些能够减少神经元兴奋，并增强神经系统稳定性的办法呢？

有，那就是控制源头，从管理生活方式上入手。

1. 要先消除引起神经元兴奋的因素：第一类刺激是视觉刺激，比如玩手机很容易诱发癫痫，原因是视神经向脑细胞传送看到的图案，这个图案不断地闪动，长时间的刺激会引发神经元过度兴奋。第二类刺激是食物刺激，比如各种甜食、饮料，像咖啡、甜的饮料等。有些食物会使血糖波动加大，这是造成神经元不稳定的重要因素。许多人特别爱吃细粮，比如大米粥、小米粥、热汤面，血糖的快速上升和快速降低对神经元来讲是个极不稳定的因素，而神经元喜欢稳定的血糖环境。另外，体内尤其是肠道中的毒素必须受到重视。

2. 一定要增加稳定神经元的因素：早睡、不熬夜是两个要点。饮食上必须摄入充足的脂肪、磷脂、胆固醇、蛋白质、维生素，以及钙、镁等矿物质元素。必须让血液中的电解质稳定地维持在正常水平，因此饮水量也很重要。

我是 1983 年参加工作的，从 1983 年到 2007 年，我作为神经内科医生，几乎没有听说过生酮饮食，只是把抗癫痫药物的作用机制和应用方法背得滚瓜烂熟。等我学会了生酮饮食，我才体会到在临床上应用生酮饮食是多么复杂。神经内科医生要想"短、平、快"地减轻患者的症状，使用药物是最高效的。然而，尽管新型抗癫痫药物不断出现，依然有很多患者控制不住病情，有的患者甚至要用好几种药。难治性癫痫的比例一直维持在 20%～30%，也就是说这样的患者可能用尽了所有的抗癫痫药物，效果也不好。

用生酮饮食治疗癫痫是 100 年前的事情，怎么在美国又受到关注了呢？这源于美国好莱坞一位著名的电影导演吉姆·亚伯拉罕（Jim Abrahams）。1993年，好莱坞导演吉姆·亚伯拉罕1岁大的儿子查理被诊断为难治性癫痫，尝试了当时几乎所有可以采纳的药物和手术治疗，仍不能控制癫痫发作。吉姆·亚伯拉罕到处查资料，突然查到了某家医院曾经用生酮饮食治疗癫痫。于是他跑到这家医院了解情况，发现还真有专家一直研究这个领域。这家医院的专家教这位大导演给查理采取生酮饮食，很快，查理癫痫发作的次数减少了，最后病情完全控制住了，脑电图恢复了正常，最终停用了所有的药物。为了让更多的人知道生酮饮食并得到这种饮食模式的帮助，吉姆从1994年开始在全球推广生酮饮食，还拍了一部电影——《不要伤害我的小孩》（...First Do No Harm）。1997年，随着电影的上映，生酮饮食再度受到关注。

2019年，《中华儿科杂志》发布了业界专家在"生酮饮食在癫痫及相关神经系统疾病中的应用"这一主题上所达成的共识。该共识指出，生酮饮食是治疗难治性癫痫的选择之一，患儿在接受两种或两种以上的药物治疗失败后，在既没有手术的适应证，也没有生酮禁忌证的情况下，可以尝试以生酮饮食的方式来治疗癫痫。

我自己的做法是：基本上对每个癫痫患者，我都会在药物治疗的同时让他采取低碳水饮食，尽量接近或达到生酮饮食标准，患者的反馈都非常好。

复杂内容简单化

讲一个故事。

2018年，我与一位协会的秘书长聊天，他问我一件事："你还记得10年前你看过的一个小姑娘吗？她有癫痫，我让她的父母带她去找你看病的。"

我说："10年前的一位患者？我记不得了。"

他说："这个孩子现在18岁，上大学了。8岁的时候，她癫痫发作，我让她去找你，你给她的家长讲了营养治疗。后来，这个孩子病好了，药停掉了。你救了这个孩子，也救了他们全家。如果孩子一辈子都要吃药，经常癫痫发作，这对她个人及全家都是一场持久的灾难。"

我不记得具体我对这个孩子和她的家长说了什么，不过，我可以把我对癫痫患者通常说的话大致复述一下。以下这几句话是我每次都要说的，这些内容简单直接，但是真的有效。

1. 按时吃药，不要轻易停药或改变剂量。如果癫痫不发作了，不要马上停药。定时来复诊，由医生决定是减药还是停药。

2. 必须早睡，不许熬夜或晚睡。

3. 不要登高、爬梯、游泳，癫痫发作可不分时候，别出意外。不要进行剧烈运动。

4. 少用手机，也尽量不用电脑，因为屏幕闪烁的光会诱发癫痫。

5. 饮食建议如下。

● 不吃任何加工食品，不喝饮料。

● 不吃任何细粮及粗粮，包括根茎类粗粮和全谷物。

● 主食吃 1～2 份水果。

● 可以吃蔬菜、肉类、鸡蛋、牛奶、坚果，多吃肥肉、动物内脏、鱼、虾。这些食物不要太限制食用量。

● 按时喝水，一天喝 2 000 mL 左右，少量多次，不要暴饮。

针对癫痫的低碳水饮食模式

前文介绍低碳水饮食时，已经介绍了极低碳水饮食 / 生酮饮食。这里我再介绍一下在临床上，癫痫患者如何使用生酮饮食。

经典生酮饮食的摄入量占比通常是 4∶1（"4"指脂肪，"1"指蛋白质和碳水）。脂肪主要由长链脂肪酸转化而来，能量占比极高（80%～90%），碳水化合物的能量占比需要严格限制（2%～4%），蛋白质的能量占比也比较低（6%～8%）。对发育期儿童，为增加蛋白质摄入量，比例可调整为 3∶1（"3"指脂肪，"1"指蛋白质和碳水化合物）。为了尽快地达到生酮的效果，患儿需要住院，先禁食 12 ~ 48 小时，然后再采取生酮饮食。

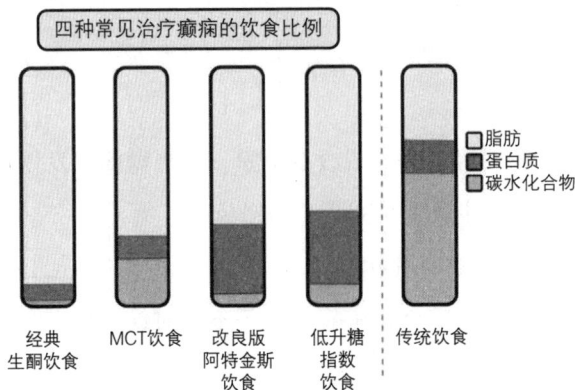

图 11-2　常用于治疗癫痫的低碳水饮食及能量设计

MCT 饮食中包含 MCT 油。这种饮食产生酮体的概率高，操作方法更简单。难点在于 MCT 油食用多了会出现胃肠道不适。

改良版阿特金斯饮食以前主要用于儿童。近些年，成年人中流行起了这种饮食。改良版阿特金斯饮食不会很严格地控制摄入总能量，但蛋白质摄入量明显增加，约占 25%，脂肪的比例低于经典生酮饮食，约占 65%，碳水化合物比例不能超过 10%。患者无须住院治疗，无须初次禁食。

低升糖指数饮食是我最常用的饮食，这种饮食中的蛋白质能量占比较大，脂肪约占 60%，碳水化合物虽然只占 10% 左右，但是由于控制了 GI 值，食物体积会增加，患者用餐后饱腹感强，容易坚持下来。

我自己的操作方法如下。

多数情况下，我设计的能量比例是碳水化合物约占 10%，蛋白质占 20% ~ 25%，其余是脂肪。比如 2 000 kcal 是一天的摄入总能量，换算下来碳水化合物只有 50 g，这 50 g 碳水化合物如何落实呢？ 1 个中等大小的苹果含 25 g 碳水化合物，于是可以用 2 份水果作为一天全部的碳水化合物来源。细粮和全谷物的 GI 值比较高，所以都不要吃。根茎类粗粮也不要吃。患者如果特别想吃，可以少吃 1 个苹果，多吃 100 g 红薯。

2 000 kcal 能量中约 20% ~ 25% 是蛋白质，假如我按照 22% 来计算，那么患者一天就要摄入约 110 g 蛋白质，其中一半给动物蛋白，是 55 g。脂肪要占总能量的 68%，摄入量约 151 g，其中一半是动物油，一半是植物油。植物油中除了茶籽油、橄榄油、亚麻籽油外，对癫痫患者，我都会加上 MCT 油或椰子油。这么多的油脂、蛋白质要怎么吃进去呢？

多数情况下，我用的方法是：一天吃 3 个鸡蛋，满足大脑对胆固醇的需求；牛奶必须是全脂牛奶，一般我都会要求患者一天喝 500 mL；我还会要求患者每天在外面晒太阳 1 ~ 2 小时，目的是补充钙元素和维生素 D，这对保养大脑皮层非常重要；一天吃 129 g 瘦肉加上约 75 g 动物油，一共约 204 g 肉类（包括牛肉、羊肉、猪肉、鸡肉、鸭肉、驴肉、鱼肉）；动物内脏里有大量的维生素、矿物质元素和大脑需要的磷脂、胆固醇，一定要纳入日常饮食，每周要吃 200 g；鱼、虾、贝类食物尽量多吃一些。

患者一天基本要吃 400 ~ 500 g 蔬菜。我会让患者多吃一些海洋里的植物，比如海带、紫菜、裙带菜，还会要求患者吃一些坚果，这样可以保证镁等微量元素的摄入量。

需不需要吃营养补充剂？我比较推荐患者补充鱼油、益生菌和益生元。钙离子、镁离子有稳定神经的作用。但在用营养治疗疾病的过程中，重点应该放在饮食上，如果饮食上实在有困难，就要服用一些钙、镁补充剂。

脑组织病之帕金森病

帕金森病主要表现为肢体运动发僵、小碎步态、面具脸，疾病发展到最后阶段，患者将完全不能运动，不能翻身，不能吞咽。这些是帕金森病在运动系统的表现。其实，帕金森病还有三个非常明显的非运动问题：一个是自主神经症状，比如便秘；另一个是抑郁；最后一个是患者到了晚期会出现认知障碍，很像阿尔茨海默病的表现形式。

从细胞生物学的角度看，人类疾病的发生就是因为细胞故障。细胞发生故障有两个主要原因：一是营养不良，二是损伤过多。如果我们消除损伤因素，同时恰当地补充营养，疾病就可以得到缓解或消除。

我们吃每一顿饭都是在为自己的身体采集营养，食物滋养着我们。如果长期患有某种疾病，而且身体不断地出现其他问题，你一定要审视一下自己，是不是需要改变饮食。

源头管理

讲一个故事。

2009年，一位帕金森患者一直在我的专家门诊就诊，直到我退休后的第二年，一共7年。2009年我看到他的时候，他61岁，双手抖动3年，病情逐渐加重，他那时已经吃美多巴1年了，早晚各一粒，走路有小碎步态，双上肢静止性震颤，轻度面具脸。

我调查了他的饮食，他说："我是老北京人，早上喝粥，中午吃面条，晚上吃馒头加炒菜，一天吃1个煮鸡蛋，不喝牛奶，吃多少肉没太注意，基本上是在炒菜里放一点肉，有的时候用肉汤煮面条或面疙瘩吃。"

我问他是否吃动物内脏和肥肉？他说已经很多年不吃这些食物了。

我再问是否吃甜食？他说："我每天下午吃点桃酥或无糖食品。它们不甜，甜的食物不敢吃。"

我再问："水果吃吗？一天吃多少蔬菜？坚果吃吗？排便好吗？"

这一下子触到了他的痛处，他说："我咬不动水果，也咬不动坚果，基本上都不吃。蔬菜一天吃大概250 g。我大便干燥好多年了，用了很多办法都解决不了。这不，这次开药的时候您再帮我开两盒开塞露，我离不开这个药。"

我一边给他开药，一边说："回去后不要再喝粥、吃面条了。多吃些蔬菜，咬不动水果就用搅碎机把它们打成果泥，必须多吃。一定要多吃鸡蛋、牛奶、肉类，尤其是肥肉，肥肉不仅对大脑好，还可以帮助你通便。"我把这些建议写在一张纸上，他将信将疑地接着。

每个月他都会来我的门诊开药，每次我再叮嘱几句。一年又一年，他的状态越来越好，腰板也慢慢地挺了起来，治疗帕金森病的药物也没有增加。到了2016年底，他来到我的门诊，走路还是小碎步态，和7年前的他差不多，他说："非常感谢夏主任，我已经7年没有加药了，我认识很多帕金森患者，他们现在基本卧床不起了。"

我说："您的病情之所以一直稳定，关键在于控制住了源头，这样病情就不会发展。"

患者出现运动障碍说明大脑的黑质纹状体细胞已经严重受损了，目前的药物是治标，消除病因才是治本。

有两类人容易得帕金森病，一类是资源匮乏、饮食太单一的人。另一类是用脑很多的人，他们可能很了解某一领域的知识，但不懂营养学，在饮食上往往就凑合一下。这两类人的共同问题都是饮食太简单，所以在用饮食调理帕金森病患者时，医生应该了解他们的饮食习惯，纠正饮食上的错误，让患者多食用滋养大脑的食物，并且一定要养好肠道菌群。

滋养大脑

出现运动障碍是因为大脑黑质纹状体中的神经递质不平衡，多巴胺低于乙酰胆碱类神经递质。目前治疗帕金森病的药物基本上都是在调节多巴胺与乙酰胆碱的平衡，要么是增加多巴胺，要么是抑制乙酰胆碱。

我常常跟患者说："用药物补充多巴胺属于治标，用食物补充大脑需要的营养素属于治本。如果震颤程度不影响日常生活，最好以治本为主。吃饭实际上就是在为身体采集各种各样的营养素，身体需要什么就吃什么。"

帕金森患者应该吃什么样的食物呢？

第一，富含磷脂和胆固醇的食物。大脑是人体中类脂最集中的组织，在大脑中，类脂占50%～60%，其中磷脂和胆固醇基本各占一半。在人体中，大脑的胆固醇含量最多、不饱和脂肪酸最多、磷脂最多。

第二，优质蛋白。神经递质绝大多数是氨基酸，所以优质蛋白一定不能少。

酪氨酸是多巴胺的前体物质，也就是说，酪氨酸在人体中代谢产物之一是多巴胺。富含酪氨酸的食物主要有奶类（奶酪、牛奶、酸奶）、动物肝脏、肉类（牛肉、带鱼、鲈鱼、黄花鱼、鲤鱼、牡蛎、螃蟹、鲍鱼等）、巧克力、部分水果（柑橘类、菠萝、香蕉、无花果），一些蔬菜（蚕豆、扁豆），等。

大家对抑郁症已经不陌生了，很多人都知道抑郁症与 5- 羟色胺水平低有关。5- 羟色胺也被称为血清素，是一种单胺类神经递质，与记忆和情绪关系密切。有一半左右的帕金森病患者会同时伴有抑郁症，所以我们不仅要关注患者的运动问题，还要知道患者是否有抑郁情绪。色氨酸是 5- 羟色胺的前体，在体内会转化成 5- 羟色胺，合成 5- 羟色胺的营养素包括色氨酸、ω-3 脂肪酸，以及矿物质元素镁和锌。色氨酸主要存在于动物性食物里。ω-3 脂肪酸藏在深海鱼中。含镁元素和锌元素比较多的食物有动物内脏、瘦肉、海鱼、蛋黄、紫菜、粗粮、菠菜、豆制品等。

大脑内的蛋白质占 30% 左右。含蛋白质、磷脂、胆固醇多的食物是患者必须多食用的。患者必须多吃鸡蛋（必须是整鸡蛋）、动物内脏、肉类、奶类。

很多医生担心蛋白质中的氨基酸与药物竞争血脑屏障通道，影响药效，但是从长远角度来讲，蛋白质是一定不能少的。怎么才能既不影响药效又不影响营养补充呢？患者可以采取岔开时间的方式，服药 2 小时后再吃肉、蛋、奶，另外晚餐时也可以多吃一些蛋白质类食物。

第三，中枢神经系统持续需要的葡萄糖。采取低碳水饮食可以有效地稳定血糖。

第四，神经细胞所需要的一些特殊的成分，比如胆碱、维生素 B_1、维生素 B_6、维生素 B_{12}、维生素 E、锌元素、不饱和脂肪酸。含胆碱多的食物有肝脏、蛋黄、红肉、奶制品。维生素 B_{12} 是水溶性维生素，主要来源是动物性食物，植物性食物基本不含维生素 B_{12}。富含维生素 E 的食物有芝麻、核桃仁、花生米、瓜子、瘦肉、乳类、蛋类、动物肝、蛋黄、黄绿色蔬菜。含不饱和脂肪酸多的食物主要有优质植物油、深海鱼、坚果。

归纳一下，帕金森患者需要多食用以下几类食物。

- 蛋类：鸡蛋、鸭蛋、鹅蛋、鹌鹑蛋。
- 肉类：牛肉、羊肉、猪肉等四条腿动物的肉，鸡肉、鸭肉、鹅肉等两条腿动物的肉，鱼、虾、贝等没有腿的动物的肉。
- 动物内脏：肝、肾、心、血、肺、脑、肠等。
- 奶类：牛奶、羊奶等。
- 植物种子：大豆、坚果。
- 蔬菜：绿色蔬菜为主。
- 水果：新鲜的水果。

肠道管理

帕金森病的营养治疗要特别注意维护"肠－脑轴"，消除所有伤害肠道的因素，尤其是工业添加剂、农药、各种重金属。

便秘往往在帕金森病症状出现前很多年就已经存在了，并且随着帕金森病症状的加重，便秘也会越来越明显。肠道毒素对人体健康的影响已经有很多文章描述过了，大家可以看相关的书籍了解一下。我在这里只讲怎样给帕金森病患者补充营养。

必须特别重视便秘这件事，无论如何都要解决这个问题。还是前面的那句话："从源头上解决。"要搞清楚原因。

便秘分成两大类，功能性便秘和器质性便秘。器质性便秘是肠道或肛门的局部问题引发的。对帕金森病患者来讲，多年便秘属于功能性便秘。

造成功能性便秘的原因有以下几点。

1. 身体中水分不足。

2. 肠道中缺乏可溶性膳食纤维和非可溶性膳食纤维，肠道菌群没有得到滋养，对结肠运动的刺激减少。

3.肠黏膜缺乏脂肪的滋润。

4.肠黏膜中平滑肌收缩无力，造成蠕动能力减弱。有些患者同时存在腹肌及盆底肌无力，腹腔压力不足，很难将粪便排出体外。这点不仅与营养不良有关，也与运动量过少有关。因此，便秘者要注意补充优质蛋白，同时锻炼腹部肌肉和盆底肌。

5.精神紧张或生活节奏紊乱，打乱了正常的排便习惯。

6.滥用泻药，形成药物依赖。

既然知道了功能性便秘的原因，就从每一个细节开始改变。

1.必须每天喝足够多的水。告诉大家一个有关饮水量的原则：根据尿液来确定喝多少水。大家可以观察尿液的颜色，正确的尿液颜色应该是淡淡的茶色。大家还可以根据排尿的频率来判断，一般人每3～4小时排尿一次，如果很久没有排尿，估计是喝水喝少了。

2.在食物中增加可溶性和非可溶性膳食纤维，多吃蔬菜、水果，增加根茎类粗粮。食物种类要多。还可以补充一些益生元。

3.便秘的人应该多吃些肥肉和优质的植物油，这样可以滋润肠道，促进胃肠道蠕动。

4.增加肠道和腹部肌肉的动力，多摄入动物蛋白、脂类，以及钙、镁等矿物质元素，同时做一些针对腹部和盆底肌的运动。

5.精神放松，按时睡觉，作息规律。

6.泻药只有在不得已的情况下才能使用。

把原始饮食搬到餐桌上

大脑是不饱和脂肪酸含量最多的人体组织，减少氧化应激，阻止致炎因子进入大脑，这两点在每个帕金森病患者身上都要落实到位。

在帕金森病患者的营养治疗过程中，我用的方法是在原始饮食上做加减。

原始饮食是美国莎拉·巴兰坦博士提出的，她认为戒除在农业文明之后大量出现的食物种类，可以显著改善健康状况，解决大多数由自身免疫性疾病带来的困扰。

她提出的原始饮食原则有以下几点。

1. 食用丰富的动物性食物，包括红肉、禽肉和海鲜。这些食物是蛋白质和脂肪的最佳来源，并且富含维生素和矿物质元素。

2. 食用动物副产品，这类食物的营养密度很高。比如动物肝脏富含维生素A，还含硒、铁、铜等元素。

3. 食用富含甘氨酸的食物，喝骨头汤是提高甘氨酸摄入量最快捷的方法。

4. 蔬菜和水果是抗氧化剂、维生素和矿物质元素的重要来源。

原始饮食的优势在于让我们回归到人类大脑发展速度最快的时期，那就是旧石器时代与新石器时代交替的那段时期。那时候，人类祖先居无定所，靠打猎为生，吃的植物也是随着季节出现的野生植物，归纳一下基本上是以下几类。

动物类：畜类、禽类、鱼、虾、贝类都包括在内，比如猪、牛、羊、兔，及其内脏（脑、髓、肝、蛋、心、肾、肠、肺、血），还有可以抓到的昆虫（蚕蛹、蜂等）。

植物类：叶类蔬菜、块根、块茎、水果、植物种子（如黍、粟、稷、稻）、菌类等，海里的海藻、紫菜、裙带菜等，各种应季水果。

原始饮食不赞成吃的食物是近1万年来随着农业发展而被推广的食物，包括谷类（燕麦、大米、黑麦、高粱、大麦、小麦及含有这些成分的食物）、乳制品（黄油、奶酪、奶油、牛奶、乳清、酸奶）、杂豆类粗粮（赤小豆、黑豆、蚕豆、青豆、绿豆、花生、大豆等）、氢化过的植物油（菜籽油、玉米油、花生油、葵花油、大豆油）、添加糖（麦芽糖、甜菜糖、糖浆、结晶果糖等）、坚果和坚果油、种子和种子油、茄科植物（青椒、土豆、番茄等）、鸡蛋、酒精、咖啡。

根据人类祖先3万年前至1万年前的饮食模式推断，那个时候的饮食中脂肪平均占50%左右，蛋白质平均占30%左右，碳水化合物平均占20%左右，属于第二档位的温和型低碳水饮食。我在给帕金森患者设计能量的时候，基本是按照这个比例来的，在食物种类的选择上，我也会尽量向原始饮食靠拢。

不过，我会对原始饮食加以调整。比如对帕金森患者来讲，补充多巴胺是当务之急，所以我一定会让患者吃一些富含酪氨酸的食物，因此我不得不对奶制品网开一面，让患者在睡觉前无论如何都要喝一杯牛奶，或者直接吃奶酪。为了解决便秘的问题，在碳水化合物方面，除了水果，我也会选择红薯、南瓜、土豆等根茎类粗粮。绝对不吃的食物是加工食品，另外，我会尽量让患者不吃细粮。让帕金森患者吃椰子油或 MCT 油，一方面对大脑有益；另一方面，中链脂肪可以刺激肠道，正好对解决便秘有帮助。

改善失眠的饮食

我在神经内科门诊遇到过无数失眠患者，我以往的干预方法很简单，那就是药物治疗。自从 2004 年我学习了营养学知识，就开始在患者身上增加营养管理，我觉得效果不错。

失眠是个现象，不能算作疾病，很多问题都伴有失眠的症状。用药是治标，让患者先睡着。健康医学是从病因上解决问题，必要时也要治标。

失眠的原因有很多，比如焦虑、工作压力大、吃了某些药物（如肾上腺皮质激素类药物）、身体不舒服等。各种原因都指向一个共同的解决方案——滋养大脑神经元，而大脑神经元要靠营养才能正常运转，认真吃好三顿饭，为繁忙工作的大脑送去军粮总是应该的。

首先是不要吃让大脑兴奋的食物。现在市面上有很多抗疲劳的加工食品。失眠的人一定不要再吃了，大脑已经很疲劳了，就别抗疲劳了。有些食物会让人吃（喝）了之后很兴奋，比如咖啡、绿茶、辛辣食物、各种甜食。睡眠不好的人最好别吃这些食物。

摄入过量碳水化合物会造成血糖波动大和胰岛素抵抗，影响脑细胞的正常运转，所以每次我都会劝失眠的患者戒掉粥、面条、面包等容易吸收的碳水化合物。

要给大脑提供它需要的结构性营养素——磷脂、胆固醇、蛋白质，这些要充分摄入。另外，要关注一些大脑神经递质的前体，绝大多数大脑神经递质都是氨基酸类物质，色氨酸、酪氨酸、谷氨酸等都是与神经递质有关的重要物质。

大脑是人体中代谢最旺盛的器官，重量占人体的2%，耗能占人体的20%。失眠患者睡不着觉的时候，大脑还在飞速运转，因此需要大量的B族维生素和矿物质元素。要特别注意补充钙、镁、锌等稳定神经细胞的矿物质元素。

讲一个故事。

我认识一位女医生，她45岁，比较瘦。工作十分认真，同时很注意锻炼，每天下班后暴走1小时再回家，回到家里还要干家务。有一天，我们在医院的楼道里遇到了，她问我睡不着觉该吃些什么。

我首先问她平时吃什么？她讲她平时的饮食和别人差不多，早上喝粥，吃1个煮鸡蛋，有时间的话拌个凉菜。中午在单位吃盒饭，晚上回家吃米饭、炒菜，吃点肉，但是不吃肥肉。喜欢吃鱼、虾，一周可以吃2次，1次100 g左右。

我问她为什么不喝牛奶？她说偶然喝，没有成为习惯。

我再问她吃不吃坚果和一些海洋里的植物（海带、紫菜、裙带菜等），她说很少吃。

我们俩站在那里说话，不能聊很长时间。我以最快的速度给了她以下几项建议（我的建议都针对她的饮食习惯和需要纠正的问题）。

1. 别吃粥和面包了。米饭、馒头尽量少吃。

2. 必须喝全脂牛奶，牛奶里的钙很好被人体吸收。早上一杯，睡前一杯。

3. 一天吃2个整鸡蛋。多吃一些肉，每周吃拳头大小的动物内脏，最好是肝脏、肾脏、心脏。多喝些肉汤。

4. 蔬菜、水果继续坚持吃，分量不要改变。

5. 睡前吃点芝麻、坚果。

大概过了 3 周，我们俩又在楼道里遇上了，她兴奋地告诉我："夏主任，您那天告诉我的这几招很灵，我回家后照着做，睡眠好了。食疗真的很有效。"

当然，如果是某些疾病引起的失眠，仅仅用这几招是不够的。

小　结

脑卒中患者营养管理的关键点

1. 脑卒中的预防和防止复发都要从上游（也就是生活方式）抓起，每一项都要落实。

2. 在营养管理方面，要采用低碳水饮食，碳水化合物比例一般在 30%～40%，蛋白质在 15%～20%，其余是脂肪。患者如果吞咽困难，那么就要在此基础上下些功夫加工食物，使得食物好吞咽。

3. 高血压患者比较合适的饮食模式是地中海饮食。另外，不同的高血压亚型对应着不同的营养需求，不要对所有的高血压亚型都用一个营养定式。

4. 高密度脂蛋白胆固醇降低是脑卒中的危险因素，在营养管理方面主要注意增加蛋白质类食物的食用量，同时要看一下患者运动量如何，如果运动量少，可以在补充营养之后鼓励患者增加运动量。

阿尔茨海默病患者营养管理关键点

1. 采用低碳水饮食，碳水化合物比例最好在 25% 左右，蛋白质比例要增加，占到 20%~25%，其余的是脂肪。如果有肝、肾功能障碍，就要另外设计比例。

2. 不要让患者自己挑选食物，而要用分餐制。

3. 不能让患者出现营养不良。不能出现贫血和免疫力下降的情况。

4. 优质脂肪的选择非常重要。饮食中要努力增加富含胆固醇的事物。

5. 增加抗氧化营养素的摄入量。注意保护线粒体。

6. 肠道健康非常重要。

癫痫患者的营养管理关键点

1. 要先避免让大脑神经元兴奋的各种因素。

2. 在饮食上，一定不要吃甜食、咖啡、细粮和其他加工食品。

3. 必须保证大便通畅，一定要多吃蔬菜。水果的食用量算在碳水化合物摄入量中。

4. 增加大脑神经元的稳定因素，采用生酮饮食。碳水化合物比例低于10%，蛋白质20%~25%，其余是脂肪。同时，增加B族维生素和钙、镁、锌等矿物质元素的食物来源。

5. 在生酮饮食的基础上，加用MCT油，碳水化合物类食物一定要选择低GI食物。

6. 几乎所有的癫痫患者都可以采用低碳水饮食，即便没有生酮，也会有很好的效果。

帕金森病患者的营养关键点

1. 保证肠道健康首当其冲。要清除肠道毒素，建立正常的肠道菌群。

2. 大脑需要的营养素必须全面补充，尤其要补充蛋白质、磷脂、胆固醇。

3. 采用原始饮食。

4. 一定要加强身体的抗氧化能力。必须保证充分摄入维生素和矿物质元素。增强线粒体功能是必须受到重视的关键之处。

5. 如果蛋白质与药物成分发生冲突，那么补充蛋白质可以与服用药物穿插进行，也可以稍微增加晚餐的蛋白质摄入量，稍微减少早餐和午餐的蛋白质摄入量。

改善失眠的营养关键点

1. 不要吃使大脑兴奋的食物，比如甜食，也不要喝咖啡、可乐等。

2. 不要吃使血糖波动大的食物，比如米粥、面条、面包。

3. 采用地中海饮食。蛋白质比例一定要相应增高，增加牛奶、动物肝脏、坚果、紫菜、裙带菜、绿叶蔬菜等食物的食用量。

第十二章
肿　瘤

肿瘤的类型有很多种，每种类型的营养处方都会有所不同。每次有肿瘤患者来找我咨询营养问题，我脑海里就会立即浮现出一个非常明确的、分水岭般的问题：患者是否在接受治疗？

化疗、放疗、手术等都算治疗。肿瘤的营养治疗分为两个部分：治疗期间的营养支持、非治疗期间的营养管理。也就是说，患者只要是在治疗期间，就用营养支持；患者只要不在治疗期间，就用营养管理。营养支持和营养管理的强调重点是不一样的。

治疗期间的营养支持

先说一下治疗期间的营养支持。只要是在用药，不管是用靶向药还是在接受基础肿瘤化疗，不管是接受放疗还是做手术，患者的身体都会或多或少地受到伤害。肿瘤本身对身体的消极影响加上治疗对身体的附加伤害，营养方案的设计者一定要心知肚明。此时，最重要的是不要让患者出现营养不良、白细胞低于正常的情况，要尽量保证治疗过程顺利进行。这个时候的饮食强调的是液体平衡，要保证能量和蛋白质的充分摄入，不严格要求"低碳水、高脂肪"。

肿瘤治疗期间的营养支持应主要关注两个方面：能量充足、蛋白质充足。

要把蛋白质、碳水化合物、脂肪的摄入量都设计好，能口服的食物尽量让患者口服，饮食不够就加服营养素补充剂；不能口服食物的患者就上鼻饲；不能使用消化道的患者，就通过静脉输注营养。要把以下方式结合起来为患者提供营养支持：口服食物、加服营养素补充剂、鼻饲营养液、静脉输注营养液。

非治疗期间的营养管理

现在谈谈非治疗期间的营养管理，这段时间的营养管理属于营养治疗。

不管患者出于什么原因停止了治疗，比如有的人是治疗的疗程结束了，有的人是药物治疗坚持不下去而不得已停止治疗，有的人一开始就决定不服用药物，有的人也许手术已经做完了，有的人也许没有手术机会了……反正，如果患者此时不服用药物、不动手术、不用放疗，那么这个时候就应该进入营养治疗阶段，多采取低碳水饮食，补充大量的蛋白质和脂类，全力以赴地增强免疫力。

讲一个故事。

一位 53 岁的女性患者，被诊断为胃癌，做了胃大部切除术，之后接受了化疗。化疗进行到第三个疗程的时候，她坚持不下来了，有恶心呕吐、全身疼痛、白细胞低于正常的症状。她决定不做任何治疗了，顺其自然。她的儿子带着她来找我，看看能不能接受营养治疗。

患者很瘦，走路很慢，面色晦暗。我先调查了她病前的饮食习惯，她说："我平时喝粥，吃面条，吃馒头，吃炒蔬菜比较多，经常吃粗粮。有时候吃水果。"

我很关心动物性食物的食用量，她说："我一天吃 1 个煮鸡蛋，不喝牛奶，吃点瘦肉，不吃肥肉、动物内脏，很少吃鱼、虾。"

明白了，她平时的饮食基本上就是粮食类食物和蔬菜，动物类食物基本就一个鸡蛋。

此时，患者应该立即增强免疫力，我选择了第一档位的低碳水饮食：约40%碳水化合物，约20%蛋白质，约40%脂肪。患者上消化道有严重创伤，所以不要吃生、冷、硬的食物，在选择碳水化合物类食物时不要选择粗粮，水果不要多吃，一天约200 g即可。在选择肉类的时候，应主要选择红肉，而且必须将其煮得很烂。在脂肪方面，动物油和植物油各占一半，把坚果打碎了再吃，一天约30 g即可。第2个月回访时，患者感觉还可以，于是我把蛋白质和脂肪的比例上调了一点，把碳水化合物比例下调了一点，就这样不断地调整、观察，1年之后，她的体质好了很多。这个时候，我鼓励她多吃些鱼、虾、贝类食物。

现在，她在我这里已经治疗5年了，身体状况很好，体检的各种指标结果都很不错。她每天还出去锻炼身体，讲话、做事很有精气神。

在肿瘤的营养治疗过程中，还要考虑哪些问题呢？

第一，要搞清楚患者得的是哪种肿瘤？不同的肿瘤对营养需求不同。

第二，要搞清楚患者产生这种肿瘤的主要原因。如果患者得了与胰岛素抵抗有关的肿瘤，那么采取低碳水饮食绝对非常合适。有些肿瘤，比如骨髓瘤，往往与很多不良伤害、营养不足有关，此时医生和患者要做的是找到不良伤害，坚决消除它们，同时还要观察一下患者当下不足的营养素有哪些，尽快补足。当然，蛋白质、脂类是首当其冲的营养素，因此，用第一档位、第二档位的低碳水饮食都比较合适。

再讲一个故事。

一个33岁的博士，从小学习成绩就好，一直属于大家眼中的"别人家的好孩子"。他的父母从来不让他关注学习以外的事情，每次他回家，饭菜早已做好。上大学期间，他吃饭都是到食堂刷卡，后来他硕博连读，还是在学校食堂吃饭。他在北京的一个著名科研所工作，住宿舍，没有结婚，工作很努力。领导想培养他，有个出国深造的机会，派他去美国1年，结果半年后他就回来了，为什么？他得了白血病。

他来我的门诊，来问应该吃什么？他的化疗期基本结束了，目前进食没有困难。

我告诉他："要想身体好，就要先吃好、睡好。你告诉我你在美国期间是怎么吃的？睡得怎么样？"

小伙子胖胖的，脸色白而无光，但语言仍清晰有条理："在美国期间，因为想多学点、多看点，所以我经常熬夜，一天大概只睡 3 ~ 4 小时。那边的饭菜很不适合我这个'中国胃'。我从小吃食堂，从来没有琢磨过怎么做饭，因此只好买方便面吃，要不就是吃汉堡包，或者吃比萨。我会喝咖啡来提神，还经常喝可乐。"

我说："很多学习好的孩子一旦走进社会，往往会因为不懂最基本的养生方法而严重影响事业。你一直在'象牙塔'里，'不食人间烟火'。吃、喝、拉、撒、睡是人体最基本的生理需求。"

小伙子叹了口气说："我后悔呀。我如果会做饭也就不会乱吃了。现在我该怎么办呢？"

我说："第一件事是找到造成白血病的原因。你很明显的错误是熬夜和饮食不正确，吃了很多含有工业添加剂的食品，摄入了太多碳水化合物，而身体的必需营养素却摄入得很少。这样，骨髓就没有充足的材料去造血，只能用一些质量差的或有毒的化学物质，制造有问题的白细胞——这就是你患白血病的原因。第二件事是从现在起，不要吃任何加工食品，最好也别吃细粮，你要吃天然食物，要努力吃鸡蛋、牛奶、肉类，放开吃蔬菜、水果。主食吃什么？吃土豆、山药、红薯等，可以用水果来代替主食。"

他身高 175 cm，体重 78 kg。生化检查中白蛋白正常，肾功能正常。我给他设计的饮食方案是：每日摄入总能量为 2 100 kcal；蛋白质约占 20%，碳水化合物约占 25%，脂肪约占 55%；当然，方案中还包括蔬菜、水果、坚果等食物。

他问我要不要服用一些特殊的营养补充剂？我告诉他："肿瘤患者的确可以吃一些增强免疫力的营养素补充剂和保健品。然而，能通过日常饮食达到营养目标最好，营养素补充剂是缺什么补什么，不要试图用一种补充剂来扭转病情的整体发展轨迹。改变疾病进程一定是综合干预的结果，包括标本兼治：一方面，按照医生的要求服用药物；另一方面，非药物治疗此时对你极其重要，包括全方位的生活方式管理，还包括精准的营养管理。"

其实，一个人患了肿瘤，要先自我反省："为什么是我？" 找到属于自己的错误，立即改正。这如同大家都走在大路上，所有人遇到的事情、见到的风景都差不多，你自己却掉到了坑里。你为什么没有看见那个坑呢？所以发现并认识自己的盲区特别重要。提高自我认知后，患者就可以着手改变自己的内环境，也就是肿瘤生长的土壤了。

附录 1
常见食物 GI 值表

食物	GI 值	升糖速度
麦芽糖	105	高
葡萄糖	100	高
大米饭	90	高
馒头	85	高
即食燕麦粥	79	高
白面包	75	高
南瓜	75	高
油条	75	高
蜂蜜	73	高
苏打饼干	72	高
西瓜	72	高
胡萝卜	71	高
哈密瓜	70	高
大米粥	69	中
米饭和蒜薹炒鸡蛋	68	中
菠萝	66	中
蔗糖	65	中
马铃薯	62	中
小米粥	60	中

食物	GI 值	升糖速度
荞麦面条	59	中
米饭和芹菜炒猪肉	57	中
玉米	55	中
芒果	55	中
香蕉、猕猴桃	52	低
山药	51	低
橙汁（纯果汁）	50	低
葡萄、橘子	43	低
米饭和鱼	37	低
苹果、梨	36	低
三鲜饺子	28	低
绿豆	27	低
全脂牛奶	27	低
柚子	25	低
西蓝花	25	低
黄豆	18	低
西红柿	15	低
绿叶菜	<15	低
花生	14	低

附录2

碳水化合物的主要来源

种类	常见食物	低碳水饮食对其的态度
全谷物及其制品	小麦类：全谷物小麦粉、用小麦粉做的各种食物（面条、馒头、发糕、饺子、包子、烙饼、花卷、挂面、油饼、油条） 稻米类：米饭、黑米、糯米、糙米、米粉等 玉米类：鲜玉米、玉米面 其他：高粱米、荞麦、莜麦面、苦荞麦粉、薏苡仁	尽量少吃。可以吃一些薄皮大馅的包子、饺子，不要吃纯素馅的。要控制包子、饺子的数量，一般1个饺子有8~10g面粉。
根茎类粗粮	土豆、甘薯（红薯、白薯）、藕、山药、芋头、南瓜、藕粉	推荐吃。注意一次的摄入量不要超标。
杂豆类粗粮	红豆、绿豆、蚕豆、芸豆、豌豆	慎食。可以作为主食的一部分食用，一定要控制食用量。一般100g杂豆类粗粮的1/2左右是碳水化合物。
水果	苹果、梨、桃、香蕉、火龙果、柑橘、西瓜	推荐吃。一般水果的1/8左右是碳水化合物，含水多的例外。
天然甜味剂	绵白糖、白砂糖、冰糖、红糖、黑糖、蜂蜜等	注意摄入量。
各种小吃	艾窝窝、粉皮、灌肠、煎饼、凉面、驴打滚、龙虾片、年糕、炒面等	不建议吃。
加工食品	● 甜食：蛋糕、月饼、桃酥、江米条、绿豆糕、麻花、茯苓夹饼、甜甜圈等 ● 速食类：麦片、方便面、面包、饼干、薯片等 ● 饮料类：碳酸饮料、果汁饮料、乳饮料、冰激凌、雪糕等 ● 糖果和果脯：各种糖果、花生牛轧糖、巧克力、各种果脯等	不建议吃。

附录 3

脂肪的主要来源

脂肪种类	油脂种类	常见食物
鼓励吃的脂肪	动物油	● 深海鱼：三文鱼、鳟鱼、鲭鱼、沙丁鱼、鲱鱼 ● 畜禽：猪肉、牛肉、羊肉、鸡肉、鸭肉 ● 黄油、猪油、纯动物奶油、鸡肉的脂肪、鸭肉的脂肪 ● 动物的卵和籽
	植物油	● 富含单不饱和脂肪酸的油：橄榄油、茶籽油 ● 富含 ω-3 脂肪酸的油：亚麻籽油、胡麻油、火麻油 ● 水果：牛油果油 ● 坚果和种子：核桃、榛子、夏威夷果、开心果、黑芝麻、南瓜子、杏仁腰果、葵花籽等 ● 富含饱和脂肪酸的中链脂肪酸：椰子油、MCT 油、棕榈油
慎重摄入的脂肪	富含亚油酸的油脂	大豆油、菜籽油、花生油、红花籽油、玉米油、葵花籽油、色拉油等。
不能摄入的脂肪	富含反式脂肪酸的油脂	● 加工食品：工业工艺制作的奶茶、蛋糕、饼干、面包、爆米花、炸薯条、巧克力、冰激凌、咖啡伴侣等 ● 植物氢化油、人造黄（奶）油、人造植物黄（奶）油、人造脂肪、氢化油、起酥油、植脂末

附录 4

饮食习惯调查表
（近半年的大致情况）

姓名：　　　　　　　性别：男□　女□　　　　　年龄：

调查日期：　　　年　　月　　日

食物名称	是否食用（是则写"1"，否则写"0"）	进食频率			平均每次的食用量（g）
		次／日	次／周	次／月	
粥（白米粥、小米粥、杂豆粥、麦片粥）					
干的面食（馒头、花卷、烙饼）					
面条、米线					
粗粮（全谷物、根茎类粗粮）					
瘦肉（猪、牛、羊、鸡、鸭）					
肥肉					
动物内脏					
河鲜类（鱼、虾、蟹等）					
蛋类					
牛奶、酸奶					
豆制品（豆浆、豆腐、豆腐脑、豆腐干、豆腐丝等）					
绿叶蔬菜					
新鲜水果					
坚果					
酒类（白酒、红酒、啤酒）					

其他饮食习惯	进食频率			
	次／日	次／周	次／月	基本没有
在外就餐				
吃咸菜				
吃甜食（蛋糕、冰激凌、雪糕、糖果、话梅、果脯、蜜饯、各种无糖食品等）				
吃加工食品（方便面、火腿肠、香肠、罐头、肉松、肉干等）				
喝饮料（含糖饮料、果汁饮料、咖啡等）				
吃油炸食品				
吃辛辣食品				
吃盖浇饭				
喝汤（肉汤、面汤）				
吃海产品（紫菜、海带、深海鱼等）				
吃洋快餐（麦当劳、肯德基、星巴克等）				
口味是否偏重？（请在右侧勾选答案）	不	适中	较重	非常重

说明：

1. 这个调查表是调查你近 3 个月的饮食习惯。

2. 你填写的频率和摄入量是估算值，不可能十分准确。虽然你不可能每一顿饭量都一样，但是在大多数情况下，你每一次就餐所吃的饭菜量不会相差太大。

3. 在填写进食频率时先问自己每天吃几次，如果不确定，就问自己每周吃几次，如果还不确定，就估算自己每月吃几次，如果每月平均不到一次，就将频率算作"0"。频率与平均每次的摄入量相乘就能算出某类食物的日摄入量。

4. 碳水化合物存在于粮食类食物（从米饭到粗粮都是碳水化合物）和水果中；优质蛋白存在于肉、蛋、奶、动物内脏中。1 个鸡蛋约含 6 g 蛋白质，100 mL 牛奶约含 3 g 蛋白质，100 g 瘦肉约含 17 g 蛋白质。

5. 油脂的食用量不好计算，你可以通过以下 4 种食物摄入量来推断：肥肉、动物内脏、坚果、油炸食品。

6. 本表中的蔬菜指新鲜蔬菜（除根茎类粗粮、含淀粉的蔬菜），水果指新鲜水果。

7. 医生最好用食物模具来演示食物分量，让患者有直观的感觉，方便沟通。

附录 5
常见食物交换份表

谷薯类等值交换份表

食物	质量（g）
大米、小米、糯米、薏苡仁	25
高粱米、玉米碴	25
面粉、米粉、玉米面	25
混合面	25
燕麦片、莜麦面	25
荞麦面、苦荞面	25
各种挂面、龙须面	25
通心粉	25
绿豆、红豆、芸豆、干豌豆	25
干粉条、干莲子	25
油条、油饼、苏打饼干	25
烧饼、烙饼、馒头	35
咸面包、窝窝头	35
生面条、魔芋生面条	35
马铃薯	100
湿粉皮	150
鲜玉米（1个，中等大小，带棒心）	200

注：每份谷薯类食物提供 2 g 蛋白质，20 g 碳水化合物，90 kcal 能量

蔬菜类等值交换份表

食物	质量（g）
大白菜、卷心菜、菠菜、油菜	500
韭菜、茴香、茼蒿	500
芹菜、苤蓝、莴笋、油菜苔	500
西葫芦、番茄、冬瓜、苦瓜	500
黄瓜、茄子、丝瓜	500
芥蓝、瓢菜	500
蕹菜、苋菜、龙须菜	500
鲜豆芽、鲜蘑、水浸海带	500
白萝卜、青椒、茭白、冬笋	400
倭瓜、南瓜、菜花	350
鲜豇豆、扁豆、洋葱、蒜薹	250
胡萝卜	200
山药、荸荠、藕、凉薯	150
茨菇、芋头	100
毛豆、鲜豌豆	70
百合	50

注：每份蔬菜提供 5 g 蛋白质，17 g 碳水化合物，90 kcal 能量

肉、蛋类等值交换份表

食物	质量（g）
熟火腿、香肠	20
肥瘦猪肉	25
熟叉烧肉、（无糖）午餐肉	35
熟酱牛肉、熟酱鸭、大肉肠	35
瘦猪、牛、羊肉	50

食物	质量（g）
带骨排骨	50
鸭肉、鸡肉	50
鹅肉	50
兔肉	100
鸡蛋粉	15
鸡蛋（1个，大个，带壳）	60
鸭蛋、松花蛋（1个，大个，带壳）	60
鹌鹑蛋（6个，带壳）	60
鸡蛋清	150
带鱼	80
草鱼、鲤鱼、甲鱼、比目鱼	80
大黄鱼、鳝鱼、黑鲢、鲫鱼	80
对虾、青虾、鲜贝	80
蟹肉、水浸鱿鱼	100
水浸海参	350

注：每份肉类食物提供 9 g 蛋白质，6 g 脂肪，90 kcal 能量

油脂类等值交换份表

食物	质量（g）
花生油、香油（1汤匙）	10
玉米油、菜籽油（1汤匙）	10
豆油（1汤匙）	10
红花油（1汤匙）	10
核桃	15
杏仁	15

食物	质量（g）
花生米	15
猪油	10
牛油	10
羊油	10
黄油	10
葵瓜子（带壳）	25
西瓜子（带壳）	40

注：每份油脂类食物提供 10 g 脂肪，90 kcal 能量

大豆类等值交换份表

食物	质量（g）
腐竹	20
大豆	25
大豆粉	25
油豆腐	30
豆腐丝、豆腐干	50
北豆腐	100
南豆腐（嫩豆腐）	150
豆浆（豆与水的比例为 1∶8）	400

注：每份大豆类食物及其制品提供 9 g 蛋白质，4 g 脂肪，4 g 碳水化合物，90 kcal 能量

水果类等值交换份表

食物	质量（g）
柿子、香蕉、鲜荔枝	150
梨、桃、苹果	200

食物	质量（g）
橘子、橙子、柚子	200
猕猴桃	200
李子、杏	200
葡萄	200
草莓	300
西瓜	500

注：每份水果提供 1 g 蛋白质，21 g 碳水化合物，90 kcal 能量